リハビリテーション医学

改訂第4版

公益社団法人 **全国柔道整復学校協会** 監修

栢森良二 編

南江堂

■監　　修
　公益社団法人 全国柔道整復学校協会

■編 集 者
　栢森　良二　　新潟リハビリテーション大学 非常勤講師

■執 筆 者
　栢森　良二　　新潟リハビリテーション大学 非常勤講師
　室生　　祥　　JCHO 東京新宿メディカルセンターリハビリテーション科 主任部長
　伊佐地　隆　　筑波記念病院 副院長(リハビリテーション診療統括)
　仲村　一郎　　国立障害者リハビリテーションセンター病院 病院長

(執筆順)

■教科書委員会担当理事
齊藤　秀樹　　東京医療専門学校

■教科書委員会

西巻　英男	附属北海道柔道整復専門学校	
瀧ヶ平隆一	北海道メディカル・スポーツ専門学校	
松岡　靖	盛岡医療福祉専門学校	
佐藤　真希	仙台接骨医療専門学校	
佐々木　賢	赤門鍼灸柔整専門学校	
齊藤　慎吾	福島医療専門学校	
横山　靖	前橋東洋医学専門学校	
霞　孝行	大川学園医療福祉専門学校	
○川口　央修	呉竹医療専門学校	
田中　康文	日本柔道整復専門学校	
麓　康次郎	東京柔道整復専門学校	
山村　聡	東京医療専門学校	
大隅　祐輝	日本医学柔整鍼灸専門学校	
最上　忠	了德寺学園医療専門学校	
須田　正志	東京メディカル・スポーツ専門学校	
後藤　晃弘	日本工学院八王子専門学校	
藤田みなと	日本健康医療専門学校	
瑞泉　誠	関東柔道整復専門学校	
栗田　浩三	新宿鍼灸柔整歯科衛生専門学校	
吉成　有紗	アルファ医療福祉専門学校	
伊藤　浩二	東京医療福祉専門学校	
渡邉　勉	臨床福祉専門学校	
田中　秀和	呉竹鍼灸柔整専門学校	
匂坂　文洋	専門学校浜松医療学院	

◎船戸　嘉忠	米田柔整専門学校	
髙橋　亮	中和医療専門学校	
上濃　達朗	北信越柔整専門学校	
小林　廣幸	信州医療福祉専門学校	
藤原　清治	関西医療学園専門学校	
宮越　亮典	大阪行岡医療専門学校長柄校	
○三澤　圭吾	明治東洋医学院専門学校	
竹本　晋史	平成医療学園専門学校	
伊黒　浩二	森ノ宮医療学園専門学校	
桃井　俊明	履正社医療スポーツ専門学校	
吉村　道人	近畿医療専門学校	
姫　将司	東洋医療専門学校	
池上　友広	関西健康科学専門学校	
金廣　行信	朝日医療大学校	
柳樂美作男	IGL医療福祉専門学校	
山田　修平	朝日医療専門学校広島校	
鹿庭　祥平	四国医療専門学校	
喜多村伸明	福岡医療専門学校	
上檔　博樹	福岡医健・スポーツ専門学校	
谷口　禎二	福岡天神医療リハビリ専門学校	
社　由洋	九州医療スポーツ専門学校	
樋口　雅彦	九州医療専門学校	

◎委員長　○副委員長

［平成31年1月16日現在］

改訂第4版の序文

　現在，医療の主流は，急性期病院での治療をできるだけ短期間で終了して，次の回復期リハビリテーション病棟あるいは病院で総合的なリハビリテーションを行い，自宅退院へつなげることである．高齢社会を反映して，認知症を伴う脳卒中と大腿骨近位部骨折後の治療が大きな割合を占めている．

　柔道整復師として必要な知識と技能，および職業倫理を習得し，地域社会に貢献し，次世代を担うリーダーの資質を身につけることが学生には求められる．この観点から，柔道整復師国家試験で問われるリハビリテーション医学の知識はますます広範になってきている．

　柔道整復師の想定される進路には，接骨院(整骨院)，病院の整形外科やリハビリテーション科，福祉施設，スポーツ施設，アスレティックトレーナーなどがあり，保健体育教諭への進出も今後期待されている．

　こうした背景から，改訂第4版では目次構成を大幅にあらため，内容の拡充を図った．第2章では障害者の実態についてデータを示して詳しく解説した．第3章「障害の階層とアプローチ」では，国際生活機能分類(ICF)の根本的な考え方を記述した．第5章「リハビリテーション障害学と治療学」では，リスク管理，リハビリテーション前置主義について触れた．また第8章として「高齢者のリハビリテーション」を設け，健康寿命，フレイル，ロコモティブシンドロームと要支援・要介護との関係を述べた．第9章の「運動器のリハビリテーション」では，骨折に対する応急処置，打撲・捻挫・軟部組織損傷，頸肩腕痛，上肢・下肢損傷後症候群に対する治療やリハビリテーションの項目を拡充した．第11章に「障害者スポーツ」の項目を設けた．

　『リハビリテーション医学』の初版は，帝京大学医学部リハビリテーション科三上真弘教授の編集のもとで平成5(1993)年に出版された．改訂第2版が平成15(2003)年に，さらに改訂第3版が平成22(2010)年に発行された．三上真弘先生をはじめとして帝京大学医学部リハビリテーション科スタッフが執筆を担当した．三上真弘先生の後継の栢森良二が帝京大学から帝京平成大学に異動したことから，執筆メンバーが少し変わった．今回の改訂にあたり全国柔道整復学校協会の先生方のご意見や要望はもとよりその他多くの方々のご意見をうかがい，新しいことはできるだけ取り入れるように配慮した．

　改訂第4版を上梓することができたのは，全国柔道整復学校協会の先生方，柔道整復師を目指す学生諸氏，株式会社南江堂の担当者のお陰である．執筆者を代表して厚くお礼を申し上げる．

平成31年2月

編　者

初版の序文

　リハビリテーションは戦後米国よりわが国に入ってきたが，その時期は定かでない．しかし，日本リハビリテーション医学会が昭和38年に設立され本年で30周年を迎えるので，それ以上の年月が経っていることは確かである．この間リハビリテーションは多くの人の努力で順調に成長し，現在では世間一般に広く知られ，またその必要性も認められるようになってきた．

　一方，最近の医学の進歩は著しく，感染症などの急性疾患は減少し，かつては重症患者で死に至るような患者でもその命を救うことが可能となった．しかしその結果重い障害を残す患者が増加し，また平均寿命の延長による高齢者の増加により，慢性疾患の患者が増えるなどにより，リハビリテーション医学に対する需要や期待がますます大きくなってきている．

　リハビリテーション医学は患者のもつあらゆる障害に対し総合的に対処していくものであるから，とても医師だけで行えるものではなく，理学療法士，作業療法士などをはじめとし，その他の多くの専門職，すなわちコ・メディカルと力を合わせて行っていかなければならない．したがって良いリハビリテーション医療を行うためには，これに関与するコ・メディカルがリハビリテーション医学への理解を深め，その知識と技術を修得していくことが重要である．

　このたび，柔道整復師の資格制度が改正されて国家試験が施行されることになり，それに伴いリハビリテーション医学がその指定科目となったため，全国14の養成校で共通して使用する教科書を作って欲しいとの要請があり，お引き受けした次第である．編集にあたり，国家試験出題基準のすべての項目を網羅するように配慮し，執筆は帝京大学医学部リハビリテーション科の医師に主に分担してもらった．できるだけやさしい表現と言葉を使うように心掛けたつもりであるが，医学用語はそのまま使うように対応する英語もできるだけ併記した．

　現在のところ，医師以外のコ・メディカルを対象に書かれたリハビリテーション医学の教科書は数が少ない．したがって柔道整復師以外のコ・メディカルの方々の教科書としてもお役に立てば幸いである．

　最後に，快く分担執筆に応じてくれた医局の諸氏，編集や校正にご協力いただいた株式会社南江堂の担当者各位に厚くお礼を申し上げる．

平成5年2月

編　者

目　次

1　リハビリテーションの理念　　栢森良二

A	リハビリテーションという言葉 ……… 1	②	自立生活運動 ……………………………… 4
①	更生からリハビリテーションへ ……… 1	③	ADLからQOLへ目標の変更 …………… 6
②	米国でのリハビリテーションの発展 … 1		コラム　日本におけるリハビリテーションの萌芽 ……………………………… 7
B	リハビリテーションの成立過程 ……… 2		メモ1-1　障害者復権思想の高まり ……… 2
C	障害者の復権とその源泉 ……………… 3		メモ1-2　高齢社会 ……………………… 8
①	ノーマライゼーション ………………… 3		

2　リハビリテーションの対象と障害者の実態　　栢森良二

A	医学的リハビリテーションの対象 …… 9	D	障害児者の実態 ………………………… 15
①	医学的リハビリテーションと障害者 … 9	E	身体障害児者の内訳 …………………… 15
B	リハビリテーション医学の対象 ……… 11		メモ2-1　「知的障害」と「精神薄弱」について ……………………………… 10
①	肢体不自由 ……………………………… 12		メモ2-2　療育の父―高木憲次 ………… 13
②	内部障害 ………………………………… 13		
C	リハビリテーション医学と生物学的医学 ……………………… 14		

3　障害の階層とアプローチ　　栢森良二

A	ICDとICIDH ……………………………… 19	C	ICF-CYについて ……………………… 25
①	ICIDHの障害モデル …………………… 19	D	ICFコアセット ………………………… 25
B	ICIDHからICFへ ……………………… 20	E	WHODAS2.0について ………………… 28
①	ICIDHとICFの違い …………………… 20	F	障害へのアプローチ …………………… 28
②	ICFの構成要素の定義 ………………… 21	G	病気と障害の相違 ……………………… 29
③	ICFの分類項目 ………………………… 22		メモ3-1　健康の定義 …………………… 30
④	ICFの評価点 …………………………… 24		

4　リハビリテーション評価学　　栢森良二

A	運動学と機能解剖 ……………………… 31	②	関節運動と可動域 ……………………… 32
①	身体計測 ………………………………… 31	B	身体所見 ………………………………… 33

1	バイタルサイン	34	2	中核症状と周辺症状	42
2	意識状態	34	3	2つの評価表	42
C	小児運動発達の評価	34	G	電気生理学的検査	43
1	粗大運動の発達	35	1	神経伝導検査	43
2	微細運動の発達	37	2	針筋電図	46
D	ADLの評価	38	3	脳波	46
1	身の回り動作と生活関連動作	38	H	画像診断	47
2	バーセル指数	38	1	CTによる脳卒中型の診断	47
3	FIM	39	2	MRI	49
E	心理的評価	39	3	SPECT/PET	50
1	WAIS	40	4	近赤外線分光法	53
2	心因性疼痛	41	I	運動失調	54
F	認知症の評価	42	1	運動失調	54
1	軽度認知障害と認知症	42			

5　リハビリテーション障害学と治療学　　栢森良二

A	リハビリテーション障害学	57	4	リンパ浮腫	87
1	障害の評価	57	5	筋力強化	87
2	関節拘縮	60	6	中枢性麻痺と痙縮	93
3	関節の変形	61	7	慢性疼痛	93
4	筋萎縮	61	8	バイオフィードバック	96
5	神経麻痺	62	9	歩行練習	98
6	痙縮	65	10	全身運動	100
7	摂食嚥下障害	66	11	レクリエーション治療	103
8	高次脳機能障害	67	12	リスク管理	104
9	ライフサイクルと各ステージの障害特性	73	メモ 5-1	平均在院日数と入院基本料の逓減制	83
B	リハビリテーション治療学	79	メモ 5-2	回復期リハビリテーション病棟と診療報酬点数	85
1	障害の受容	79	メモ 5-3	球麻痺と仮性球麻痺	105
2	廃用症候群	82			
3	関節拘縮	85			

6　リハビリテーション医学の関連職種　　室生　祥

A	医師・リハビリテーション科専門医	109	E	言語聴覚士	115
			F	臨床心理士	116
1	リハビリテーション・プログラムの処方	109	G	医療ソーシャルワーカー（医療福祉士）	116
2	リハビリテーションカンファレンス	110	H	義肢装具士	116
B	理学療法士	114	I	介護支援専門員（ケアマネージャー）	116
C	作業療法士	114			
D	看護師	115			

7　リハビリテーション治療技術　　伊佐地隆

- A **理学療法** ……………………… 119
  - 1 対象 ……………………… 119
  - 2 理学療法の進め方 ……………………… 121
  - 3 理学療法の実際 ……………………… 121
- B **作業療法** ……………………… 129
  - 1 歴史と定義 ……………………… 129
  - 2 対象と治療環境 ……………………… 129
  - 3 作業療法の進め方 ……………………… 129
  - 4 作業療法の実際 ……………………… 131
- C **言語聴覚療法** ……………………… 135
  - 1 言語聴覚療法とは ……………………… 135
  - 2 対象とする障害・症状 ……………………… 135
  - 3 言語聴覚療法の実際 ……………………… 137
- D **補装具** ……………………… 138
  - 1 装具 ……………………… 139
  - 2 義肢 ……………………… 146
  - 3 歩行補助具 ……………………… 149
  - 4 車椅子 ……………………… 149
  - 5 自助具 ……………………… 155

8　高齢者のリハビリテーション　　栢森良二

- A **平均寿命と健康寿命** ……………………… 157
- B **フレイル** ……………………… 157
  - 1 加齢と老化について ……………………… 158
  - 2 老年症候群 ……………………… 158
  - 3 ロコモティブシンドローム ……………………… 160
  - 4 サルコペニア ……………………… 160
- C **高齢者をとりまく医療制度** ……………………… 160
  - 1 包括支払い制度 ……………………… 160
  - 2 医療保険の算定制限 ……………………… 162
- D **認知症** ……………………… 163
- E **高齢者虐待** ……………………… 163
- F **要介護状態の予防** ……………………… 165
- G **リハビリテーション前置主義** ……………………… 165
- H **地域リハビリテーション** ……………………… 166
- I **パーキンソン病のリハビリテーション** ……………………… 166
- J **脳卒中**　　室生　祥 ……………………… 168
  - 1 脳卒中の分類と特徴 ……………………… 168
  - 2 脳卒中の障害 ……………………… 170
  - 3 脳卒中のリハビリテーション ……………………… 172

9　運動器のリハビリテーション　　仲村一郎, 栢森良二

- A **骨折の治療と後療法**　　仲村一郎 ……………………… 177
  - 1 骨折治療の考え方と骨折治癒機転 ……………………… 177
  - 2 整復法と固定法 ……………………… 177
  - 3 骨折の保存的治療と手術的治療：適応と原則 ……………………… 180
  - 4 骨折治療における後療法と治癒期間 ……………………… 187
  - 5 偽関節と骨癒合遷延因子 ……………………… 188
- B **骨粗鬆症**　　仲村一郎 ……………………… 190
  - 1 骨粗鬆症の病態 ……………………… 191
  - 2 骨粗鬆症における骨折好発部位 ……………………… 192
  - 3 骨粗鬆症の診断 ……………………… 194
  - 4 椎体骨折のアプローチ ……………………… 198
  - 5 上腕骨外科頸骨折へのアプローチ ……………………… 201
- C **捻挫へのアプローチ**　　仲村一郎 ……………………… 201
  - 1 捻挫の定義と分類 ……………………… 201
  - 2 捻挫の症状と診断的アプローチ ……………………… 202
  - 3 捻挫の急性期治療：RICE ……………………… 203
  - 4 足関節捻挫 ……………………… 203
- D **上肢損傷後症候群**　　栢森良二 ……………………… 205
  - 1 肩関節 ……………………… 205
  - 2 肘関節 ……………………… 208
  - 3 フォルクマン拘縮 ……………………… 213
  - 4 手関節と手指 ……………………… 213
- E **下肢損傷後症候群**　　栢森良二 ……………………… 217
  - 1 股関節 ……………………… 217
  - 2 膝関節 ……………………… 220

③	足関節 …………………………… 223	④	腰痛への治療的アプローチ …………… 236
F	頸肩腕症候群の病態とアプローチ	H	肋骨骨折へのアプローチ・仲村一郎 …… 238
	…………………………栢森良二 …… 225	I	アキレス腱断裂へのアプローチ
①	頸肩腕症候群の成り立ち ……………… 225		………………………… 仲村一郎 …… 238
②	胸郭出口症候群 ……………………… 228	①	受傷機転と症状 ……………………… 238
③	バレー・リュー（Barré-Liéou）症候群 … 230	②	アキレス腱断裂の診断 ………………… 240
④	慢性疼痛 …………………………… 230	③	アキレス腱断裂の画像診断 …………… 241
⑤	痛みの評価診断 ……………………… 230	④	アキレス腱断裂の治療：保存療法と
⑥	治療アプローチ ……………………… 231		手術療法の選択 …………………… 241
G	腰痛症の病態とアプローチ	⑤	アキレス腱断裂の治療スケジュールと
	…………………………仲村一郎 …… 231		リハビリテーション ……………………… 242
①	日本における腰痛の現状 ……………… 231	⑥	陳旧性アキレス腱断裂 ………………… 243
②	腰痛の病態と診断的アプローチ ………… 232		メモ9-1　アキレス腱の由来 ………… 244
③	非特異的腰痛 ………………………… 235		

10　リハビリテーションと福祉　　伊佐地隆

A	社会福祉 …………………………… 245	②	障害者総合支援法 …………………… 246
①	社会福祉の変遷 ……………………… 245	B	介護保険 …………………………… 248

11　障害者スポーツ　　伊佐地隆

A	障害者スポーツの概要 ………………… 251	C	障害者スポーツの分類 ………………… 254
①	障害者スポーツとは：定義 ……………… 251	①	治療的スポーツ ……………………… 254
②	障害者がスポーツを行う場所 …………… 252	②	生涯スポーツ ………………………… 255
③	支援体制 …………………………… 252	③	競技スポーツ ………………………… 256
④	種目の考え方 ………………………… 252	D	障害者スポーツの種目 ………………… 256
B	障害者スポーツの歴史 ………………… 253	E	障害者スポーツにおける評価と効果
①	世界での動き ………………………… 253		…………………………………… 257
②	日本での動き ………………………… 253		

索　引 ………………………………………………………………………………………………… 259

1　リハビリテーションの理念

A　リハビリテーションという言葉

1　更生からリハビリテーションへ

　リハビリテーションはリハあるいはリハビリと略称され，現在では世間一般に広く知られるようになった．しかしその真の意味や内容を正しく理解している人は少なく，一般的にはただ単に訓練をするという意味で使われたり，せいぜい社会復帰という意味で理解されていることが多い．リハビリテーションとはより広く，より深い内容を含んだものである．

　英字新聞を読んでいると，rehabilitate/rehabilitation という言葉が頻回に出てくる．そこでは，これから本書で取り上げる医学的な意味とは異なり，「裁判で無罪になって名誉が回復された」とか「犯罪者が刑期を終え，罪を償い社会に復帰する」といった意味で使われている．これは，rehabilitate/rehabilitation の元来の意味が「人間であることの権利や尊厳が何かの理由で否定され人間社会からはじき出されたときに，権利や尊厳を回復すること」であることによる．日本では「更生する」「社会復帰する」といった訳語が法律用語として当てられてきた．しかし，医学的な意味でのリハビリテーションは「**更生**」が意味するものとは異なっている．

　リハビリテーションという言葉が，今日のような医学の分野で使われるようになったのは，第二次世界大戦の頃である．また日本では1990年代後半に，英語をそのままカタカナにして使うことへの反対運動が起こり，「リハビリテーション医学」ではなく「理学診療」という言葉が一時期用いられた．しかし必ずしも実態を表す適切な用語でないことから，現在は「リハビリテーション」というカタカナ標記が使われている．

2　米国でのリハビリテーションの発展

　日本のリハビリテーションは米国から強く影響を受けていることから，米国でのリハビリテーションの成立過程を簡単に説明する．このリハビリテーションという言葉は，米国においては1918（大正7）年に成立した，第一次世界大戦後の傷痍軍人に対して職業訓練によって社会復帰を促す法案（Solder's＝Smith-Sears Veterans' Rehabilitation Act）のなかにみられる．さらに労働災害による障害者を対象とした同様の法律である全米職業リハビリテーション法（National Vocational Rehabilitation Act）も1920年に議会を通過している．この頃のリハビリテーションという言葉の意味は，社会福祉的な経済的支援という面を持ちながらも，職業的訓練を通じて障害者に社会復帰を促すものであった．これ以来，米国での障害者に対する基本的な考え方は，「tax userからtax payerへ」というスローガンにみられるように，障害者を「税金を使う側から支払う側」にする**職業的リハビリテーション**が中心的なものになっている．その頃，これらのリハビリテーション法を管轄する職業リハビリテーション局から，リハビリテーション医学に対する莫大な支援が行われた．

B　リハビリテーションの成立過程

リハビリテーションが医学的な意味合いを持ってきたのは，第二次世界大戦中である．米国空軍中佐で内科医であったハワード・A・ラスク（Howard A. Rusk）が，空軍病院を中心に戦傷者に対して，理学療法や作業療法を取り入れ，身体的な最大限の回復はもちろんのこと，心理的および社会的な機能回復を視野に入れた総合的なリハビリテーション・アプローチを行い，障害者の社会復帰に大きな成果をあげていた．ラスクは障害者を全人格的（whole person）にみて，**残存能力**で生活し，就業できる（"to live and to work with what he has left"）まで訓練を行うべきであると考えていた．

この頃にはリハビリテーションという言葉は，障害者に対する医学的なアプローチの意味合いがより強くなってきている．すでに**全米リハビリテーション評議会**の1941年の**定義**では「リハビリテーションとは，障害者として，可能な限り，身体的，精神的，社会的および経済的に最高度の有用性を獲得するよう，回復させることである」としている．

米国ではリハビリテーション医学は"Department of Physical Medicine & Rehabilitation"と標記されていた．この標記が物語るように，リハビリテーション医学には2つの流れがあった．ひとつは物理医学（Physical Medicine：PM）である．この学問の中心は放射線医学と，運動療法，水治療，マッサージなど物理的治療を行う分野で，主な対象は慢性疾患患者や障害者であった．これに，ラスクが始めたもう一方の流れである医学および心理社会的なリハビリテーションが組み合わさり，"Department of Physical Medicine & Rehabilitation"と呼ばれていた．しかし1973年の「リハビリテーション法：障害者の公民権法」の成立などにみられる障害者の復権思想の高まり（**メモ1-1参照**）や，社会復帰とそのためのリハビリテーション技術の発展に伴い，物理的治療カテゴリーを越えた範囲をカバーすることになったことから，リハビリテーション医学は"Reha-

---

メモ1-1　障害者復権思想の高まり

米国での，「障害者にも人権がある」という障害者の復権の考えの始まりは傷痍軍人や労働災害による障害者に対する社会復帰への支援であった．1929年10月に始まる世界大恐慌，より悲惨な状況に陥る第二次大戦以降，また1950～60年代のアフリカ系米国人による公民権運動やその後の自立生活運動のなかに障害者の復権の発展が認められる．

bilitation Medicine"と標記されることが多くなってきている．

C 障害者の復権とその源泉

　これまで障害者は生産性を重んじる社会において能力的に低くみられたり，差別されることが多かった．そのために障害者は人間としての権利を無視されることがあった．とりわけ日常生活動作に多くの人々の介助を必要とする重度障害者の場合にはひどく，かつては残念ながらリハビリテーション推進者も，医学的に治療は難しく何もできない重度障害者を「慈善」や「福祉」の対象であると考えたこともあった．慈善や福祉では障害者が自信や尊厳(self-esteem)を取り戻し，真に自立することは難しい．リハビリテーションにおいては，人間としての権利の回復とともに，障害者が人間としての価値を主体的・積極的に肯定できるようにし，それを尊重する社会に変えていくことが重要である．

　レオニド・メーヨは，リハビリテーションとは第1に哲学，第2に目標，第3に技術であると述べている．つまり人権の回復，社会参加あるいは社会復帰，リハビリテーション技術の三位一体が今日理解されているリハビリテーションである．障害者も社会で差別されることなく健常者と平等であるべきで権利の回復が必要であるという意味で，哲学あるいは理念は「**障害者の復権**」であるとしている．「社会参加あるいは社会復帰」が目標であり，それを実現するためにリハビリテーション技術が必要であるという．なお柔道整復師は機能訓練指導者としてリハビリテーション技術の一部を支えている．

　リハビリテーション技術は，第二次世界大戦以降，理学療法，作業療法，言語療法，心理的アプローチ，ソーシャルワーカーの各分野で発展した．さらに今日，車椅子，座位保持装置，介助機器，義肢装具を支えるリハビリテーション工学は長足の進歩をとげている．

　障害者の社会参加には，包括的アプローチが必要である．このために，リハビリテーションには医学的・社会的・職業的アプローチの3つの分野がある．さらに障害児に対しては教育的リハビリテーションの分野が必要になる．

1 ノーマライゼーション

　リハビリテーションの理念のもうひとつの源泉は，1959年のデンマークの知的障害者(精神薄弱者)の権利に関する法律にさかのぼる．推進者であったニルス・エリック・バンク-ミッケルセン(Niels Erik Bank-Mikkelsen)は，この法律の目的を「知的障害者が，できるだけノーマルな生活が送れるように働きかけること」とした．バンク-ミッケルセンにとってリハビリテーションとは「知的障害者をその障害ごと受容すること」を意味していた．

　知的障害者の日常生活のパターンや条件を，社会の主流である健常者の規範にできるだけ近づけることによって，社会生活をともに送るという**ノーマライゼーション**(normalization)の原理は，スウェーデンのベンクト・ニィリエ(Bengt Nirje)や，ドイツ人のヴォルフ・ヴォルフェンス

ベルガー(Wolfensberger W)らの社会福祉士(ソーシャルワーカー)によって世界中に広められた.

知的障害者でも健常者とともに社会で生活をしていくべきであるとの考え方は，その後，国によって，人によって多少の定義の違いはありながらも，多くの人々に支持されるようになった．今日では「若者も高齢者も，健常者も障害者も，一緒に普通に生活している社会が正常である」という「**共生社会**」の考え方として知られるようになり，福祉の基本概念になっている．この考え方は知的障害者はもちろん，身体障害者，高齢者，精神障害者を隔離・分断する社会は異常であるとする脱施設運動へと拡がっている．さらに，障害者は社会的に差別されるべきでなく，権利が保証され，市民としての恩恵を受けることが当然のこととして求められることになる．

残存能力を最大限に実現するために，医学的・職業的側面からのアプローチのほかに，障害児では教育を行い，リハビリテーション全過程がさらに円滑に進行するよう，経済的および社会的条件を調整するための社会的リハビリテーションを介入させるという，4つの側面の全範囲を含めたプログラムを**トータル・リハビリテーション**(Total rehabilitation)と呼んでいる．ウィスコンシン大学のライト(Wright GN)は，著書の『トータル・リハビリテーション』(1980年)のなかで，いかにして障害者を就業させ，生活を支援するかについての具体的なアプローチを記している．そこでライトは「トータル・リハビリテーション」を，①包括的アプローチである他に，②すべての年齢層，最重度の社会的弱者を含めた全障害者に対するもので，③さらに価値観の多様性を含む，職業復帰から心理的プログラムまでの多元的・総合的プログラムである，としている．このライトの考え方は，ノーマライゼーションの思想を発展させたものである．

リハビリテーションの究極の目標ないし理想が職業人としての社会復帰であるとする古典的なリハビリテーションの理解を放棄することは今日でも決して正しくないと思われる．職業的リハビリテーションが唯一の目標とは言えないまでも最大の目標であることは依然として揺るがないからである．ただ，障害の原因・種類・程度，あるいは社会的身分，貧富，さらに人種，宗教，政治的な立場によって障害者を区別することなく，それぞれの障害者に対応した目標と技術を適用したトータル・リハビリテーションを考慮することが必要である．

トータル・リハビリテーションの理念は1981(昭和51)年の国連によって決議された**国際障害者年**のテーマである「**完全参加と平等**(Full participation and equality)」の言葉に反映されている．この意味するところは，「平等の社会を実現し，障害者も社会に完全に参加する」である．

2　自立生活運動

IL運動以前のリハビリテーションでは，能力を最高レベルに到達させ，職業に就くなどの健常者に近い生活を実現させることが最も価値があることとされていた．しかし，こうした価値観は健常者のものであり，しばしば障害者の個性や主体性を損ないかねないものであった．

米国におけるリハビリテーション推進者のリハビリテーション医は，1960～70年代の**自立生活運動**(independent living movement：**IL運動**)に，大きな問題点を突きつけられた．

日常生活動作の訓練・練習を行い，残存機能を最大限に引き出しても，障害が重度のため独力で生活することが困難な場合にはどうしたらよいであろうか．1962年，イリノイ大学の4人の重

度障害の学生が，大学のキャンパス近くのアパートを改造した家屋にナーシング・ホームから引っ越して，自立生活を始めた．大学の建物を障害者の都合のよいように改造することを要求した．このような動きは，米国のいくつかの大学にも波及していった．

1972年，カリフォルニア大学バークレー校を呼吸補助装置付きの車椅子にのったポリオ障害者エド・ロバーツ(Ed Roberts)が卒業しようとしていた．キャンパス内で受けられた介助や住宅，車椅子修理，仲間同士による相談(**ピア・カウンセリング**：peer counseling)などのサービスが使えなくなることから，同じ障害を持つ仲間と話し合い，家族や友人の協力を得て，地域のなかに自立生活センターをつくった．

このような重度障害者の起こしたIL運動がリハビリテーションの理念や目標に投げかけた影響は大きかった．医師をはじめとしたリハビリテーション推進者達は，重度障害者が身体障害のために日常生活での活動や就業が困難であると考えがちであった．さらに問題の解決方法は医師など専門家が介入し，管理するべきであると考えていた．しかも障害者の社会復帰の成否は，障害者の重症度や努力に依存すると考えていた．これに対して，障害を持った学生達は，専門家や家族等へ依存していることが問題であると考え，解決方法は環境整備を行ってバリアフリーにすることやピア・カウンセリングを通じた自主管理であるべきだとした．IL運動の思想は多くの支援者を得て，1960年代後半から1970年代にかけて，米国各地の大学にILセンターがつくられるようになった．

IL運動の成果として，1973年にリハビリテーション法が改正され「障害者の公民権法」が成立した．IL運動は，産業社会的・職業至上的なリハビリテーション理念への疑問・反発として起こったもので，いわばリハビリテーションにおける人間主義の復活であり，原点復帰運動であった．さらにIL運動の拡がりによって，1978年に「リハビリテーション，包括的なサービス，及び発達障害の修正法」と呼ばれる，自立に関する包括サービス法が成立した．

IL運動には脱施設運動，消費者運動，脱医療運動が含まれている．医師の証明書は，労働・刑務・兵役を免れる理由や口実を与えることもあるし，施設に入所させることによって人の自由を侵すこともある．出生証明書，学校・会社を休むときの診断書，死亡診断書などによって「生まれること，生きること，死ぬこと」の全過程が医学的に管理されている．IL運動はこうした人類の医療化(medicalization)に対する反対運動でもあった．医学的状況が全人間存在を一次的に規定する状況を乗り越えるのが真のリハビリテーションではないか，と問うたのであった．また，かけがえのない人が意識障害，四肢麻痺，言語障害になってもその存在(being)自体が重要であることを強調し，最大限まで訓練しても職業や家庭を持つことが無理な人には福祉で保護を与えるといった障害観を否定した．「自ら意思決定をする主体的な生活」を主張し，それへの干渉を排除しようという社会思想であった．

IL運動の特異性は，健常者の価値観の一方的な押しつけを拒否し，障害者自身の主権を回復するところにある．たとえば，健常者の視点では，日常生活動作を自立させることが最良と考えられる．しかし，食事に3時間かけて自分で食べることと，介助を受けて15分で済ませて，残りの時間を趣味やその他の活動に使うことのどちらがよいか．IL運動は障害者自身で意思決定をする生活をめざしたものである．自立か介助かの問題でなく，いずれを選択するのも障害者自身で

表 1・1　リハビリテーションの成立過程

	障害者の復権	ノーマライゼーション	自立生活運動
発端	1918 年 米国：戦傷者/職業リハビリテーション法	1959 年 デンマーク・スウェーデン	1960 年代 米国ポリオ大学生
対象者	傷痍軍人，労災者	知的障害者	重度運動障害者
理念	権利の回復	脱施設運動	地域での自立生活
目標・発展	障害者を納税者に 経済的自立，職業復帰 チーム医療の導入 医療に生活障害の導入 ADL 概念の導入 ADL の量的評価	社会共生 トータル・リハビリテーション 完全参加と平等 保護から自立へ	当事者運動 バリアフリー ADL から QOL へ 人間存在の質的評価 脱医療，消費者運動
推進者	医師	ソーシャルワーカー	障害者自身
影響力	リハビリテーション法	精神障害者の自立	地域リハビリテーション
	障害を持つアメリカ人法 Americans with disabilities Act（ADA1990）		

あって健常者や他人ではないと主張しているのである．

　1973 年と 1978 年のリハビリテーションに関する法案の成立，さらに 1981 年国際障害者年「**完全参加と平等**」を受けて，公共施設におけるバリアフリーをうたった「障害を持つアメリカ人法」が 1990（平成 2）年に成立した（**表 1・1**）．

3　ADL から QOL へ目標の変更

　1970 年代に展開した IL 運動は「重度障害者は社会参加ができないのか？」というリハビリテーションへの問いかけの一面もあった．こうした問題意識の下，障害者の日常生活動作（activities of daily living：ADL）を自立させ，職業復帰をさせることがリハビリテーションの課題となった．ところが，医学の進歩とともに，多くの患者が救命された一方で，従来は死亡していた先天的な障害児や患者が重度障害者として生活することになった．また高齢化社会の到来に伴って，重度障害者も増加していった．その結果，リハビリテーション医療技術を駆使しても，重度障害者の ADL を自立させることは必ずしも容易でないことがわかってきた．このような状況で，QOL という言葉が生まれてきたのである．リハビリテーションの目標は，ADL の自立よりむしろ「生活の質（quality of life：QOL）」あるいは生命や人生の質を高めることであると認識されるに至った．

> **コラム** 日本におけるリハビリテーションの萌芽
>
> 　第二次世界大戦後，医学のみならずすべての面で米国の影響を強く受けるようになったわが国にリハビリテーションも入ってきたが，それ以前からリハビリテーションに近い考えは存在していた．
> 　わが国ではじめての身体障害児施設として柏学園が大正10年（1921年）に東京市郊外の高円寺につくられた．昭和17年（1942年）には高木憲次（**メモ2-2参照**）により東京板橋に整肢療護園が開園した．高木は「肢体不自由」という言葉を発案し，「療育」という思想を提唱した．療育とは身体障害児の医学的治療だけではなく，就業も含めた教育が同時に必要であるという，今日のリハビリテーションに近い理念であった．

　戦傷者に対するわが国の対策は，昭和13年（1938年）に傷兵保護院がつくられたことに始まる．これが拡大されて職業課がおかれ，傷痍軍人の職業援護，失明傷痍軍人の保護，義肢や作業補助具の援護が整形外科医や精神科医を中心に行われた．
　第二次世界大戦後のリハビリテーションの発展には行政面からの働きかけが重要な役割を果たした．昭和22年（1947年）に児童福祉法が制定された．この法律のなかには肢体不自由児施設の設置や運営が盛り込まれ，18歳未満の身体障害児の援護や育成はこの法律に基づいて行われることとなった．昭和24年（1949年）には身体障害者福祉法がつくられた．これは18歳以上の身体障害者の「更正」を援助することを目的につくられた．犯罪者が社会復帰をすることを指すこの「更正」という言葉は，身体障害者に対して用いられたものである．しかし，そこでの意味は身体的または社会的原因により正常な社会生活が困難な者がその障害を克服して平常な社会生活・家庭生活を送ることができるようになることである．したがって職業的な自立のみならず，心理的な自立や日常生活の自立をもその意味に含んでいる．この法律に基づき，身体障害者手帳の交付や更正相談，更正医療の給付，補装具の交付などが行われるようになった．その後，数度の改正により18歳未満の者にも身体障害者手帳の交付が可能になったり，心臓や呼吸器などの内部障害もその対象にすることが明記されるようになった．
　昭和45年（1970年）には身体障害者対策基本法が制定された．この法律では，心身障害の発生予防，医療や訓練，保護，教育・雇用の促進，年金の支給，生活保護の充実など，心身障害者の総合的対策の推進を図ることが目的となっている．その後1994年にわが国は高齢社会（**メモ1-2参照**）を迎えたことで高齢者の医療や介護が問題となり，平成12年（2000年）4月に介護保険制度がつくられた．この制度により寝たきり高齢者や日常生活で介護を必要とする高齢者の在宅介護に対する支援が行われるようになった
　一方，米国より入ってきたリハビリテーションという言葉はそのまま音訳されて使われるようになり，日本整形外科学会のなかにリハビリテーション委員会がつくられた．また多数の医師が米国やヨーロッパのリハビリテーションの視察に行ったり，実地に学んできたりと，リハビリテーションの活動が活発に行われるようになった．昭和38年（1963年）に日本リハビリテーション医学会が発足し，リハビリテーションに興味を持つ整形外科・内科・精神科などの医師が集まり，リハビリテーション医療やその基礎となる学問の進歩・発展のために努力するようになった．

昭和38年（1963年）にはまた，理学療法士・作業療法士のわが国初の養成校である国立リハビリテーション学院が誕生した．高校卒業後3年間の教育を行い，卒業後国家試験合格者に資格を与えるものである．理学療法士・作業療法士の資格は，業務独占すなわち資格が有る者しか業務ができないというものではなく，名称独占，つまり理学療法士または作業療法士と名乗れるというものである．その後，日本各地に養成校がつくられ，最近では4年制大学にも養成課程が数多く開設されている．

このような状況のもとで，昭和55年（1980年）に日本リハビリテーション医学会専門医制度がつくられた．それ以降リハビリテーションを専門とする医師の数は増えている．

メモ1-2　高齢社会

総人口に占める65歳以上の人口の割合が7％を超えると「高齢化社会」，14％を超えると「高齢社会」，21％を超えると「超高齢社会」と定義されている．わが国は1970（昭和45）年に「高齢化社会」となり，その24年後の1994（平成6）年には「高齢社会」，さらにそのわずか13年後の2007（平成19）年には「超高齢社会」になっている．

2 リハビリテーションの対象と障害者の実態

A 医学的リハビリテーションの対象

1 医学的リハビリテーションと障害者

　医学的リハビリテーションとは，医学的手段を用いて障害の予防と軽減を目指すことによりリハビリテーションの理念や目標である「障害者の復権」あるいは「社会復帰」を実現することである．障害者は精神障害者，知的障害者，身体障害者の3つのカテゴリーに分かれている（表2・1）．身体障害に対しては身体障害者手帳が，知的障害に対しては療育手帳が，精神障害に対しては精神障害者保健福祉手帳がそれぞれ交付されている．

　身体障害には，肢体不自由，視覚障害，聴覚または平衡感覚の障害，音声機能や言語機能または咀嚼機能障害，内部障害がある．肢体不自由とは上下肢や体幹の運動障害のことである．

a. 身体障害

　視覚，聴覚，内部障害に対しては，眼科，耳鼻咽喉科，循環器科，呼吸器科，内分泌科などの専門医が対応している（表2・2）．

b. 知的障害

　知的障害とは，① 知的機能に制限があること，② 適応行動に制限を伴う状態であること，③ 発達期に生じる障害であることの3点で定義され，通常は18歳未満を対象としている．具体的には，意思伝達，自己管理，学習能力などの知的行動に日常生活や学校生活上で支障があることを指している．従来，医学用語として精神遅滞（mental retardation）と同義語であり，学校教育法では「知的障害」とされている（メモ2-1）．ICD-10では，軽度から最重度までを知能指数（IQ）のみでF70〜F73に分けた重症度分類がある．知的障害児者の保護および自立更生の援助を図るとともに，社会の理解と協力を深めるために，療育手帳が交付されている．日常生活の介助度とIQから，知的な障害程度を総合的に判断して1度〜4度に区分されている．療育手帳は「愛の手帳」，「みどりの手帳」，「愛護手帳」などと各地で呼び方が異なっている．

表 2·1 医学的リハビリテーションの対象

精神障害
知的障害
身体障害

表 2·2 身体障害の区分と診療科

身体障害区分	診療科名表示区分
視覚障害	眼科
聴覚/平衡機能障害	耳鼻咽喉科
音声，言語または咀嚼機能	耳鼻咽喉科，気管食道科，リハビリテーション科
肢体不自由	整形外科，外科，内科，小児科，神経科，呼吸器科，リハビリテーション科，放射線科
心臓機能障害	内科，小児科，循環器科，外科
腎臓機能障害	内科，小児科，循環器科，外科，泌尿器科，麻酔科
呼吸機能障害	内科，小児科，循環器科，外科，気管食道科
膀胱または直腸機能障害	泌尿器科，外科，小児科，小児外科
小腸機能障害	内科，消化器科，小児科，小児外科，外科
HIV による免疫機能障害	内科，血液内科，感染症内科，呼吸器内科，外科，小児科，産婦人科
肝機能障害	内科，消化器内科，肝臓内科，外科，消化器外科，移植外科，腹部外科，肝臓外科，小児科，小児外科

メモ 2-1　「知的障害」と「精神薄弱」について

精神薄弱者福祉法，学校教育法など 10 省庁関連の 32 の法律で使用されている「精神薄弱」が，差別的な響きがあるということで「知的障害」に改正された．1999(平成 11)年 4 月 1 日から法律の条文はすべて「知的障害者(児)」に改められた．厚生労働省の 2016(平成 28)年の調査では知的障害者は施設入所者を含めて全国で 108.2 万人(在宅 96.2 万人)である．

c. 精神障害

精神疾患患者のうち，精神障害のために長期にわたり日常生活や社会生活への制約がある人に対して，精神障害者保健福祉手帳が交付される．障害の程度によって 1～3 級に認定される．1 級は日常生活が不能，2 級は日常生活が著しい制限を受ける，3 級は日常生活もしくは社会生活が制限を受ける程度となっている．更新義務のない身体障害者手帳と異なり，発行後 2 年毎の有効期限が定められている．統合失調症，躁うつ病，非定型精神病，てんかん，中毒精神病，器質精神病(精神遅滞を除く)，その他の精神疾患(発達障害を含み，精神遅滞を伴うものを除く)などが対象疾患である．なお発達障害には，自閉症，アスペルガー症候群，学習障害などがある．

表 2·3　リハビリテーション医学の対象

脳損傷	脳血管障害 脳外傷 低酸素脳症
運動発達障害	脳性麻痺 ダウン症 二分脊椎 血友病
脊髄損傷	外傷性，脊髄梗塞
骨関節疾患	関節リウマチ 変形性関節症
神経筋疾患	パーキンソン病 脊髄小脳変性症 多発性硬化症 筋萎縮性側索硬化症 筋ジストロフィー症
心肺疾患	心筋梗塞，狭心症 大動脈瘤解離術後 慢性閉塞性肺疾患 術後排痰障害 慢性閉塞性動脈硬化症
切断	上下肢切断
熱傷	
悪性腫瘍	筋力・体力低下，QOL 向上

B　リハビリテーション医学の対象

　リハビリテーション医学は，医学的リハビリテーションが対象とする障害のうち肢体不自由あるいは運動障害を主な対象として発達した専門分野である．さらに今日その取り扱う対象は大幅に拡大されており，肢体不自由とその原因に合併する言語障害などの高次脳機能障害，心理的問題なども対象となっている（表 2·3）．

　リハビリテーション医学の発展をみると，その取り扱う運動障害の内容も拡大し，変遷している．1930～40 年代に爆発的に流行し後遺症を残したポリオに代表される，筋骨格系や末梢神経系が原因で発生する運動障害，脳卒中などによる中枢神経損傷を原因とする運動・動作障害へと対象が拡大された．さらに脳外傷などによる大脳皮質損傷がもたらす認知・行動障害は高次脳機能障害としてリハビリテーション医学の対象のなかに組み込まれた．ここでは，身体から精神現象を解明しようという立場で，認知をより身体に基盤を持ったものとして解剖生理学的に捉えようとしている．

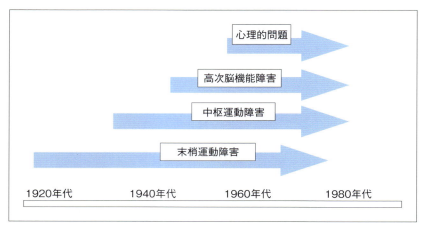

図2・1　リハビリテーション医学の方法論の発展

表2・4　身体障害者手帳での肢体不自由の重症度の目安

	肢体不自由―上下肢体幹機能障害
1級	機能の全廃/座位を保てない
2級	機能の著しい障害/座位や立位を保つことが困難
3級	片側の著しい障害/歩行が困難
4級	主要1関節の全廃
5級	主要1関節の著しい障害
6級	遠位関節の著しい障害
7級	片側の軽度の機能障害

　最近では，情動，感情，性格，意志など情意機能による情動・行動障害の分野まで，リハビリテーション医学の対象に入っている（図2・1）．1990年代に長足の進歩を遂げた心理学的アプローチあるいはリハビリテーション心理学は，精神から身体をみる立場である情動や行動の異常を捉え，障害者への治療アプローチに大きな効果をもたらしている．図2・1に示した4つの障害に対する方法論は，個別的なものではなく重層し，複合して発展を遂げている．

1　肢体不自由

　肢体不自由とは上下肢あるいは体幹の運動障害のことである．この言葉は，高木憲次（**メモ2-2**）が提唱した用語である．現在も，医学分野ばかりでなく身体障害者法や学校教育法の分野で広く使われている．高木は医療と教育を合わせた「**療育**」という言葉も提唱した．これは，小児のリハビリテーションには医学的ばかりでなく教育的リハビリテーションが同時に必要なことを端的に表した言葉であり，今日も使われている．肢体不自由の重症度の目安である身体障害者(身障者)手帳の等級は，1～7級に分かれている(**表2・4**)．7級の障害は1つのみでは身障者手帳の交付対象とならない．7級の障害が2つ以上重複する場合または7級の障害が6級以上の障害と重複

する場合に手帳の交付の対象となる．

> **メモ2-2** 療育の父―高木憲次（1889～1963年）
>
>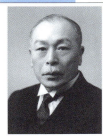
> わが国の障害児医療の中心的な役割を担ってきた整肢養護園（1942年開設，東京都小茂根にある．現在，心身障害児総合医療療育センター）の設立者．日本のリハビリテーション医学の先駆者である．
>
> （「整肢療護園のあゆみ」平成24年4月，心身障害児総合医療療育センター，センターニュースより引用）

2　内部障害

　身体障害者福祉法で規定される内部障害は現在7つの障害を含む．1967年に心臓機能と呼吸器機能障害が加えられ，さらに1972年に腎臓機能障害，1984年膀胱または直腸機能障害，1996年小腸機能障害，1998年ヒト免疫不全ウイルス（human immuno-deficiency virus：HIV）による免疫機能障害，さらに2010（平成22）年4月から肝臓機能障害が加わった．

a．心臓機能障害

　心臓機能障害とは完全房室ブロックなどの不整脈のほか，虚血性心疾患（心筋梗塞，狭心症），弁膜症，心筋症，心臓移植後などによって日常生活活動が制限されるものである．2006年の調査での有病率は18歳以上59.5万人，18歳未満1.52万人になっている．ペースメーカー挿入者は，従来一律に1級身体障害者であったが，医療技術の進歩によって2014年4月から，ADL制限に応じて等級が判断されるようになっている．なおこれは四肢における人工骨頭や人工関節の置換術後についても同様であり，経過が安定した時点の機能障害の程度により判定するよう改正されている．

b．呼吸器機能障害

　呼吸器機能不全には慢性閉塞性肺疾患や間質性肺炎，あるいは肺結核手術後の胸郭変形，肺線維症，ポリオ，筋ジストロフィーなどの拘束性換気障害による呼吸不全などがある．2013年の統計では18歳以上9.7万人，18歳未満1,900人が登録されている．これらの患者では在宅酸素療法（home oxgen therapy：HOT）が必要である．

c．腎臓機能障害

　腎不全では血中の老廃物を尿として排泄できず，体液の恒常性が維持できなくなる．血液透析あるいは腹膜透析，腎移植を行わないと尿毒症で死亡することになる．慢性透析患者は2012年には30万人を超え，2015年には32.5万人に増加している．原因として，従来の慢性糸球体腎炎を抜いて，1998年以降は糖尿病性腎不全が最も多くなり，以降増加傾向を示している．

d．膀胱直腸障害

　膀胱と直腸障害はそれぞれ人工膀胱と人工肛門のストーマ（stoma）が必要なことからひとつに

まとめられている．**ストーマ**とは手術によって腹壁につくられた排泄口のことである．膀胱がんで膀胱を切除した場合，主に回腸導管が再建される．二分脊椎，脊髄損傷など脊髄神経疾患によって排尿が難しい場合，自己導尿や膀胱瘻が必要である．結腸がん，クローン病，潰瘍性大腸炎などの直腸病変あるいは直腸切除で肛門からの排便ができない場合，人工肛門を造設しなければならない．

e. 小腸機能障害

小腸は摂食したほとんどの栄養素の吸収作用を担っている．様々な原因によって広範な小腸切除を行った場合，吸収面積が減少するために，十分な消化吸収が妨げられる（短腸症候群）．あるいはクローン病やアミロイドーシスなどの疾患によって吸収不全が生じる病態がある．上述の短腸症候群あるいは吸収不良症候群で，いずれも経口的栄養摂取で栄養維持が不十分の場合，完全静脈栄養法や経腸栄養法が必要である．経腸栄養剤の投与法としては経口法（飲ませる）と経管法（管を挿入）があり，さらに経管法には経鼻胃管法と経胃瘻法や経腸瘻法がある．

f. HIVによる免疫機能障害

HIVによる免疫機能障害によって日常生活活動が制限された状態である．通常，内部障害は1，3，4級の3段階機能障害分類であるが，HIV免疫機能障害には2級がある．この基準はCD4陽性Tリンパ球数200/μL以下，あるいは好中球数1,000/μL以下，Hb 8 g/dL以下，血小板100,000/μL以下や，特異的な合併症の存在による規定である．

g. 肝臓機能障害

血液凝固因子製剤の投与によるC型肝炎が発生し，この薬害肝炎の係争経緯から2010（平成22）年に肝臓機能障害が内部障害に認定されている．原因は問わず，① 身体機能に一定以上の障害がある，② 永続する障害である，③ 日常生活が著しい制限を受ける程度である，という身体障害者福祉法の考え方で，1〜4級までの障害として認定される．要件はチャイルド–ピュー（Child-Pugh）分類グレードCが3ヵ月継続していること，日常生活動作の制限があることである．

C リハビリテーション医学と生物学的医学

生物学的な医学が長足の進歩を遂げて，難しい「病気」も遺伝子レベル・分子レベルでの解析が可能になった．遺伝子組み換えによって，あるいはES細胞（embryonic stem cell：胚性幹細胞）やiPS細胞（induced pluripotent stem cell：人工多能性幹細胞）から様々な臓器がつくられるようになってきた．遺伝子や分子のレベルまで病気の原因が解明されるようになった．がんに対しては抗がん剤，放射線療法，免疫療法によって症状を緩和して，天寿を全うすることもできるようになってきた．その一方で高齢社会の到来に伴いがんや認知症のほか，いわゆる難病が増加し，完全に治らない「病気」が増えてきている．

このような状況で，医学の目標を生物学的な治療に向けるより，「病気」と仲よく付きあいながら自立した生活を維持するべきではないか，「**生活医学**」が大切ではないかという考えも出てきた．この生活医学がリハビリテーション医学である．今日の医学では，「病気」を診る生物学的医

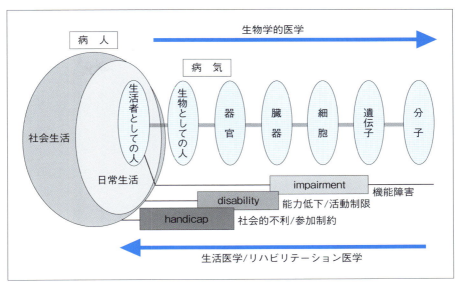

図 2·2　リハビリテーション医学と生物学的医学の関心ベクトル

学と，もうひとつの「病人」を診るリハビリテーション医学のバランスが大切である(図 2·2)．生物学的医学は日々限りなく進歩している．これに対して，障害者を障害のなかった元の日常生活や社会生活に復帰させる技術には限界がある．

D　障害児者の実態

『平成 30 年版障害者白書』によると，身体障害児者 436 万人，知的障害児者 108.2 万人，精神障害者 392.4 万人である(図 2·3)．およそ身体障害児者は 47％，精神障害児者は 42％であり，知的障害児者が 12％を占める．2006 年の身体障害児者 366.3 万人，知的障害児者 54.7 万人，精神障害者 320.1 万人の統計数と比べると，身体障害児者で 19％，知的障害児者で 98％，精神障害者で 23％の増加率になっている．在宅の身体障害児者の年齢階層別数をみると，65 歳以上の障害者がますます増加しており，全体の 70％以上を占めている(図 2·4)．

E　身体障害児者の内訳

在宅の身体障害児者の合計は約 428.7 万人である．肢体不自由 193.1 万人，内部障害 93 万人，聴覚・言語障害 34.1 万人，視覚障害者 31.2 万人ほどにのぼっている(図 2·5)．

平成 18(2006)年の調査では，原因疾患として，18 歳以上の身体障害者では心臓疾患が 35 万人(10％)，脳血管障害が 27.3 万人(7.8％)，骨関節疾患が 23.8 万人(6.8％)と多い(表 2·5a)．一方，

16 2 リハビリテーションの対象と障害者の実態

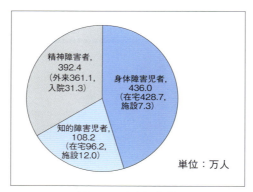

図 2・3　障害児者数
（内閣府『平成 30 年版障害者白書』より作成）

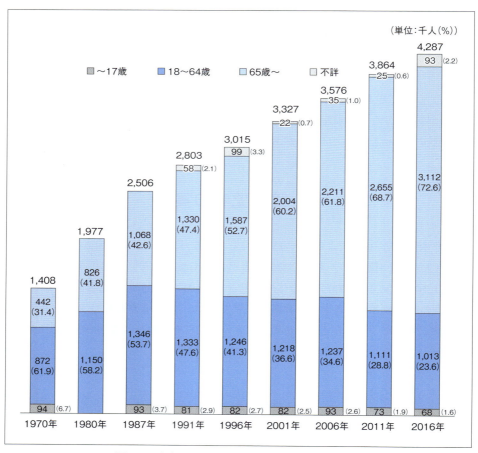

図 2・4　年齢階層別障害者数―在宅身体障害児者
（内閣府『平成 30 年度版障害者白書』より作成）

E 身体障害児者の内訳　17

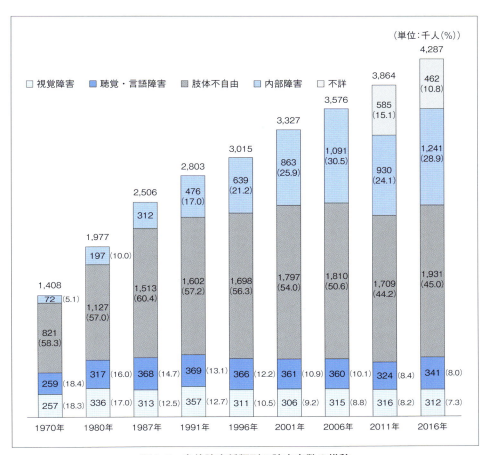

図 2·5　身体障害種類別の障害者数の推移
（内閣府『平成30年版障害者白書』より作成）

18歳未満の身体障害児では脳性麻痺が24,100人（25.9％），心臓疾患が12,400人（13.3％），その他の脳神経疾患と内耳性疾患が3,700人（4.0％）と多くを占めている（**表2·5b**）．

2 リハビリテーションの対象と障害者の実態

表2·5a 18歳以上の身体障害者の原因疾患

単位：千人(%)

原因疾患	身体障害者数	%
総数	3,483	100
脳性麻痺	54	1.6
脊髄性小児麻痺	43	1.2
脊髄損傷Ⅰ（対麻痺）	33	1.0
脊髄損傷Ⅱ（四肢麻痺）	24	0.7
進行性筋萎縮性疾患	21	0.8
脳血管障害	273	7.8
脳挫傷	11	0.3
その他の脳神経疾患	73	2.1
骨関節疾患	238	6.8
リウマチ性疾患	97	2.8
中耳性疾患	32	0.9
内耳性疾患	45	1.3
角膜疾患	19	0.5
水晶体疾患	11	0.3
網脈絡膜・視神経系疾患	84	2.4
じん臓疾患	163	4.7
心臓疾患	350	10.0
呼吸器疾患	56	1.6
ぼうこう疾患	20	0.6
大腸疾患	51	1.5
小腸疾患	4	0.1
後天性免疫不全症候群	2	0.1
その他	286	8.2
不明	78	2.2
不詳	1,414	40.6

注：（　）内は構成比

表2·5b 18歳未満の身体障害児の原因疾患

単位：人(%)

原因疾患	身体障害児数	%
総数	93,100	100
脳性麻痺	24,100	25.9
脊髄性小児麻痺	300	0.3
脊髄損傷Ⅰ（対麻痺）	900	1
脊髄損傷Ⅱ（四肢麻痺）	600	0.6
進行性筋萎縮性疾患	1,500	1.6
脳血管障害	900	1
脳挫傷	300	0.3
その他の脳神経疾患	3,700	4
骨関節疾患	600	0.6
中耳性疾患	300	0.3
内耳性疾患	3,700	4
角膜疾患	300	0.3
網脈絡膜・視神経系疾患	1,900	2
じん臓疾患	1,200	1.3
心臓疾患	12,400	13.3
呼吸器疾患	300	0.3
大腸疾患	300	0.3
小腸疾患	300	0.3
その他	16,400	17.6
不明	4,600	5
不詳	18,200	19.5

注：（　）内は構成比

（厚生労働省：平成18年身体障害児・者実態調査結果より作成）

3 障害の階層とアプローチ

A　ICDとICIDH

　現在使われている国際疾病分類(International Classification of Diseases：ICD)は，1850年代に作成の準備が始まる国際死因分類に起源がある．これを，1893年に国際統計研究所が引き継いだあと1948年に世界保健機構(World Health Organization：WHO)が創設時にICD-6として受け継いだ．ICD-10が，疾病統計，死亡診断，障害原因の診断，保険診療時などに1996年から使われ，2018年にはその改訂版であるICD-11が公表された．

　WHOは1975年のICD-9の改訂会議のときに，疾病に伴ういわゆる障害について付け加える必要があると決議した．それまでのICDでは疾病は，病因(etiology)→病理(pathology)→病気の発現(manifestations)という図式で捉えられていた．まず原因となる病因(etiology)があり，これによって臓器に病的組織が形成され，これに基づいた症状が出現し，発病することになるというものである．したがって，病因をまず解明し，その病因に対する根治的なアプローチが求められた．一方，多くの感染症を制圧した現在，外科的技術，放射線医学，抗がん剤，免疫療法の進歩によって悪性腫瘍に対する勝利も目前に迫っている．延命に成功した医学の次の課題は，加齢とともに出現する認知症や変形性関節症などと共存するための，「生活上の困難，不自由，不利益」である障害の克服となっている．

1　ICIDHの障害モデル

　1980年に**国際障害分類**(International Classification of Impairment, Disabilities, and Handicaps：ICIDH)が公表された．これ以降ICIDHは医療，保健，福祉，行政に多大な影響を及ぼした．ICIDHでは，病気→機能・形態障害(impairment)→能力低下(disability)→社会的不利(handicap)の図式によって障害の階層性を示し(図3・1)，それぞれに対するアプローチをさらに明確にした．この階層性の図では機能・形態障害から社会的不利にもなりうることを捉えられる．たとえば，下肢切断がある場合には，就職する際に差別を受けることもある．また，病気自体から社会的不利が生じることも理解できる．ヒト免疫不全ウイルス(human immuno-deficiency virus：HIV)による性感染症のひとつである後天性免疫不全症候群(acquired immuno-deficiency syndrome：AIDS)の場合，感染力は強くないにもかかわらず，罹患していることがわかると偏見で差別されることがある．

　従来の生物医学的アプローチと異なり，ICIDHでは安静臥床に伴う弊害である廃用症候群を含

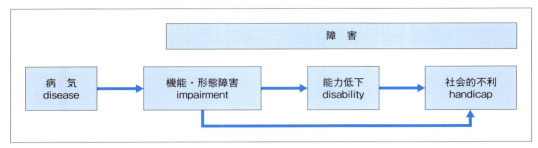

図 3·1　ICIDH による障害の階層性

めた機能・形態障害をまず予防するか軽減することに重点を置いている．さらに機能・形態障害の改善に限界があっても，切断に対する義足，片麻痺に対する利き手交換や下肢装具など代償的手段によって能力低下を改善し，ADL を自立することも可能であるとの見方を取っている．さらに環境障壁(バリア)や偏見の排除，社会的制度を改善することによって社会的不利を克服し，よりよい QOL を実現できることを ICIDH は提示した．功罪はともかく，機能・形態障害を臓器・器官レベルでの変異，能力低下を日常生活レベルでの制限，社会的不利を社会参加レベルでの制約とそれぞれ定義し，障害の階層性を明確にした．障害のマイナス面に視点を据えたことからそれぞれに対する治療アプローチを容易に理解できるようになった．

B　ICIDH から ICF へ

WHO は 2001 年に国際障害分類改訂版として**国際生活機能分類**(International Classification of Functioning, Disability and Health：ICF)を総会で採択した(**図 3·2**)．ICIDH が病気の帰結である生活機能の障害分類であったのに対して，ICF はタイトルが示しているとおり「生活機能，障害，健康の国際分類」で，健康状態に関連する生活機能と障害を取り扱っている．ICIDH と大きく異なる点は，健康状態を定義していることである．プラスの健康面を強調し，マイナスの障害面を出していない点である．医学的モデルから生物・心理・社会的モデルへと障害の捉え方を根本的に変更している．ICF は生活機能と背景因子で構成されている．生活機能(functioning)は，心身機能・身体構造(body function & structure)・活動(activity)・参加(participation)と，それぞれ身体・個人・社会のレベルで構成されている．さらに健康状態には背景因子があり，背景因子は環境因子(environmental factors)と個人因子(personal factors)の影響を受けるとされている．生活機能の否定的側面が障害であり，それぞれ機能障害(impairment)，活動制限(activity limitation)，参加制約(paticipation restriction)である．

1　ICIDH と ICF の違い

ICIDH では障害の階層性が，一方通行の矢印⇒で示されていた．これに対して ICF では階層性

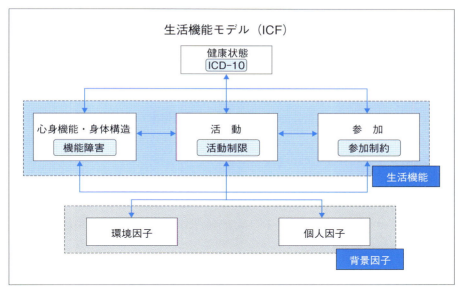

図 3・2　ICF：国際生活機能分類
ICF では生活機能は健康と背景因子によって成立している．生活機能に対する障害の見方は ICIDH と同様であるものの，その名称は機能障害，活動制限，参加制約に変わっている．各要素どうしの影響関係を表す矢印は，一方通行から双方向性に変わっている．

がなくなり双方向性の矢印⇔が使われ，さらに生活機能が健康状態と環境因子と個人因子に規定されると明記されている．とりわけ障害は個人因子という心理的側面に大きく影響を受けるとともに，社会的側面である環境因子による解決アプローチを強く支持する構造である．

たとえば，「買い物に出かけられない」ということに対して，ICIDH の階層的見方では，「脳卒中→片麻痺（機能障害）→歩行障害（能力低下）→買い物のために外出できない（社会的不利）」という図式になる．これは各階層へのアプローチを明確にする一方で，「買い物のために外出できない」という社会的不利の原因を歩行障害や片麻痺といった個人的障害に帰属させると解釈されかねない．これに対して，ICF の相互作用的見方では，「参加制約⇔活動制限⇔身体機能障害」で相互関連があると同時に，「参加制約」は「環境因子」とも関連しているために，障害の多くは物理的障壁といった社会環境によってつくり出されたものであると解釈できる．これによりたとえば，介助人を付き添わせる，タクシー券を支給する，物理的障壁をなくすなどのアプローチを提案できることになる．

2　ICF の構成要素の定義

a．心身機能と身体構造と機能・形態障害

心身機能の障害や身体構造の形態異常は，基本的には ICIDH の機能・形態障害の定義と同じである．心身機能とは身体系の生理的機能（心理的機能を含む）である．身体構造とは，器官，肢体

とその構成部分などの，身体の解剖学的部分である．機能・形態障害（構造障害を含む）とは，著しい変異や喪失などの，心身機能または身体構造上の問題である．

b. 活動と活動制限

活動の障害や活動制限はICIDHにおける能力低下（disability）で，ADL障害である．活動とは個人による課題や行為の遂行である．活動制限とは，個人が活動を行う際の困難さのことである．評価の際には，「実行状況 performance」と「能力」の2つの側面，つまり「している」状況と「できる」能力を見る．「できる」能力があるにもかかわらず，実際の「している」状況の評価が低い場合には，いかなる障壁（バリア）があるのかを考察する．

c. 参加と参加制約

参加の障害や参加制約はICIDHにおける社会的不利（handicap）と同じ意味である．参加とは，生活・人生場面へのかかわりのことである．参加制約とは個人が生活・人生場面にかかわる際に経験する問題である．

d. 環境因子

環境因子とは，人々が生活し人生を過ごしている物理的環境，社会的環境，人々の社会的な態度による環境によって構成される．

e. 個人因子

個人因子とは個人的特性，個性のことを指す．障害受容やリハビリテーションへの動機づけのほか，生活機能の向上において，障害に対する考え方などの個人因子は極めて重要な側面である．しかし，この個人因子は，現在のICFでは評価項目の分類としては含まれていない．

3 ICFの分類項目

ICFは第1レベルとして「心身機能」「身体構造」「活動と参加」「環境因子」の4つの評価項目に分類されている．1桁レベルで34項目，2桁レベルで362項目があり，さらに詳細なレベルでは1,424の項目から構成されている．「個人因子」に対する評価項目は現時点ではない．「活動」と「参加」とを区別することは国際的に多様性があり困難であることから，とりあえず生活領域（life domain）として「活動と参加」で一本化されている．各項目は第1レベル（大分類，章の区分）の分類から第4レベルまで詳細に分類されている．第2レベルまでの簡略（短縮）分類を用いれば通常十分である．リハビリテーション効果や老年医学などの評価などでは，必要に応じて，詳細な第4レベルまでの完全な分類を用いることもある．なお第4レベル分類は心身機能と身体構造のみである．すべての項目はアルファベットと数字のコードで表される．

a. 第1と第2レベルの項目

第1レベル分類では，心身機能（b）が8項目，身体構造（s）が8項目，活動と参加（d）が9項目，環境因子（e）が5項目から成っている（**表3・1**）．さらに心身機能の第1～8章と，身体構造の第1～8章までの第2レベルを合わせると114項目あり，さらに活動と参加では第1～9章の118項目から構成されている．環境因子は第1～5章の74項目から成っている．

表3・1 ICFの4つの分野における第1レベル分類

身体	
心身機能(b)	身体構造(s)
1．精神機能 2．感覚機能と痛み 3．音声と発話の機能 4．心血管系・血液系・免疫系・呼吸器系の機能 5．消化器系・代謝系・内分泌系の機能 6．尿路・性・生殖の機能 7．神経筋骨格と運動に関連する機能 8．皮膚および関連する構造の機能	1．神経系の構造 2．目・耳および関連部位の構造 3．音声と発話にかかわる構造 4．心血管系・免疫系・呼吸器系の構造 5．消化器系・代謝系・内分泌系に関連した構造 6．尿路性器系および生殖系に関連した構造 7．運動に関連した構造 8．皮膚および関連部位の構造

活動と参加(d)
1．学習と知識の応用 2．一般的な課題と要求 3．コミュニケーション 4．運動・移動 5．セルフケア 6．家庭生活 7．対人関係 8．主要な生活領域 9．コミュニティライフ・社会生活・市民生活

環境因子(e)
1．生産品と用具 2．自然環境と人間がもたらした環境変化 3．支援と関係 4．態度 5．サービス・制度・政策

b．コード分類

① アルファベットの対応

bは心身機能(body functions)，sは身体構造(body structures)，eは環境(environment)を表す．活動(activities)と参加(participation)については生活領域(life domain)のdがまとめて当てられている．ただし活動と参加については一本化されているが，活動と参加を個別にそれぞれaとpとして使うこともできる．

② 数字の対応

数字のコードは最初の1桁目が第1レベルの，次の2桁が第2レベルの分類である．分類項目が多いために2桁を使っている．

たとえば，「腰痛」の分類は，第1レベルの分類が心身機能であるためbになり，第2レベルの分類は第2章の「感覚機能と痛み」(sensory function and pain)の「痛みpain」(b280-b289)のなかに入る(表3・2)．さらに第3レベルでは，全般的な痛みb2800か，身体の特定部位を同定する4

表 3·2　ICF 項目のレベルとコード(例：b28013　腰痛)

痛みは b280-b289 からなっている．

項目のレベルとコード(例：b28013　腰痛)

次元	b	心身機能
第1レベル	b2	感覚機能と痛み
第2レベル	b280	痛み
第3レベル	b2801	身体部位の疼痛
第4レベル	b28013	腰痛

表 3·3　ICF の心身機能・身体構造の第1評価点と重症度

ICF の第1評価点		
×××.0	問題なし	0〜4%
×××.1	軽度の問題	5〜24%
×××.2	中等度の問題	25〜49%
×××.3	重度の問題	50〜95%
×××.4	完全な問題	96〜100%
×××.8	詳細不明	
×××.9	非該当	

(%は数量的に判定できる場合に用いる)

桁目が加わり b2801 となる．第4レベルでは具体的な痛みの部位を同定する5桁目が必要で，b28013 が体幹の痛みや腰痛を表すことになる．

4　ICF の評価点

評価点(qualifiers)は身体，個人，社会レベルでの生活機能の問題の存在と程度を記録するものである．心身機能に関しては機能障害の存在とその程度を，身体障害に関しては構造障害の存在とその程度を5段階で示すものが第1評価点である(**表 3·3**)．ICIDH ではバーセル指数や FIM が用いられているが，今後 ICF における第1評価点が用いられることになる．しかし，FIM との相関関係を見出すことの難しさや5段階での重症度評価の煩雑さといった問題があり，せめて4段階にならないかなどの指摘がある．

a.　心身機能

問題の重大さ，つまり重症度を小数点以下の数字で表す．たとえば腰痛が重度の問題であれば，b28013.3 となり小数点以下に3がつく．

b. **身体構造**

小数点以下1桁目が重症度，小数点以下2桁目に第2評価点として構造変形の性状を，3桁目に第3評価点として部位を表示する．たとえば，先天性右股関節脱臼ではs75001.361の表示となる．小数点1桁目の3は重度 severe impairment を示し，小数点2桁目の6は肢位変位であり，第3桁目の1は右側を表す．

c. **活動と参加**

活動と参加の領域リスト（d項目）の場合，2つの重要な評価点が「.0：困難なし」から「.4：完全な困難」までの5段階で提供される．ひとつは実行状況の評価点であり，たとえば介助や補装具などを使った「実行」状況の困難度が小数点1桁目に記される．もうひとつが小数点2桁目に記される介助や補装具のない状況での「能力」レベルでの制限状況の評価点である．さらに小数点3桁目には介助による「能力」の評価点を記す．なお，小数点第4桁目に，介助のない状況での「実行」状況の評価点をオプションとして付けることもある．

d. **環境因子**

環境因子（eの項目）に関する評価点は，阻害因子と促進因子の程度を示す．環境が生活機能によい影響を与えている場合は「＋0：促進因子なし」から「＋4：完全な促進因子」の5段階で評価する．逆に環境が生活機能にマイナスの影響を与えている場合は「.0：阻害因子なし」から「.4：完全な阻害因子」の5段階で評価する．

以上の4つの分野における第1，2評価点を表3・4にまとめた．

C ICF-CY について

特別支援学級あるいは障害児教育に携わる教師からの要望を受けて，2007年にICF派生分類としてICF-CY（Children and Youth Version，同児童版）がWHOから発表された．日本語版は2009年に発行された．ICF-CYの対象は18歳未満の子どもである．ICFと同様に生活機能の状況を記述するものとして，関係者間での共通言語としての役割が期待されるものである．また，ICFと同じ基本設計のもと，200あまりの新たな分類項目の拡充や修正などが行われ，ICFの既存の分類項目と合わせて1,600あまりの項目を有する，より厚い冊子として刊行されている．

D ICF コアセット

ICFモデルは比較的浸透しているものの，1,400あまりの項目があることからこれを評価尺度として用いることは実際ほぼ不可能である．公表から15年以上経過しているが，各職種間で容易に，しかも実用的に使用されているとにはいえない状況である．さらに児童版ではこの項目数はますます増加している．このような状況から，ドイツのWHO国際統計分類協力センターとICF研究部門の共同で，実際に使いやすい尺度のICFコアセットが開発された．これは障害にかかわる

表 3·4　ICF における第 1, 2 評価点

構成要素	第 1 評価点	第 2 評価点
心身機能 (b)	機能障害の程度や大きさを示す．例：b167.3 は言語に関する精神機能の重度の機能障害を意味する．	なし
身体構造 (s)	構造障害の程度や大きさを示す．例：s730.3 は上肢の重度な構造障害を意味する．	各々の身体構造の変化の性状を示すために用いられる． 0　構造に変化なし 1　全欠損 2　部分的欠損 3　付加的な部分 4　異常な大きさ 5　不連続 6　位置の変異 7　構造上の質的変化（液の貯留を含む） 8　詳細不明 9　非該当 例：s730.32 は上肢の部分的な欠損を表す．
活動と参加 (d)	実行状況：その人の現在の環境における問題．例：d5101.1_ は，その人の現在の環境において利用可能な福祉用具を使用して，全身入浴に軽度の困難があることを意味する．	能力：介助なしでの制限．例：d5101._2 は，全身入浴に中等度の困難がある．これは福祉用具の使用または人的支援がない場合に中等度の活動制限があることを意味する．
環境因子 (e)	阻害因子と促進因子とのそれぞれの程度を示す，否定的スケールと肯定的スケールからなる．例：e130.2 は，教育用の生産品と用具が中等度の阻害因子であることを意味する．逆に，e130.+2 は教育用の生産品と用具が中等度の促進因子であることを意味する．	なし

特異的な医療背景（急性期，亜急性期，長期療養）と，特異的健康状態（脊髄損傷，うつ病，多発性硬化症など）を基本的な枠組みとして作成されている．これまで 31 項目の特異的な健康状態（疾患）についてのサンプルが公表されている（表 3·5）．ICF コアセットは柔軟性が高く，使用目的に応じて一般 ICF コアセット，包括 ICF コアセット，短縮 ICF コアセット（短縮，拡大短縮）の 3 種類がある．目的に応じて選択するものであるが，医療従事者が最も使うものは短縮 ICF コアセットである．

a.　一般 ICF コアセット

　健康と機能の主要指標となる 7 つの項目を用いて様々な健康問題（疾患）を横断的に評価するた

表3·5 現在利用可能な ICF コアセット

急性期ケア	亜急性期ケア	長期療養ケア
神経系疾患	神経系疾患	多発性硬化症 脳卒中 外傷性脳損傷
	脊髄損傷	脊髄損傷
心肺系疾患	心肺系疾患	慢性虚血性心疾患 糖尿病 肥満 慢性閉塞性肺疾患
筋骨格系疾患	筋骨格系疾患	強直性脊椎炎 広範性の慢性疼痛 腰痛 変形性関節症 骨粗鬆症 関節リウマチ
急性炎症性関節炎		
	高齢患者	
		双極性障害 うつ病 乳がん 頭頸部がん 手の疾患 炎症性腸炎 睡眠
	職業リハビリテーション	

めに開発されたものである．公衆衛生や保健統計に用いられる．

b. **包括 ICF コアセット**

広い範囲の項目を含んでおり，健康問題を持つ者の機能を学際的・徹底的に評価することが可能である．多発性硬化症の包括的コアセットには138項目があり，あまりに長すぎる印象をぬぐえない．短縮 ICF コアセットではこれが19の項目になっている．

c. **短縮 ICF コアセット**

簡素な評価で済ます場合に使われる．疫学研究や臨床研究で機能と障害を効率的に評価する際の最低基準をつくるために開発された．包括的 ICF コアセットに基づいてつくられたが，特定の健康問題や疾患を持つ患者の事情を考慮する項目を含んでおり，患者の機能と障害を明らかにするものである．

表 3・6　WHODAS 2.0 の 6 つの領域

領域		
1	認知	理解と繋がり
2	可動性	動きまわること
3	セルフケア	排尿排便，着衣，摂食，一人でいること
4	他者との交流	人と仲よくすること
5	日常活動	家庭の責任，レジャー，仕事および学校
6	社会への参加	地域社会活動に加わり，社会に参加すること

E　WHODAS 2.0 について

　ICF は障害の日常的な評価・測定には実用的でない．このため WHO は，「健康および障害」を評価する WHO Disability Assessment Schedule 2.0：WHODAS 2.0 と略される，WHO 障害評価面接基準マニュアルを 2010 年に出版した．これは健康と障害について文化的影響を除いて測定する標準ツールで，6 つの領域における生活機能のレベルを把握するものである（表 3・6）．これらの領域の ICF の項目は包括的セットから開発されており，「活動と参加」の構成要素である ① 学習の知識と応用，② 一般的な課題と要求，③ コミュニケーション，④ 運動・移動，⑤ セルフケア，⑥ 家庭生活，⑦ 対人生活，⑧ 主要な生活領域，⑨ コミュニティライフ・社会生活・市民生活の項目と密接に関連づけられている．異文化間での適用性，心理測定的特性，使いやすさと入手容易性が特徴である．36 項目，12 項目，さらに 12＋24 項目の 3 つのバージョンが開発されている．36 項目バージョンはもっとも詳細なバージョンであり，3 つの異なる形態で利用可能である．① 面接者版—インタビュアーによる聞き取り，② 自己記入版—被調査員が自ら記入する，③ 代理記入版—代理人による回答である．12 項目バージョンは，長い調査ができない場合に総合的な生活機能の簡易評価が可能である．36 項目バージョンと同様に，3 つの記入方法が可能である．これに対して，12＋24 項目バージョンでは，最初に 12 項目を使い，肯定的な回答に基づいて回答者はさらに 24 項目まで追加で質問をするものである．否定的な回答を避ける一方，36 項目を十分に把握しようとする改造型テストである．

　なお WHODAS 2.0 の 12 項目は，ICF の一般コアセットの 7 項目である，心身機能の ① b130 活力と欲動の機能，② b152 情動機能，③ b280 痛みの感覚，参加と活動の項目では ④ d230 日課の遂行，⑤ d450 歩行，⑥ d455 移動，⑦ d850 報酬を伴う仕事と重複している．

F　障害へのアプローチ

　障害者に対するリハビリテーションでは，ICIDH に基づいて機能・形態障害，能力低下，社会

表3·7 障害レベルとアプローチ

障害のレベル	心理的レベル＝個人因子	臓器レベル＝身体機能	個人レベル＝活動	社会的レベル＝参加, 環境因子
障害の要素	心理/体験	心身機能・身体形態	能力/活動	役割/参加
障害の内容	喪失体験	機能障害	活動制約(能力低下)	参加制限(社会的不利)
背景因子	患者/障害者の心身		日常生活	環境
評価項目	うつ症/心理的機制	機能評価	ADL	QOL
アプローチ	悲哀の仕事/傾聴と共感	障害の軽減と予防	代償的手段, 残存機能の利用	バリアフリー, 社会資源の利用
職種	Dr. Ns, 心理士, ST, OT, PT, MSW, 介護福祉士, ケアマネージャー, 社会福祉士, 柔道整復師, 鍼灸師			

的不利の3つのレベルにアプローチする方法と，ICFに基づいて機能障害，活動制限，参加制約にアプローチする方法がある．しかしそれらのアプローチの実際は同じである(**表3·7**)．

G 病気と障害の相違

　病気が発症して機能障害へと至る過程には，「患者」から「障害者」への役割変更が伴う．急性期医療で求められる役割は「患者」であるのに対し，慢性期医療に求められる役割は「障害者」である．「患者」から「障害者」への適応は極めて困難である．患者が疾患や外傷により不可逆的な身体障害などに直面するとこれをどう乗り切っていくかという不安，苦悩，うつ状態に陥る．支援者・医療者にとっては，いかにして「患者」から「障害者」への役割の変更を支えていくかが課題である．つまり障害の受容，悲哀の仕事，動機づけなどの支援を行う心理的リハビリテーションが必要である．

　病気と障害に対するアプローチの決定的な相違は，病気に対しては医師が治療者として主体的にかかわる一方，障害に対しては障害者自身がリハビリテーションに積極的・能動的に参加する必要がある点である．障害は病気＝疾病の結果生じた生活上の困難，不自由，不利益であり，失った部分は戻ってこない．残っている能力を使って，新しい生き方をしなければならない．あくまでも主体は障害者自身であり，ここでは医師，療法士(セラピスト)，家族などは支援者である．障害者の多様な要求に対して，リハビリテーション専門職種には協働的interdisciplinaryなチームアプローチが求められる．障害者の情報を共有し，ゴール設定を行う場がカンファレンスである．病気に対する目標は治癒あるいは症状軽減である．障害では，社会参加あるいはよりよいQOLが目標になる(**表3·8**)．

表 3·8　病気と障害のパラダイムの相違

	病気	障害
アプローチ	薬物, 外科的	廃用症候群の予防, 障害の軽減
心理的リハビリ	＋	＋＋
治療主体	医師, 看護師	障害者, 家族, リハ医, PT, OT, ST など
アプローチ	集学的	協働的 チームアプローチ
目標	病気の治癒	ADL 自立, 職業復帰, よりよい QOL

メモ 3-1　健康の定義

世界保健機関(World Health Organization：WHO)は 1948 年の設立時に, 健康の定義を WHO 憲章の前文に次のように掲げている.

Health is a state of complete physical, mental and social well-being and not merely the absence of disease or infirmity(健康とは, 身体的・精神的・社会的に完全に良好な状態であり, 単に病気あるいは虚弱でないことではない).

4 リハビリテーション評価学

A 運動学と機能解剖

　人間の運動機能障害を取り扱うリハビリテーション医学では，その基礎的学問として人間の運動を研究・分析する運動学が重要である．人間が運動を行うには骨・関節や筋肉，神経などの働きが重要なので，運動学ではこれらの解剖学的・生理学的知識が必要である．また，そればかりでなく，呼吸・循環・代謝の生理学・生化学，さらに人体における機械的構造や力学を研究するバイオメカニクスなどの知識が必要である．本項ではリハビリテーション医学を理解するために必要となる最低限の運動学の知識とその基礎となる機能解剖について述べる．

1 身体計測

a. 四肢長

① 上肢長の計測

　上肢全体の長さは肩峰から橈骨茎状突起までの距離を測る．もし左右差があればその原因を知るために，上腕と前腕それぞれの長さを測る必要がある．上腕長は肩峰から上腕骨外側上顆までの距離を，前腕長は前腕回外位で上腕骨外側上顆から橈骨茎状突起までの距離を，または肘頭から尺骨茎状突起までの距離を測る．この際には，どちらの方法で計測したか記載しておく．

② 下肢長の計測

　下肢長計測には，上前腸骨棘と内果との距離を測る棘果長（spina malleolar distance：SMD）と，大転子と外果との距離を測る転子果長（trochanter malleolar distance：TMD）がある．脚長差は下肢骨の短縮や股関節脱臼などの関節変形のほかに，骨盤傾斜や脊柱側弯などでも左右差が生じる．計測肢位が重要である．背臥位，骨盤水平位，股関節中間位，膝関節伸展位で骨盤と股関節の位置が左右対称になるように注意する．

　TMDに左右差がなく，SMDに左右差がある場合，股関節周囲に問題があり，大腿骨頸部骨折，股関節脱臼，人工骨頭置換術後で発生することがある．これを構造的脚長差と呼ぶ．SMDにもTMDにも左右差がある場合，転子果長の間に問題がある．とりわけ膝関節の内反変形の可能性があげられる．

b. 四肢周径

　上肢周径の計測では，① 上腕周径は上腕二頭筋最大膨隆部を，② 前腕周径は近位部最大周径を計測する．下肢周径の計測では，① 大腿周径は膝蓋骨上縁○○ cm（一般的に15 cm，10 cm，

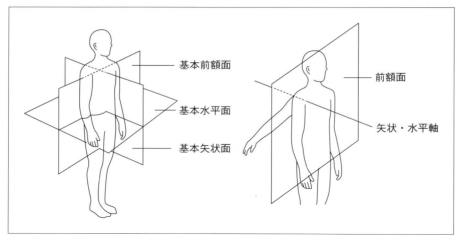

図4・1 3つの面と軸

5 cm)と記載し，そこの周径を計測する．② 下腿周径は腓腹筋最大膨隆部を計測する．重要なことは左右差を明確にすること，あるいは経時的な周径変化を確認することである．

2 関節運動と可動域

関節とは2つまたはそれ以上の骨が連結したもので互いの間に可動性がないものや，あってもわずかなものもある．しかし，通常の関節は可動性があり，可動関節と呼ばれ，狭義の関節はこれを指す．関節の動きを表現するためには基準が必要である．このために面と軸を決め，動きの方向に名称を付けている．

a. 3つの面と軸

人間の体は立体的であり，3つの面を規定することができる．図4・1に示すように，身体を前後方向に切り左右に分けるような面を矢状面，片側から反対側に体を切り前後に分ける面を前額面，床に平行に体を上下に分ける面を水平面という．身体の中心を切る面を基本面という．

軸はこの3つの面に立てた垂直線である．矢状面に垂直なものを前額―水平軸，前額面に垂直なものを矢状―水平軸，水平面に垂直な軸を垂直軸という．

軸は運動の支点，つまり中心であり，運動の方向は面に平行である．運動は次のような組み合わせで表され，軸と面の関係で表現することができる．

① 屈曲(flexion)―伸展(extension)：前額―水平軸を中心として，矢状面と平行な面内での運動である．
② 内転(adduction)―外転(abduction)：矢状―水平軸を中心に前額面内での運動である．
③ 内旋(internal rotation)―外旋(external rotation)：垂直軸を中心とした水平面内での運動である．
④ 回内(pronation)―回外(supination)：前腕または足部の長軸を中心とした回旋運動である．

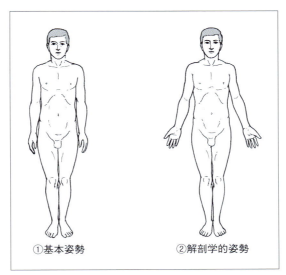

図 4・2 基本肢位

b. 基本肢位

基本肢位には 2 種類がある(図 4・2).

① 基本姿勢：踵を付け，つま先を少し開いて立位をとり，両腕は体に沿って楽に下げて，手掌は体のほうに向ける．いわゆる「気をつけ」の姿勢である．

② 解剖学的姿勢：下肢は基本姿勢と同じであるが，上肢は肘を伸展し，手掌を前方に向けた姿勢である．

運動学で運動の分析をする際にはこの解剖学的姿勢が基本となる．ただし前腕の回内・回外運動に関しては手掌面が矢状面にある状態を基本としている．

c. 関節可動域

各関節における可動域制限(range of motion：ROM)は ADL に障害を及ぼす．肩の可動域制限によってリーチが障害され，手関節や手指の関節可動域が制限された場合，物をつかみ保持する把持動作，食事や整容動作も障害される．股，膝，あるいは足関節の可動域制限で歩行障害が生じる．ROM の測定は，神経疾患や骨関節疾患の障害程度を評価する手段として最も基本的である．

日本整形外科学会と日本リハビリテーション医学会は 1974 年に各関節の基本的肢位をすべて 0° として表示する統一的測定方法を定め，それが一般的に使用されている．1995 年に一部改訂された．さらに 2022 年 4 月に改定され，足関節・足部の「外がえし・内がえし」は，背屈-底屈，回外-回内，外転-内転の三次元の表示法に変更された．

B 身体所見

身体所見は physical findings の訳語で，理学的所見ともいわれている．病歴を聴取し，障害を

表 4・1　身体所見

バイタルサイン	生命徴候のことで，脈拍，呼吸，体温，血圧
意識・精神状態	意識障害，不穏，せん妄，見当識，認知症，コミュニケーション能力
脳神経	眼球運動，構音/嚥下障害，難聴
反射	腱反射，表在反射，病的反射
運動機能	麻痺，筋力低下，失調，不随意運動
感覚機能	表在感覚，深部感覚
運動発達	小児の発達障害の有無
高次脳機能障害	失語症，知的機能，失行・失認
運動器の評価	関節腫脹，関節拘縮，四肢短縮，筋力低下，筋萎縮
心肺系	心音，呼吸音，脈拍触知
膀胱直腸機能	排尿障害，便秘
生活習慣病	高血圧，高脂血症，糖尿病，高尿酸血症，肥満の有無

ある程度把握したあとに，診察による身体所見をとる．基本的な内容はバイタルサイン(vital signs)，意識状態，難聴，認知症，失語症の有無を把握する(表 4・1)．機能予後と関連する心肺系，神経系，筋骨格系を診察する．身体所見はとくに障害を確認するもので，① 正常な形態や機能からの逸脱，つまり機能障害の有無，② 二次的合併症の有無，③ 残存機能や改善の可能性の評価が主な目的である．

1　バイタルサイン

バイタルサインとは生命徴候のことである．心臓が動いているか，呼吸をしているかである．心拍数，呼吸数，体温，血圧などのほかに，意識状態を含めることもある(表 4・1 参照)．

2　意識状態

医療現場では，Japan Coma Scale(JCS：日本昏睡スケール)(3-3-9 度方式)とグラスゴー昏睡スケール(Glasgow Coma Scale：GCS)の 2 つが用いられている(表 4・2a，b)．

C　小児運動発達の評価

小児の障害の評価では，身体発育，精神運動および社会的発達を含めた複合的な評価が必要である．乳児期には精神運動発達の遅延が主な症候として出現し，2 歳を過ぎても立てない，歩けないなどの運動や動作の障害が表面化してくる．

表4・2a 日本昏睡スケール(Japan Coma Scale)

0		0	意識清明
1	Ⅰ-1		見当識あるが，意識清明でない
2	Ⅰ-2		失見当識あり
3	Ⅰ-3		自分の名前・生年月日が言えない
10	Ⅱ-1		呼びかけると開眼する
20	Ⅱ-2		大声/身体を揺すると開眼
30	Ⅱ-3		痛みと呼びかけにかろうじて開眼
100	Ⅲ-1		痛み刺激を払いのける
200	Ⅲ-2		痛み刺激で手足を動かし，顔をしかめる
300	Ⅲ-3		痛み刺激に無反応

表4・2b グラスゴー昏睡スケール(Glasgow Coma Scale：GCS)
正常は15点満点，深昏睡は3点．点数が少ないほど重症である．

	開眼 Eye opening：E	発語 Verbal response：V	運動機能 Motor response：M
1	開眼なし	発語なし	運動なし
2	痛みに反応	意味のない発声	痛み刺激に伸展反応
3	呼びかけに反応	発語はあるが会話不成立	痛み刺激に屈曲運動
4	自発的開眼	会話成立するが混乱状態	痛み刺激に回避運動
5		見当識が保たれている	痛み刺激を払いのける
6			指示に従って四肢を動かす

見当識：自分のいる現在の時間，場所の状況をわかっていること．

　また乳幼児では身体発達と精神発達が密接な関係にある．両者の関係は小児の月年齢が低ければ低いほど密接である．低体重であることは感覚・運動機能や精神機能発達にも関係している．低出生体重児には特に発達テストによる経時的な評価が必要である．

　正常児の運動発達では，原始反射(把握反射，緊張性頸反射，モロー[Moro]反射など)は通常1歳までに次第に消退する．その代わりに6ヵ月以降に，立ち直り反応，パラシュート反応，平衡反応，バランス反応が発達する．1歳以降でも原始反射が残存していたり，バランス反応やパラシュート反応がみられない場合には，詳細な観察が必要である．

　発達の遅れがあっても，遅れながら正常発達をたどり，なんの障害も残さないこともある．日本版デンバー式スクリーニング検査を使い評価する(**表4・3**)．

1 粗大運動の発達

　乳児を背臥位や腹臥位にしたときの姿勢，座る，つかまり立ちするなどの身体の動的コントロールの面から評価する．

表4・3　日本版デンバー式スクリーニング検査

(DENVER Ⅱ記録票；Frankenburg WK(原著)，日本小児保健協会(編)：DENVER Ⅱ—デンバー発達法—，日本小児医事出版社，2017より)

a. 歩行の獲得

新生児は，腹臥位では顔を一方に向け，四肢を屈曲し，殿部は頭より高い姿勢をとる．その後，床から顔をあげるようになり，さらに角度が45°，90°と高くなり，両腕で上体を支えて胸を挙上できるようになる．

歩行までの運動発達は，4ヵ月ほどで首すわり（頸定）が可能になり，7ヵ月で支えなしで座っていられる．9ヵ月にはつかまり立ちができる．11ヵ月になるとつたい歩きをする．13ヵ月には一人で上手に立っていられ，14ヵ月になると数m以上歩くことが可能になる．

b. 平衡機能の獲得

歩行を開始したばかりの小児は身体のバランスをとるために上肢を反射的に挙上するほか，左右の足幅を大きくとる．成長にしたがって，足幅が狭くなり，上肢も下がってくる．平面での歩行が安定するにつれ，1歳半～3歳頃までに，小さな障害物を乗り越える，段差のあるところを歩く，階段の昇り降りなど，より複雑な歩行が可能になる．3～4歳で片足立ちが数秒間できる．

② 微細運動の発達

肩，腕や手掌，手指などの運動に関係する微細運動が発達すると，見た物をつかんだり放したり，スプーンやハシなどの道具を使用できるようになる．

新生児は手を軽く握っていることが多い．生後1ヵ月半を過ぎる頃には手を少し開き，2ヵ月になるとガラガラを手掌に入れたときに瞬間的に握るようになる．3ヵ月になると物をつかもうとする．5ヵ月頃には見た物に手を伸ばしてつかもうとする．

a. 物の把持

乳児の物のつかみ方にも発達段階がある．物を随意的につかめるようになったばかりの乳児は，実際につかむ手が片手であっても両手が動く．次第に片手だけを動かしてつかむようになる．7～8ヵ月頃になると片手でつかんだものを他方の手に持ちかえることもできるようになる．

b. 対象物の操作

腕，手掌，手指の随意的操作がある程度可能になると，これらを用いて対象に働きかけ，いろいろな微細運動機能を獲得していく．手指の巧緻動作の発達段階を評価するためには，鉛筆や箸の持ち方を詳細に観察する必要がある．

自発的ななぐり書きは13ヵ月頃，約2.5 cmの大きさの立方体の積み木を2個積むのは16ヵ月頃，8個積むのは3歳頃である．また丸の模写が可能になるのは4歳，四角の模写は5～6歳である．このように眼と手の協応は5歳頃までに上達する．その他に，14ヵ月頃で「コップから飲む」，20ヵ月頃になると「スプーンを使う」，3歳半頃になると「ボタンをかける」などができる．こうした行動や衣服の着脱などの日常生活習慣の獲得には，微細運動機能の発達が深くかかわってくる．またこれらの内容は社会的な要素も入ってくることから，日本版デンバー式発達スクリーニング検査（表4·3参照）では個人-社会領域の発達の項目になっている．このスクリーニング検査にはその他に，微細運動-適応領域，言語領域，粗大運動領域の発達があり4つの分野からなっている．

D ADLの評価

ADLという言葉は日常動作がどのくらい自立しているか，あるいはどの程度介助や介護が必要かを評価するために，医療，保健，看護，福祉の分野で共通言語として使われている．従来，能力低下あるいは活動制限の評価法としてバーセル指数やFIMが用いられてきた．しかしICFが広まって活動や参加の領域リスト（d項目）の評価点が導入されることで，今後，従来の評価法の使用は制限される方向が示されている．d項目では小数点第1桁目が重症度分類で，最低0から4までの5段階がある．さらに小数点第2桁目の介助や補装具のない状況での「能力」レベルでの制限状況，小数点第3桁目の介助による「能力」評価点，小数点第4桁目の介助のない状況での「実行」評価点がある（第3章参照）．ADLの項目に関しては，d領域の第2レベル項目（3桁表示）は110個あまりにも及ぶほか，5段階の重症度分類がある．このため，ICFを実用的なものとするためには，使う項目を選択する作業が必要である．さらにバーセル指数やFIMとの相関関係を求める必要があるかもしれない．

1 身の回り動作と生活関連動作

日常生活動作あるいは活動（ADL）は，家庭における**身の回り動作**や歩行を含めた移動動作を意味しており，関節可動域や筋力，筋の随意性，心肺機能などが加算された総合能力である．障害は重複・複合することが多いため，個々の障害の総和としてのADLの能力を把握し，障害程度を表現する必要がある．ADLの評価は障害者に残存している能力レベルでの包括的評価である．量的スケールを用いることによって，より正確な評価が可能になる．他人の介助の度合いによって，① 自立，② 部分（一部）介助，③ 全介助に大きく分けることができる．脳外傷患者ではADLが比較的自立することが多い一方，**生活関連動作**（activities parallel to daily living：APDL）あるいは手段的ADL（instrumental ADL：IADL）と呼ばれる，電話の使用，買い物，食事の支度，家事，洗濯，服薬，買い物などが認知障害のために難しい．これらのIADLができないことによって生じる問題は必ずしも小さなものではない（表4・4）．

2 バーセル指数

バーセル指数（Barthel index）には食事や整容といった身の回り動作などの10項目で構成されている．100点が満点で自立状態を表す．各項目の得点は同じでなく重みづけされており，介助量が多くなる排便・排尿に高い比重が置かれている．80点以上では日常生活にほとんど不便はない．40点以下になると重度の障害で，20点以下ではADLが全介助状態である（表4・5）．

表 4・4　生活関連動作と問題行動

項目	問題/危険行動
電話の対応	伝言を忘れる
留守番	訪問販売で契約してしまう
食事の支度	火を消し忘れる
掃除/洗濯	やる気がない/怠惰，機械の操作ができない
買い物	金銭管理ができない
服薬	服薬を忘れてしまう
通院	迷子になる

表 4・5　バーセル指数

	項目	自立	部分介助	介助
1	食事	10	5	0
2	椅子ベッド移乗	15	10(最小介助または監視)	0
			5(座れるが移れない)	
3	整容	5	0	0
4	トイレ動作	10	5	0
5	入浴	5	0	0
6	平地歩行(車椅子)	15	10	0
			5(歩けないが車椅子操作可能)	0
7	階段昇降	10	5	0
8	更衣	10	5	0
9	排便	10	5	0
10	排尿	10	5	0

3　FIM

1983年に米国の2つのリハビリテーション医学会が医学的リハビリテーションのための統一的データシステムを開発して機能的自立度評価表(Functional Independence Measure：FIM)を作成した(**表 4・6**)．バーセル指数に比べて介助量の分類が詳細に決められている．目安としてFIMの運動項目の得点が80点以上であれば屋外歩行が自立し，70点台で身の回り動作が自立する．50～60点で半介助が必要で，50点未満では全介助になってしまう．

E　心理的評価

リハビリテーションの心理臨床では，第5章でみる障害受容に対する心理的アプローチのほか

表4·6 FIM

運動項目	身の回り動作(セルフケア)	食事
		整容
		清拭
		更衣(上半身)
		更衣(下半身)
		トイレ動作
	排泄管理	排尿
		排便
	移乗動作	ベッド,椅子,車椅子
		トイレ
		風呂/シャワー
	移動	歩行,車椅子
		階段
認知項目	コミュニケーション	理解
		表出
	社会的認知	社会的交流
		問題解決
		記憶
スコア	完全自立	7点
	修正自立	6点
	監視/準備	5点
	最小介助(患者自身で75%以上)	4点
	中等度介助(50%以上)	3点
	最大介助(25%以上)	2点
	全介助(25%未満)	1点

に,脳損傷や認知症,あるいは慢性疼痛に対する人格や精神障害の有無,情緒反応(不安,抑うつ状態など)の程度,知的能力,および適性を把握するための検査手技が,被験者の心理を評価する際の面接や行動観察の補助的手段として併用される.

　心理テストは多種多様で広範囲にわたる.リハビリテーション領域で頻用される検査は,人格検査と知能検査に大別される(**表4·7**).

　最近は,脳卒中や頭部外傷による認知障害や行動異常に対する神経行動学的あるいは神経心理学的アプローチが盛んになってきている.知能検査ではウェクスラー成人知能検査改訂版(Wechsler Adult Intelligence Scale:WAIS)あるいは児童版のWISC(Wechsler Intelligence Scale for Children)がよく用いられている.

1　WAIS

　WAIS-Ⅲは,全検査IQ,言語性IQ,動作性IQの3つのIQを測ることができる.2008年に出版されたWAIS-Ⅳは,15の下位検査(基本検査10,補助検査5で構成されている.15の下位検

表 4·7 心理検査の分類

知能検査	人格検査	
WAIS WISC 田中ビネー知能検査 ベンダー・ゲシュタルトテスト Benton 視覚記銘検査 乳幼児精神発達診断法(津守式)	質問紙法	MMPI(Minnesota Multiphasic Personality Inventory) MAS YG 性格検査 CMI MPI TEG
	投影法	ロールシャッハ・テスト TAT SCT P-F スタディ バウム・テスト
	作業検査	内田クレペリン精神検査 一般職業適性検査

WAIS:Wechsler Adult Intelligence Scale, WISC:Wechsler Intelligence Scale for Children, MMPI:ミネソタ多面人格目録, MAS:Manifest Anxiety Scale 顕在性不安尺度, YG:矢田部ギルフォード性格検査, MPI:Maudsley Personal Invemtory モーズレイ人格目録, TEG:東大式エゴグラム Tokyo University Egogram, TAT:Thematic Apperception Test 主題統覚検査, SCT:sentence completion technique 文章完成法, P-F スタディ:Picture Frustration Study 絵画欲求不満テスト

査のうち 10 の検査(類似,単語,理解,知識*,数唱,算数*,積み木模様,絵の完成*,符号,記号探し)が WAIS-Ⅲから引き継がれ,3 つの下位項目(絵画配列,記号探し,組合せ)が削除され,代わりに絵の概念,語音整列,行列推理,絵の抹消*,語の推理*の 5 つの新しい下位検査が取り入れられている(*は補助検査項目を表す).10 の基本検査をすることで,全検査 IQ に加え,WAIS-Ⅲと同様の 4 つの指標(言語理解,知覚推理,ワーキングメモリー(作動記憶),処理速度)の得点を算出できる.

2 心因性疼痛

心因性疼痛の心理的評価では,「痛みが嘘ではないか」と医療者側が疑っていると誤解して患者が防衛的態度をとってしまうことが少なくない.心理的評価の目的は,① 疼痛,苦痛,疼痛行動障害に特定の心理的因子が関与しているか否かを決めること,② 適切な治療アプローチを決定することである.他方,① 痛みが器質的か機能的かの診断,② 詐病の診断,③ 問題患者の選別のための使用は不適切である.

ミネソタ多面人格目録(Minnesota Multiphasic Personality Inventory:MMPI)は米国で最も広く使用されている心理検査である.25 領域,550 の質問項目で構成されている.これに対して,コーネル・メディカルインデックス(Cornell Medical Index:CMI)健康調査表はより簡便であり,とくに抗不安薬や抗うつ薬の適応を決める際に有用である.CMI 健康調査表は身体項目 12

項目，精神的項目6項目で，質問数が男性で211項目，女性で213項目である．身体症状と痛みが日常生活にどの程度影響を及ぼしているかを比較的短時間で推定することができる．身体面の詳細な質問から始まり，最後に心理的な質問に移るといった順になっており，心理的テストを受けているという被験者の心理的抵抗と，それに基づく回答の意識的歪曲は小さい．

F 認知症の評価

脳卒中や頭部外傷などによる障害には身体機能ばかりでなく精神機能の障害も合併することが多く，リハビリテーション・プログラムやADLを遂行するうえで阻害因子となる．認知症は第8章「高齢者リハビリテーション」で述べるので，ここでは以下の事柄について言及する．

1 軽度認知障害と認知症

老化によるもの忘れは，**軽度認知障害**（mild cognitive impairment：MCI）と呼ばれ，脳の生理的な変化であり認知症と区別される．忘れっぽいことを自覚しているが，日常生活には支障はない．体験したことの一部分を忘れる，あまり進行しない，判断力は低下しないなどの特徴がある．これに対して，認知症では，脳の神経細胞の変性や脱落が認められ，体験したこと全体を忘れてしまう．症状は進行性で，判断力も低下し，忘れたことの自覚がない．このために日常生活および社会生活の支障をきたすことになる（図4・3）．

2 中核症状と周辺症状

中核症状とは脳神経細胞の変性脱落に伴う認知症状で，記憶，見当識，理解・判断力，遂行などの障害を指す．これに対して**周辺症状**は英語でbehavioral and psychological symptoms of dementia（BPSD）と呼ばれ，行動および心理症状のことを示す．個人因子である性格・素因のほか，環境因子や心理状態によって，これらの症状の有無や重症度は異なる．不安，焦燥，うつ状態，幻覚，妄想，徘徊，興奮，暴力，不潔行為などの症状がある．

3 2つの評価表

a. 長谷川式簡易知能評価スケール

1974年に聖マリアンナ医科大学名誉教授の長谷川和夫氏が考案したものである．9項目で構成される．30点満点，21点以上は非認知症であり，20点以下で認知症と診断する．

b. 日本語版ミニメンタルテスト

1975年にFolsteinらが発表したMin-Mental State-Examination（MMSE）の日本語版である．11項目で構成されており（表4・8），30点満点である．なお第11項目に構成失行の有無を調べる

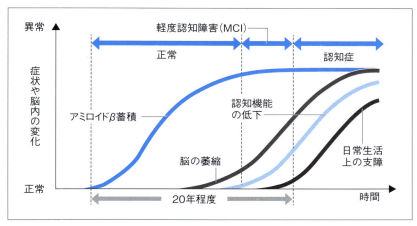

図 4・3 軽度認知障害と認知症
アルツハイマー型認知症では原因物質（アミロイドβ）の脳内蓄積によって脳萎縮が始まり，10〜20年程経過して認知症が発症する．MCI は日常生活上の支障をきたさない程度の軽度の認知症障害である．

図が入っている．27〜30点で正常，22〜26点で軽度認知症，21点以下で認知症の疑いが強い．

G 電気生理学的検査

　コンピューターを用いた今日の画像診断技術は長足の進歩を遂げている．画像は形態を捉えるが，電気生理学的検査は機能的異常を捉える．電気生理学的検査の基本的な検査は脳波，神経伝導検査，針筋電図，誘発電位—体性感覚，脳幹聴性，視覚誘発電位などであり，非侵襲的で情報量が多く有用である．近年，頭皮上から大脳を磁気刺激する，中枢運動経路の伝導検査が行われている．なお大脳皮質や中枢経路など特定部位への磁気刺激はうつ病や失調症の治療で用いられている．

1 神経伝導検査

　神経を電気刺激し，運動神経支配筋あるいは感覚神経からの誘発電位を記録して，伝導時間を測定する．さらに潜時，反応時間の拡散，伝導ブロック，振幅低下などの指標による波形分析によって，脱髄と軸索変性の2つの神経障害の病態を推定する．

a．最大上刺激

　神経幹のすべての神経線維を電気刺激した結果，振幅がこれ以上大きくならないときの刺激強度を最大刺激という．さらに確実性を担保するために最大刺激にさらに15〜20％の強度を加えた電気刺激（最大上刺激）を行い，神経伝導検査を行う．

表 4・8　日本語版ミニメンタルテスト

設問	質問内容	回答	得点 (30点満点)
1 (5点)	今年は何年ですか？ 今の季節は何ですか？ 今日は何曜日ですか？ 今日は何月何日ですか？	年 曜日 月 日	0/1 0/1 0/1 0/1 0/1
2 (5点)	この病院の名前は何ですか？ ここは何県ですか？ ここは何市ですか？ ここは何階ですか？ ここは何地方ですか？	病院 県 市 階 地方	0/1 0/1 0/1 0/1 0/1
3 (3点)	物品名3個（桜，猫，電車） ※1秒間に1個ずつ言う．その後，被験者に繰り返させる． 正答1個につき1点を与える．3個全て言うまで繰り返す (6回まで)		0〜3
4 (5点)	100から順に7を引く(5回まで)．		0〜5
5 (3点)	設問3で提示した物品名を再度復唱させる．		0〜3
6 (2点)	(時計を見せながら)これは何ですか？ (鉛筆を見せながら)これは何ですか？		0/1 0/1
7 (1点)	次の文章を繰り返す 「みんなで，力を合わせて綱を引きます」		0/1
8 (3点)	(3段階の命令) 「右手にこの紙を持ってください」 「それを半分に折りたたんで下さい」 「それを私に渡してください」		0/1 0/1 0/1
9 (1点)	(次の文章を読んで，その指示に従って下さい) 「右手をあげなさい」		0/1
10 (1点)	(何か文章を書いて下さい)		0/1
11 (1点)	(次の図形を書いて下さい)		0/1

b. 位相相殺現象

正中神経の手掌 S1，手関節 S2，肘 S3，腋窩部 S4，Erb 点 S5 で最大上刺激をすると，母指外転筋と示指から運動神経と感覚神経の誘発電位が導出される．すべての神経線維から電位が誘発される複合誘発電位であることから，それぞれ複合筋活動電位(compound motor evoked poten-

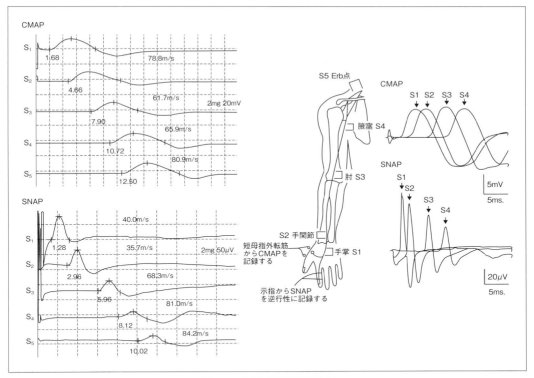

図4・4　正中神経伝導検査
健常者の正中神経刺激によるCMAPとSNAPを示す．SNAPは近位刺激で振幅低下をきたす．

tial：CMAP)と感覚神経活動電位(sensory nerve action potential：SNAP)と呼んでいる．なおSNAPは皮膚を刺激してその近位部から順行性に誘発した電位ではなく，神経近位部を刺激して示指の皮膚から誘発した逆行性伝導の電位である．こちらのほうが振幅は大きくなるため導出が臨床的に容易である(**図4・4**)．

　誘発電位の振幅の大きさを比較すると，CMAPの振幅低下はほとんどみられない一方，SNAPでは近位部ほど低下している．刺激手技によるエラーではなく，生理的持続時間依存性の位相相殺現象 physiological duration dependent phase cancellation と呼ばれるものである．

　速度の速い線維(F)と速度の遅い線維(S)による2つの誘発電位の遠位刺激と近位刺激における波形を比較すると，CMAPでは個々の誘発電位の足し算によってほぼ2倍の振幅が導出される．これに対して，SNAPでは持続時間が短いために，近位刺激で距離が長くなると位相差が大きくなり，振幅はむしろ相殺されてしまう．SNAPの持続時間は，速い線維と遅い線維との伝導時間差として表される．速い線維と遅い線維のそれぞれの距離が長くなれば時間差が大きくなって振幅低下が生じることになる．なお脱髄疾患がある場合には，伝導時間の著明な延長をきたす．このため近位部刺激によってCMAP持続時間が延びて振幅低下をきたすことになる．

c. 神経伝導速度

① 運動神経伝導検査

CMAP あるいは M 波（M：motor 運動の意味）は，神経が支配する多数の筋線維の興奮によって得られる電位である潜時には，① 刺激部位より神経末端までの伝導時間，② 神経筋接合部の伝導時間，③ 筋膜の脱分極-活動電位までの時間が含まれる．② と ③ の成分を除くために神経に沿った 2 点で刺激し，2 点間の距離を潜時差で割って算出する．正常値は 50～70 m/秒である．近位分節のほうが遠位分節より伝導速度は速くなっている．

② 感覚神経伝導検査

遠位部指神経を皮膚で刺激して感覚神経活動電位を近位部から導出する順行性誘発法と，近位部の感覚神経を刺激して遠位部の皮膚から活動電位を導出する逆行性誘発法がある．臨床的には後者がもっぱら用いられている．運動神経伝導検査と異なって神経筋接合部や筋の活動電位が含まれていないために，1 ヵ所の刺激によって伝導時間を求め，この値で刺激と記録部位との距離を割ることによって伝導速度を求めることができる．正常値は 40～60 m/秒である．

d. 脱髄

脱髄が神経線維にあると，病変が軽度のときには，2 ヵ所の S1 と S2 での潜時遅延と持続時間の延長が生じる．重度のときには伝導ブロックが生じ（図 4・5），2 ヵ所の距離間での潜時差も大きくなるため伝導速度は低下する．さらに伝導ブロックがある場合，遠位部刺激 S1 と近位部刺激 S2 の誘発電位の波形を比べたときに近位部誘発電位の持続時間の延長がみられる．また振幅のさらなる低下も起こる．

神経線維が軸索変性すると，伝導する線維が脱落するため近位部および遠位部刺激ともに振幅低下が生じる．

2 針筋電図

筋力低下の障害部位や病態を検索する手段である．針電極を筋に刺入して，4 つの指標として，① 刺入時活動，② 安静時の異常自発電位（線維自発電位，陽性鋭波など）の有無，③ 軽度随意収縮による運動単位電位（motor unit potential：MUP）の波形，④ 最大収縮時における運動単位電位の動員あるいは干渉パターンを調べる．特に ② の異常自発電位の分布によって，障害部位が前角細胞か，神経根，神経叢，あるいは末梢神経であるかの鑑別診断を行う．また ③ の運動単位電位の波形が高振幅で長持続性，多相波の場合には神経原性疾患が示唆される．低振幅で短持続，多相波であったり，軽い随意収縮であるにもかかわらず多数の MUP が動員された場合には（早期動員パターン），筋原性疾患が示唆される．

3 脳波

脳波は脳の機能状態を反映する．てんかんなどの質的で特異的な診断に用いられるほか，認知症や意識状態の程度を脳波の徐波成分の出現量で推定する量的な診断にも用いられる（図 4・6）．

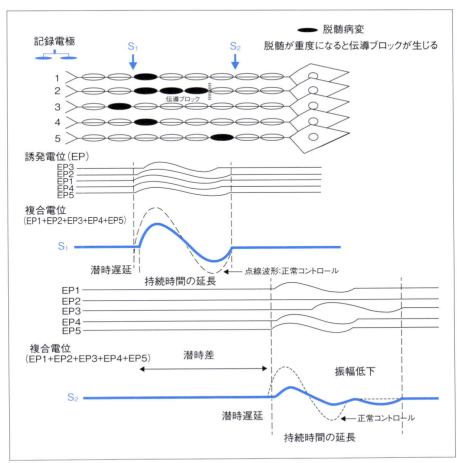

図4·5 脱髄による波形変化

H 画像診断

　神経筋疾患や骨格系疾患において，電気生理学的検査とならんで，画像診断は最も重要な補助診断法である．X線やCTスキャン，核磁気共鳴画像法（MRI），磁気共鳴血管撮影（MRA）などの画像診断は，器質的病変の有無，病変部位と大きさの診断に用いられる．なお患者と向かい合って診察する視点から，画像診断でも通常患者の左側が画像の右側に来るように左右逆転して表示している．

1 CTによる脳卒中型の診断

　CT（コンピュータ断層撮影：computed tomography）によって頭蓋内病変の診断精度が飛躍的に向上し，CTなくして脳卒中の病型診断はできないといっても過言でない．CTは短時間で検査

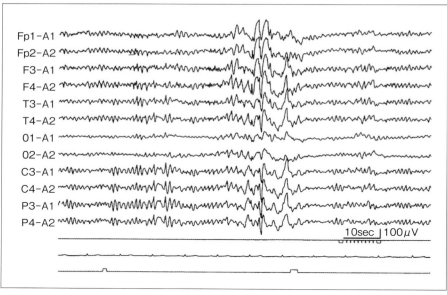

図4・6　全般性てんかんの脳波所見
背景脳波と異なった3.5 Hzの棘徐波が前頭部中心に突然出現している．

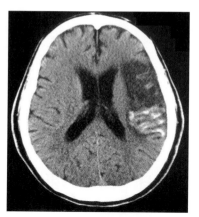

図4・7　左中大脳動脈の基部での脳梗塞
心房細動による脳塞栓であり，黒い低吸収域の中に，白い高吸収域の出血がみられる．出血性脳梗塞を呈している．臨床的に，重度の運動性失語と右片麻痺に罹患している．

ができ，安全性が高く，ペースメーカーなどの禁忌がない．最近のCT装置の進歩によって，造影剤を用いたCT血管撮影(computed tomography angiography：CTA)のほか，心臓などの動く臓器の撮影や3D画像の撮影なども可能になっている．

　脳梗塞の病巣は黒い低吸収域(low density area：LDA)として描出される(図4・7)．これに対して，脳出血の病巣は白い高吸収域(high density area：HDA)として描出される．ただし発症から24時間以内のCTでは，脳梗塞の病巣は描出されないのが普通なので注意が必要である．

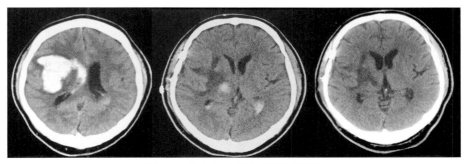

図 4・8　脳出血の病巣の経時的変化
向かって左から，急性期の脳室穿破を伴った右被殻出血である．真ん中は，血腫除去術 1 週後の CT で，向かって右が 4 週後の CT 像である．4 週後になると出血病巣は消失している．

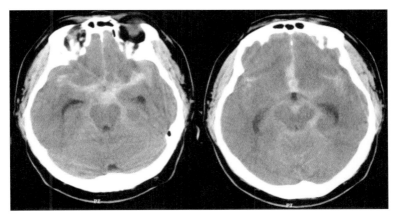

図 4・9　前交通動脈動脈瘤破裂によるくも膜下出血
くも膜下腔に出血による高吸収域が認められる．

　また脳出血では，発症 4 週以降には血腫の吸収で小さい病巣は消失してしまい，大きい病巣は低吸収域として描出されるようになる．この時点では，出血なのか梗塞なのかの鑑別はときに困難である(図 4・8)．

　発症直後のくも膜下出血は，くも膜下腔をびまん性に覆う高吸収域として CT 上では描出される(図 4・9)．しかし原因となる脳動脈瘤が描出されることはないので脳血管撮影や MRA によってこれを確認する．くも膜下腔の出血である高吸収域も発病数日で消失してしまう．

　また脳腫瘍では造影剤の使用で病変が明らかになることもある(図 4・10)．

2　MRI

　MRI(核磁気共鳴画像法：magnetic resonance imaging)は新しい画像診断法であり，三次元の矢状面，前額面，水平面，いずれの方向でも画像スライスが可能である．非イオンエネルギーで

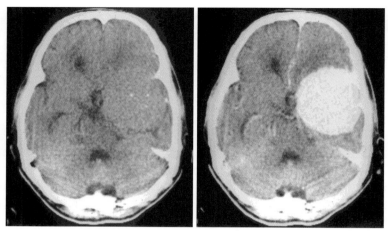

図4·10　脳腫瘍の造影剤によるコントラスト増強
向かって右の写真では，造影剤の注入によって左大脳半球に巨大腫瘍が描出されている．

あることからX線やCTと異なり被曝の危険がない．生体を強力な磁場のなかに置くことで，組織内のプロトンが磁場方向と一定の向きになる．このときに特定の無線周波数パルスをこの磁場に加えるとプロトンは共鳴し，向きが変更される．パルスを除くとプロトンは弛緩状態になり，元の状態に復する．吸収されたり放出されたりする無線周波数パルスをコンピュータで分析することで画像が構築される．

CTと比べてMRIが優れている点は，① 骨によるアーチファクトがないために，側頭葉や脳幹，後頭蓋窩，脊髄などの病変が描出される（図4·11），② 脱髄病変など白質や脳幹における小さな病変でも描出できる点などである（図4·12）．特に外傷性脳損傷による病変の確認にMRIは不可欠である（図4·13）．急性期24時間以内の脳梗塞の診断をCTで行うことは難しい．これに対してMRIにおける拡散強調画像（diffusion weighted imaging：DWI）では，発症1時間後の超急性期でも高信号域とし病変を検出できる（図4·14）．またMR angiography（MRA：磁気共鳴血管撮影）で血管を撮影すれば動脈瘤や狭窄部位を診断できる．

3　SPECT/PET

病態が虚血性と出血性のどちらであるかを問わず脳灌流圧低下に伴う脳虚血の病態を捉える画像診断装置がSPECT（単光子断層撮影装置：single photon emission computed tomography）やPET（ポジトロン断層撮影装置：positron emission tomography）である．SPECTでは^{133}Xe，^{123}I，^{99m}Tcのいずれかの核種と標識薬剤の組み合わせを用いて脳血流量を測定できる（図4·15）．PETでは^{15}Oを核種として脳血流量のみならず脳酸素代謝の指標も同時に測定できる．しかしサイクロトロンの装置が必要で，大がかりな設備になることから，SPECTが広く用いられている．

H 画像診断 51

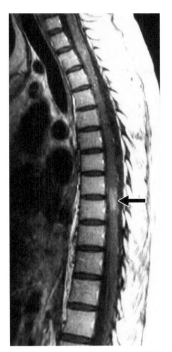

図 4・11 多発性硬化症における胸髄病変

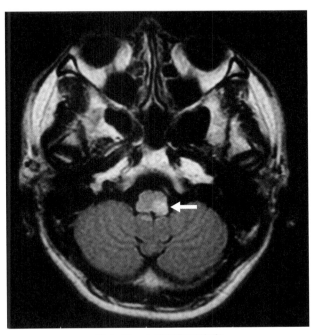

図 4・12 左延髄外側病変

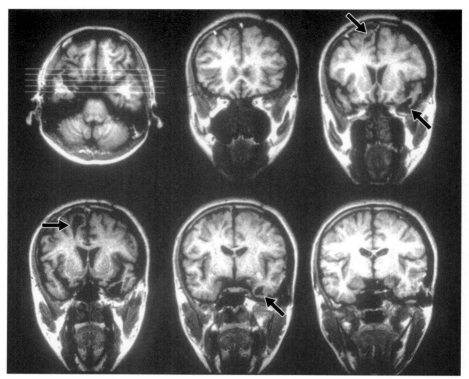

図4・13 脳外傷における直達と反衝病変
右傍正中部が直達病変で，左側頭葉海馬が反衝病変になっている．それぞれ左下肢麻痺と記銘力障害を呈している．

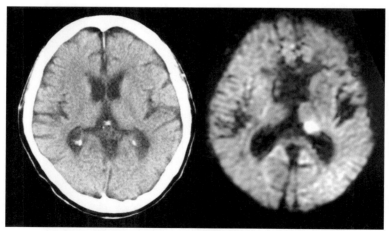

図4・14 脳梗塞発症3時間以内の画像診断
向かって左のCTでは病変が描出されていない一方，右のMRI拡散強調画像では左視床病変が描出されている．

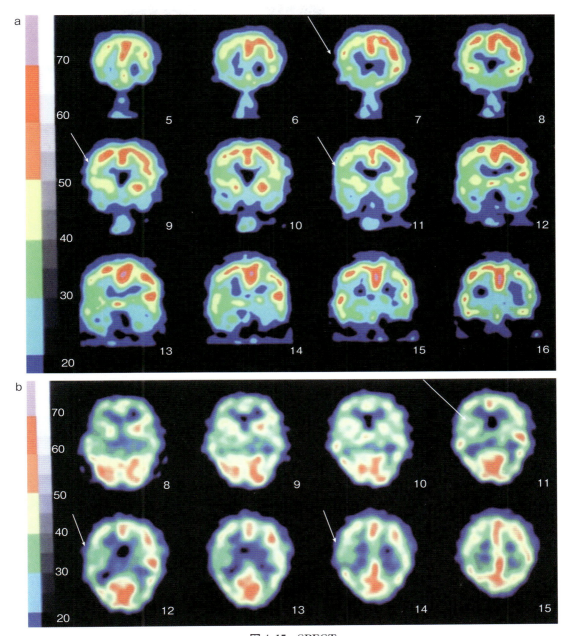

図 4·15　SPECT
a：冠状断　b：水平断
右大脳半球における血行不全がみられる．

4　近赤外線分光法

　近赤外線分光法（near-infrared spectroscopy：NIRS）は透過性の高い近赤外線光を生体に照射して，生体組織における血流や酸素代謝変化を測定する方法である（**図 4·16**）．近年，神経活動に

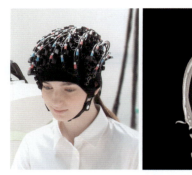
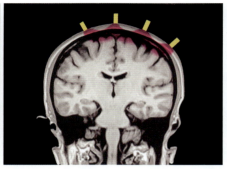

図 4・16 近赤外線分光法を用いた脳機能イメージングの方法と原理
被験者の頭皮に密着するようファイバホルダを装着して計測する（左）．入射した近赤外線が大脳皮質で反射しその一部が頭皮に戻る（右）．その反射光を計測することで脳の活動量を測定できる．
（写真提供；株式会社島津製作所）

おける脳血流変化に伴うヘモグロビン(Hb)変化も検出できるようになり，新しい脳機能イメージング法として脳科学研究や臨床医学などに幅広く応用されるようになってきている．

I 運動失調

1 運動失調

協調運動障害と平衡(バランス)障害を包括する概念である．① 小脳性，② 深部感覚性，③ 前庭(あるいは迷路)性に分類される．さらに，大脳病変における正常脳圧水頭症(normal pressure hydrocephalus：NPH)や視空間失認や着衣失行に合併して立位バランスが不良の場合があり，歩行予後と関連していることから，④ 大脳性が付け加えられている(表 4・9)．

a．大脳性運動失調

大脳と小脳を結ぶ神経路病変として発症する．ロンベルグ(Romberg)徴候を用いて鑑別し，閉眼による視覚代償がなくなると身体のふらつきが増悪する場合は陽性である(表 4・10)．

b．小脳性運動失調

立位や座位での平衡障害である体幹失調，四肢の協調運動障害，酩酊歩行など歩行障害が特徴である．

① 体幹失調：起立させると身体が前後や左右に不規則にゆれ動く．不安定さのために患者は両足を左右に広げ，上肢を外転させ平衡を保とうとする．立位保持の可能なものは閉眼によって動揺が多少大きくなるものの倒れることはない(ロンベルグ徴候は陰性)．軽症例でも片足起立は困難である．小脳の片側性病変では，起立位では病変側に身体が動揺し傾きやすい．

表 4·9　失調症タイプと主な原因

失調症タイプ		主な疾患
小脳性	小脳型 小脳・脳幹型 脳幹型	小脳 CVD（脳血管障害），腫瘍，LCCA（晩発性皮質性小脳萎縮症） OPCA（オリーブ橋小脳萎縮症），マリー（Marie）型遺伝小脳失調症 脳幹 CVD
大脳性	前頭葉型 頭頂葉型	NPH（正常脳圧水頭症），腫瘍，多発性 CVD CVD 特に視空間失認や着衣失行の合併
深部感覚性	末梢神経型 脊髄型 視床型	末梢神経障害（糖尿病性ニューロパチーなど） フリードライヒ（Friedreich）失調症，脊髄癆，脊髄亜急性連合変性症 視床 CVD
前庭性		メニエール（Ménière）病，前庭炎，腫瘍

CVD：cerebrovascular disease, LCCA：late cortical cerebellar atrophy, OPCA：olivo ponto cerebellar atrophy

表 4·10　失調症の鑑別

	正　常	小脳性/大脳性	深部感覚性	前庭性
開眼時	ふらつかない	ふらつく	ふらつかない	ふらつく
閉眼時	ふらつかない	ふらつく (開眼時と変わらない)	ふらつく	ふらつく (閉眼で悪化)
ロンベルグ徴候	陰性	陰性	陽性	陽性

② 筋トーヌス低下：筋トーヌスの低下は，安静時における関節の急速な他動運動に対する抵抗の減弱，すなわち被動性（passivity）の亢進や，立位での肩ゆすりテストによる上肢のゆれ，高い台に腰掛けさせて下肢のゆれをみる検査などによる振子様動揺性の亢進などで確認できる．筋トーヌス低下があると主動筋の弛緩と拮抗筋の収縮が迅速に起こらず遅延する．このために，検者の抵抗に抗して肘を曲げ，顔や胸に向かって力一杯引っ張らせておいて，急に抵抗をとると顔や胸を強く打つ，いわゆる反跳現象が生じる．

③ 測定異常：深部覚障害がないのに運動が目的点を越える現象を測定過大（hypermetria），逆に目的点に達しない現象を測定過少（hypometria）とよび，両者を併せて測定異常と呼ぶ．指鼻試験や踵膝テストなどで指や踵を速く動かさせると観察しやすい．

④ 反復拮抗運動障害：上肢や下肢の回内・回外運動，足先でのタッピングなどの，動筋と拮抗筋を反復して交互に迅速に連続して規則正しい運動をさせることの障害を反復拮抗運動障害（adiadochokinesis）と呼ぶ．固縮や痙縮などの筋トーヌス亢進がある場合にも障害がみられるが，小脳半球の病変では，運動の変換を反復する時間的間隔が不規則で，運動そのものが拙劣で周期も遅くなる．

⑤ 言語障害：言語が不明瞭でとぎれとぎれの断綴性言語（scanning speech）となり，音の強さも急に変わりやすく，ときに爆発性言語となる．

⑥ 歩行障害：平衡障害のためにうまくバランスがとれない．歩行は不安定であり，歩隔を広くして歩いている．ちょうど酒を飲み過ぎてふらふらに歩く状態に似ていることから酩酊歩行とよばれている．

c. 深部感覚障害による運動失調

筋からの求心性インパルスが遮断され，筋の固有感覚系による制御が欠けると，円滑な動作が不可能となり，協調運動の障害や運動失調が起こる．

① ロンベルグ徴候：起立時に両足をそろえてつけさせると，下肢や体幹がゆれ，さらに閉眼させると動揺がひどくなり転倒する．視覚代償がなくなり動揺が増悪する場合を陽性とする．

② 歩行障害：下肢を前に投げ出すようにして，パタンパタンとまず踵が床をたたき，次いで前足部が床につく．下肢や床をよく見ながら，視覚的な代償で動揺を少なくしている．

d. 前庭性運動失調

迷路性運動失調とも呼ばれる静止性の運動失調である．起立位や歩行での平衡障害がある一方，四肢の運動には異常がない．起立させると脚を広げて立ち不安定で，閉眼させるとさらにそれが増大して倒れる．末梢迷路に障害があるときは患側に倒れる．歩行は千鳥足で，左右の足が交叉して前に出る．必ず眼振を伴う．四肢の随意運動に障害はなく，深部感覚にも異常はない．

5 リハビリテーション障害学と治療学

A リハビリテーション障害学

　リハビリテーション医学は2章で述べたように障害者を対象にするものである．したがって障害者の持つ障害について十分な知識を持つことが重要である．障害を機能障害のレベルでみるならば，その種類だけではなく程度についても知る必要がある．またその障害がどの程度回復するものなのか，その障害のためどのような活動制限が予想されるのか，それに起因する二次的障害をどのように防ぐかといった知識も重要である．活動制限のレベルからみるならばこの原因となっている機能障害は何か，それは回復が可能なのかを知ることが重要である．

1 障害の評価

　疾患から生じる生活上の困難，不自由，不利益である障害を評価することがリハビリテーション医学の最初のステップである．障害の階層性モデル図式では「生活」が中心的な関心事であり，機能障害，活動制限，参加制約，環境，心理社会的問題など全人格的な内容が含まれる．治療ゴールは姑息的ケアによる日常生活活動の自立あるいは維持が主要な課題であり，さらに社会参加を含めた生活の質の向上が最終的なゴールになる．

a．ゴール設定

　リハビリテーション医学のひとつの特徴は**ゴール（目標）設定**である．疾病の病態や障害の特性と程度，患者の年齢，これまでの生活歴，教育歴，家族構成，経済状況，職業歴，家族のなかの役割は患者あるいは障害者で異なることから，各自の具体的なゴールも当然異なる．リハビリテーションにおける「治療」は，診断や評価に基づいた問題点の発見から始まる．この問題点の吟味や分析を行って治療計画を立てるときにゴール設定が必要であり，そのゴールに向かって治療プログラムが実施される．ゴールは遂行可能なレベルに設定することが大切である．チーム内の各職種で障害の程度や原因の評価が行われ，短期ゴール設定を経て，プログラムが遂行される．**評価会議（カンファレンス）**によって，再評価や問題点の分析が繰り返され，長期ゴールの達成を目指すことになる（図5・1）．

　リハビリテーションでは患者自身が主体的にプログラムに参加することが重要であり，さらに理学療法士，作業療法士，言語聴覚士，看護師など種々の職種の人々が協働的に特定のゴールに

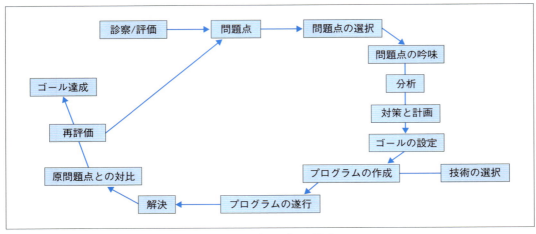

図5・1 評価とゴール設定
(岩倉博光：リハビリテーション医学概論，第2版，医歯薬出版，1989より作成)

表5・1 病歴による障害評価

主訴	内容によって障害存在のヒントを与える
現病歴	ADLの障害の程度を決定する
社会歴/環境因子	家族構成，心理・環境因子の評価
既往歴	残存能力の評価
系統的レビュー	既往と現在の問題点の確認

向かっていくという目的指向性のあるチームアプローチでプログラムが遂行される．

b. 評価の目的

リハビリテーション医学における障害評価とは，生物学的医学による「病気」の診断に必要な症状と徴候に対するものであり，「病人」や「障害者」を診てその日常生活における障害の評価を行うものである．機能障害，活動制限(能力低下)，参加制約(社会的不利)の障害の3つのレベルにおける評価の目的には，① 障害原因の検討，② 障害程度の判定，③ ゴール設定，④ 治療方法の検討，⑤ 治療効果の判定などがある．

c. 病歴による障害評価

病歴を適切に聴取し障害に関連する情報を獲得することによって，ある程度の障害評価ができる(**表5・1**)．その際には誰から病歴を聞いたかを記載する必要がある．患者本人のコミュニケーション機能や精神機能に問題がある場合，配偶者や子どもなど介助者から聞くこともある．さらに身体所見やADLテストによって障害を実証する．

① 主訴

受診理由や主訴は，健康や平穏な生活が脅かされたことから生じる．患者あるいは家族に，① 不安，② 不快，③ 機能障害や日常生活動作(ADL)の障害が生じていることになる．特に機能やADLの障害に関する主訴は，慢性疾患で最も多い．「歩けない」，「手が使えない」などの機能・能

力障害を生じる疾患群では，筋骨格系，神経系，心肺系の異常がほとんどを占めている．

② 現病歴

身体機能のなかで，身の回り動作，移動動作などのADLが自立しているかどうかを尋ねる．障害程度は，他人からの介助の程度によって評価する．① 自立（さらに杖，自助具，装具を使うことで自立する場合もある），② 監視：付き添いからの助言によって動作を完璧に遂行する，③ 一部介助，④ 全介助に分けられる．ADLのなかに，食事，整容，更衣，トイレ，入浴などの身の回り動作（self-care），移動動作などの項目があり，これらの自立度を尋ねる．失禁，認知症の有無はADLの自立と関連しており，これを付け加える．

③ 社会歴

教育歴・職業歴とその内容，収入などの経済状態，生活態度，休日の過ごし方，趣味，運動などがある．家族構成や住宅環境はADLや社会参加の評価の観点から重要なので独立して記載する．慢性疾患や身体障害を持ってどのように生活してきたかという内容は，人格やストレスに耐える能力などの心理的側面の評価にかかわっている．

社会資源の利用項目として，どのような地域福祉サービスを受けているか，受けていないかをチェックする．このなかには，通所リハビリテーション（デイ・ケア），通所介護（デイ・サービス），訪問看護，入浴，食事サービス，補装具，車椅子，ベッドなど福祉機器なども含まれる．

なお2001年にICIDHの改訂版として採択されたICF（国際生活機能分類）は，「生活機能」と「背景因子」の2つの部分から成っており，さらにそれぞれの構成要素がある．背景因子は環境因子と個人因子で構成されている．生活歴はICFの個人因子の大きな部分を占めている（**図3・2参照**）．

④ 環境因子

ⅰ）家族環境

病気や障害があることによって，患者の家族は互いに歩み寄ってそれを解決しようとする．障害者のADLに介助が必要になったり収入がなくなったりしてしまうと，家族メンバーそれぞれの人生や生活もその事態への適応を余儀なくされる．場合によっては家庭崩壊につながりかねないことから社会問題化する．

家族構成とその安定性，経済状態，家庭での患者の役割といった情報が必要である．別居する家族の協力体制などの情報も大切である．患者に関する重要なことがらの決定権を持っている人を「鍵を握る」という意味で**キーパーソン(key person)** と呼び，配偶者や長男であることが多い．

ⅱ）生活環境

ADLの能力には環境因子が大きく影響することから，家屋の玄関に段差があるか，居室までに障害物があるか，階段の手すりの有無やその角度や段数はどうか，床が滑る状態か，トイレが和式か洋式か，浴室構造や浴槽は埋め込み式か，浴槽の高さはどうかといった情報も必要である．

さらに周辺の土地環境，交通事情，近隣との対人関係，デイケア施設，介護保険，福祉事務所，保健所などの社会資源の活用の可能性を知っておくとよい．

⑤ 既往歴

既往歴の確認にあたっては，合併疾患や服薬状況のほかに，病前状態がどのようであったか，寝たきりであったのか，ADLは自立していたのかも必ず確認する．服薬内容は高齢者では多剤投

表5·2 系統的レビュー

1	症状の起始，経過	一過性か，緩徐か急速進行性か．
2	既往歴	治療歴，投薬歴，病前ADL
3	併存疾患	高血圧，糖尿病，高脂血症，心疾患，呼吸器疾患，肝・腎疾患，貧血 関節症などの有痛性病変，うつ病などの精神疾患，知的機能低下など．
4	家族歴	配偶者や同居人等の有無・健康状態，キーパーソンは誰か．
5	生活歴	生育歴，学歴，職業歴，経済状況，趣味，嗜好品（喫煙・飲酒）
6	生活環境	住居（持ち家か借家か，一戸建てかマンションか，和式トイレか洋式トイレか．風呂は半埋め込みか据え置きか．自宅周囲の環境はどうか）

与による副作用に留意する必要がある．リハビリテーションの介入によって病前状態に戻すことは可能であるものの，長い間寝たきり状態であった高齢者を歩行自立させることは難しい．

もうひとつの原則として，治療による効果は，ずっと以前に失われた機能より最近になって失われた障害に対してより大きいことがあげられる．機能予後は新しい障害に規定されることが多いことから，病前の機能を含めた，既往疾患の慢性度や治療による改善度についての情報が不可欠である．

⑥ 系統的レビュー

病歴聴取の終わりに系統的レビューを行う．この目的は，既往疾患や現在の問題点がどこにあるかを確認することである．これによって，病歴聴取に見落としがないかを再確認できる（表5·2）．

2 関節拘縮

関節の構成体である骨や軟骨にその原因があるものを関節強直（ankylosis）という．一方，それ以外の関節包，靱帯，筋，皮膚などの軟部組織が原因で関節可動域に制限を生じるものを関節拘縮と呼ぶ．関節の動きの方向は屈曲-伸展，内転-外転などと対になっているので，その拘縮を表現する場合，屈曲拘縮，伸展拘縮のような表現となる．屈曲拘縮とは伸展が制限された状態を，伸展拘縮とは屈曲が制限された状態を表す．

関節拘縮を理解するために重要なのは結合組織の主要な成分であるコラーゲン線維である．コラーゲン線維は三重らせん構造を持っていて，その線維間に共有結合性の架橋結合（cross linkage）が形成されやすい．結合組織には，腱のように密で硬いものから皮下組織のように粗で軟らかく弾力性に富んだものまで様々ある．これらの違いは線維間の結合の密度と形態によっている．その結合状態は，ある種の結合組織で一定であるわけではなく，種々の条件で変化しうる．

骨折などでギプスを巻き関節を固定した場合，関節周囲の結合組織である靱帯や関節包のコラーゲン線維の肥厚や硬化，弾力性・伸張性の低下が時間の経過とともに起こってくる．この結果，関節の可動域制限が生じる．しかしこの変化は可逆的なもので，回復は可能であるが，長い

時間を要する．

　筋が関節拘縮の原因となる場合もある．長期に臥床したときに足関節に尖足が起こることが多い．寝ているときに足関節が底屈位となっているため，足関節が底屈筋である下腿三頭筋が短縮し，背屈に制限が起こる．しかしこれは筋線維自体の短縮ではなく，筋周囲や内部にある筋膜の短縮が原因となっている．この筋膜を形成しているものもコラーゲンである．

　皮膚もまた関節拘縮の原因となることがある．関節が動くときには一方の皮膚が伸び，反対側の皮膚が縮む必要がある．そのため関節周囲の皮膚はよく動くようにつくられている．皮膚に瘢痕拘縮が起こったり，皮膚の癒着が起こると皮膚の伸展性と収縮性が低下し関節の運動が制限される．

3　関節の変形

　関節を形成する骨や軟部組織の障害のために起こる関節の形態異常を変形という．先天性であるか後天性であるか，または原因により皮膚性変形や結合組織性変形，筋性変形，神経性変形，骨性変形などに分類される．しかし変形はただ単に見た目だけが問題であるものから活動制限の原因となるものまで様々である．主な変形を表5・3に示す．

4　筋萎縮

　筋肉が量的に減じた状態を筋萎縮という．当然，筋力や筋持久力の低下が起こる．筋萎縮はその原因により，神経原性筋萎縮，筋原性筋萎縮，廃用性筋萎縮の3つに分類される．

a. 神経原性筋萎縮

　脱神経萎縮ともいわれ，下位運動ニューロンの障害により起こる．神経障害により筋の収縮が起こらないために生ずる廃用性筋萎縮の要素も考えられるが，しかしその変化は廃用性筋萎縮とは根本的に異なっている．筋萎縮が速くかつ強く起こり，進行性で最終的には筋が分解・吸収されて消失してしまう．しかし，一定の期間内に神経が再生し筋が神経の再支配を受ければ，元の状態に回復することが可能である．

b. 筋原性筋萎縮

　進行性筋ジストロフィーなどに代表される筋の疾患で生じるものである．筋萎縮の程度が軽くても筋力の低下が著しいことが特徴である．

c. 廃用性筋萎縮

　筋肉は使わないと細くなり，筋力や持久力が低下する．このことを廃用性筋萎縮（disuse atrophy）という．逆に，よく使って鍛えれば筋肉は太くなり，筋力や筋持久力が増す．筋肉はその持っている最大筋力の20～30％を使うことで筋力を保持することができる一方，それ以下であると次第に弱くなり，それ以上であれば強くなる原則がある．なお廃用性筋萎縮における筋容積の減少は，筋線維の数が減少するためではなく個々の筋線維が細くなるためである．

表5·3 関節の主な変形

上肢	肩甲骨	スプレンゲル(Sprengel)変形(肩甲骨高位症)
	肩関節	上腕骨内反症*
	肘	外反肘 内反肘
	手関節, 手	猿手 鷲手 下垂手 スワンネック変形 ボタン穴変形 槌指変形
下肢	股関節	内反股* 外反股*
	膝	内反膝 外反膝 反張膝
	足関節, 足	外反扁平足 内反足 尖足 内転足 凹足 踵足 外反母趾
脊柱		斜頸 側彎症 円背 亀背

*X線により明らかになるもの.

5 神経麻痺

　神経は脳や脊髄などがおかされた場合には中枢神経麻痺が，それより遠位部の末梢神経がおかされた場合には末梢神経麻痺が生じる．運動，感覚の体性神経系と，交感神経と副交感神経の自律神経系の成分の症状と徴候が出現する．運動麻痺については，それぞれ上位運動ニューロン麻痺と下位運動ニューロン麻痺と区別し，それぞれ生ずる症状はまったく異なる(図5·2, 表5·4)．麻痺はその拡がりや部位により次のような運動麻痺パターンに区別できる．すなわち単麻痺，対麻痺，片麻痺，両麻痺，四肢麻痺などである．なお両麻痺とは，四肢麻痺のなかで上肢の麻痺が比較的軽度のものを指す．

a．末梢神経麻痺

　脊髄前角にある前角神経細胞から始まる下位運動ニューロンの障害によって神経原性筋萎縮が

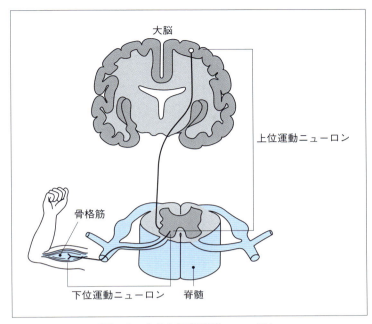

図 5・2 上位と下位運動ニューロン

表 5・4 上位と下位運動ニューロン障害の比較

	下位運動ニューロン障害	上位運動ニューロン障害
筋力	筋収縮力の低下	粗大筋力の低下
筋トーヌス	消失, 減退(flaccid)	増強(spasticity)
筋萎縮	萎縮は強い(脱神経萎縮)	萎縮は軽微
腱反射	減弱, 消失	亢進
病的反射	出現しない	出現する
腹壁反射	正常	消失

生じる. 神経細胞は死ぬと再生しない一方, 神経細胞の軸索突起である神経線維は, 神経細胞が生きていれば再生が可能であり 1 日 1 mm 伸びる.

① ボツリヌス毒素治療

ボツリヌス毒素治療では, 脱神経が起こり, その後に神経の再生過程で側芽(collateral sprouting)による筋再支配が生じる. 図 5・3 に示すように, 正常な末梢神経-筋線維(①)のうち一部を残して他がおかされると(②), おかされた末梢の線維が変性し筋線維も萎縮し細くなる. 残った筋線維は肥大し, 残った神経線維から側芽が出て(③), それが変性した神経にとって代わり神経筋接合部を形成して機能を回復する(④).

② MMT

末梢神経麻痺により生じる筋力低下は**徒手筋力テスト**(manual muscle test:MMT)で評価する. 筋収縮のない「0」から, 重力に抗して完全に運動ができる「3」, 正常「5」までの 6 段階から成っ

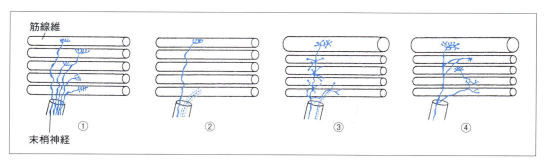

図5・3　神経変性と側芽

表5・5　徒手筋力テストによる筋力評価法

5	N	normal	100%	正常	強い抵抗に逆らって，完全に運動できる
4	G	good	75%	優	若干の抵抗に打ち勝って完全に運動できる
3	F	fair	50%	良	重力に抗して完全に運動できる
2	P	poor	25%	可	重力を除くと完全に運動できる
1	T	trace	10%	不可	わずかな筋収縮はあるが関節は動かない
0	0	zero	0%	ゼロ	筋収縮なし

ている（表5・5）．

b. 中枢神経麻痺

　上位運動ニューロンの障害で起こり，粗大筋力の低下，筋トーヌス増強と痙縮の出現，腱反射の亢進などの特徴がある．筋萎縮は廃用性萎縮を除けば軽微である（表5・4参照）．中枢神経麻痺の代表的原因疾患のなかに脳卒中がある．脳卒中では病変のある大脳半球の反対側の上下肢および体幹に，錐体路徴候として痙性麻痺が出現する．

　① Brunnstrom（ブルンストローム）法ステージ

　一般的に，脳卒中あるいは脳外傷の運動障害の評価にBrunnstrom法ステージが用いられる．発症直後に呈する完全弛緩性麻痺をステージ1としている．時間の経過とともに筋緊張が出現し，まず連合反応（associated reaction）が現れる．健側身体の一部の筋を強く収縮させると，その対称的な患側筋の収縮が連合反応として誘発される現象でRaimiste反応と呼ばれており，このレベルがBrunnstrom法ステージ2である．さらに片麻痺の改善が進むと随意運動が少しできるようになる．しかし，関節を挟んだ屈筋群と伸筋群の筋緊張がともに亢進するために，関節運動がほとんどできないように一見みえる．しかも上下肢の関節の分離運動ができず，隣接関節運動がともに起こり，一定のパターンに従った共同運動（synkinesis/synkinetic movement）になってしまう．

　② Wernicke-Mann（ウェルニッケ-マン）肢位

　筋緊張が最も顕著で，四肢の運動が共同運動に支配されているステージにおいては，立位時に上肢は肩内転内旋，肘屈曲，前腕回内，手関節屈曲位で，下肢は伸展位，足内反尖足の姿勢とな

A　リハビリテーション障害学　65

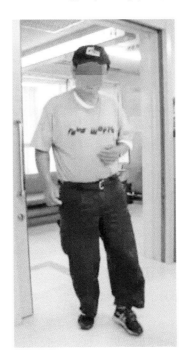

図 5・4　Wernicke-Mann 肢位

る Wernicke-Mann 肢位を呈する（図 5・4）．このレベルが Brunnstrom 法ステージ 3 である．さらに改善が進むと共同運動から分離運動が徐々に可能となる Brunnstrom 法ステージ 4 になり，ほぼ正常ではステージ 6 となる．この中間がステージ 5 である．なおステージ 3 から連続的に改善が進みステージ 4 になることはない．下位運動ニューロン障害では MMT で 0～5 まで量的・連続的回復を呈するが，上位運動ニューロン障害では Brunnstrom 法ステージ 1～6 までは質的な回復過程である（図 5・5）．さらにステージ 6 の症例でも病変が視床にかかっている場合には，巧緻動作が障害され動作のスピードが正常に回復しないなどの原則がある．

6　痙縮

　上位運動ニューロン障害の評価には Brunnstrom 法ステージが用いられる．これに対して痙縮（spasticity，痙性は形容詞として使う）は速度依存性の筋緊張亢進状態である．関節の他動的屈伸運動時に，最初に抵抗感が強く，あるところまで動かすと次第に抵抗感が減じる特徴がある．これを折りたたみナイフ（clasp-knife）現象と呼んでいる．

　Ashworth（アッシュワース）スケールは，他動的関節可動域における抵抗感で筋緊張の程度を評価することで痙縮の程度を見るものである（表 5・6）．臨床的に簡便であり，バクロフェン髄内腔注入を含む薬物治療，神経ブロック，ボツリヌス毒素などの治療効果の判定で用いられる．とりわけボツリヌス毒素の筋肉注射は手技が簡便であり，有効性が極めて高い．痙縮の亢進は，軽度の場合には弱い筋力を代償したり，陽性支持反射によって体重支持を補助してくれる．しかし

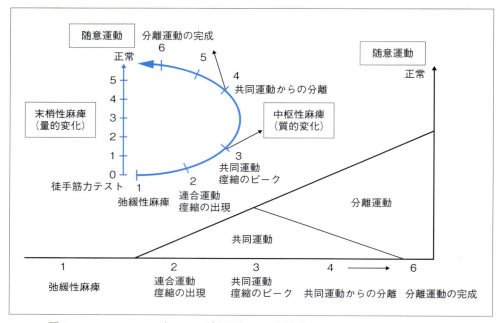

図5·5 Brunnstrom法ステージを評価した末梢性麻痺と中枢性麻痺の回復過程

表5·6 痙縮の重症度分類(Ashworthスケール)

0	筋緊張の亢進はない.
1	軽度の筋緊張＝屈伸時最終域でわずかな抵抗がある.
1+	軽度の筋緊張＝可動域1/2以下で抵抗がある. 折りたたみナイフclasp-knife現象を表している.
2	中等度の筋緊張＝全可動域で抵抗感があるが, 運動は容易である
3	重度の筋緊張＝運動が困難なほど抵抗感がある
4	屈曲位あるいは伸展位で硬直肢位である

これ以外は, ① 運動を制限し, ROMを制限する. ② 関節変形や拘縮を助長し, 痛みの原因になる. ③ 足クローヌスが出現し, ADLの阻害因子となる.

7 摂食嚥下障害

食物を見て食べる一連の動作は**摂食**と呼ばれ, 次の5つの時期に分かれる. ① 先行期—飲食物の形態, 量や質を認識する時期, ② 準備期—飲食物を口に入れ咀嚼し, 飲み込みやすい食塊をつくる時期, ③ 口腔期—食塊を舌や頬を使い, 口腔奥に送る時期, ④ 咽頭期—食塊が咽頭に触れて嚥下反射が起こる時期で, 軟口蓋の挙上による鼻腔の閉鎖と喉頭蓋による声門の閉鎖をきたし, 輪状咽頭筋が弛緩して食塊が食道に入る時期, ⑤ 食道期—食塊が食道から胃に移動する時期である. **嚥下三相**と言った場合, ③, ④, ⑤ の3つの時期のことである(**図5·6**).

A　リハビリテーション障害学　67

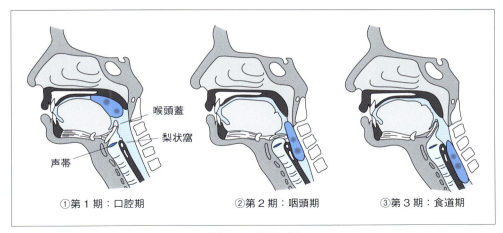

図5・6　嚥下三相

　咀嚼筋は三叉神経，頬筋や口周囲筋は顔面神経，さらに舌運動は舌下神経支配である．これらの神経障害では食塊形成がうまくいかない．また軟口蓋の運動を支配している舌咽・迷走神経障害では，鼻咽頭閉鎖不全のために鼻腔への食塊の逆流が生じる．
　脳卒中における嚥下障害では，食塊を健側咽頭に通過させ，頸部を前屈し，できるだけ舌骨挙上を高くして喉頭蓋で声門を効果的に閉鎖させる．実用的な選択肢として，食物形態としてとろみをつけたりプリンやゼリー状にしたりする方法がある．誤嚥性肺炎が別名「**みそ汁肺炎**」と呼ばれるように，液体水分は誤嚥しやすい．またコンニャク，寒天，餅などは喉を詰まらせる原因となる．食前に口腔運動を行い食後に歯磨きをすることも誤嚥性肺炎の予防になる．

8　高次脳機能障害

　脳卒中などによる脳損傷の際に，失語症とともに高次脳機能障害として失行や失認の症状が出現することがある．これらは運動機能が回復したあとも，ADLや社会復帰の重大な阻害因子として作用してくることがある．

a.　失語症

　失語症とは，大脳の損傷によって，いったん獲得された言語記号の操作能力が低下あるいは消失した状態である．話す，聴く，書く，読むなどの言語に関連した機能も種々の程度に障害される．

　① 失語症の種類

　大まかな失語症の分類として，理解がしやすいことから古典的なウェルニッケ・リヒトハイム（Wernicke-Lichtheim）の図式が用いられる（**図5・7**）．自発語が流暢か非流暢か，言語理解が良好か不良か，復唱が可能かどうかの3つの要素で分類している（**表5・7**）．自発語が非流暢な場合には運動性失語であり，理解が不良の症例は感覚性失語であり，言語理解は比較的良好で発語が流暢であるが，復唱がおかされている症例は伝導性失語である．

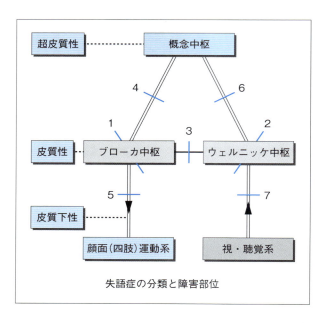

失語症の分類と障害部位

図 5・7　失語症の Wernicke-Lichtheim の図式

1. 皮質性運動失語＝ブローカ Broca 失語, 2. 皮質性感覚失語＝ウェルニッケ Wernicke 失語, 3. 伝導性失語, 4. 超皮質性運動失語, 5. 皮質下性運動失語(純粋語啞)＝発語失行, 6. 超皮質性感覚失語, 7. 皮質下性感覚失語(皮質聾)

1と2は皮質性失語であり，3は1と2を結ぶ伝導路である．3がおかされると発話は流暢で構音も良好であるが，錯語(メガネ→ママメなど)が目立ち，復唱がおかされることが最大の特徴である．

4と6の超皮質性失語は，3の伝導路を通過しないことから，復唱が保たれていることが特徴である．これに対して，5と7の皮質下性とは，それぞれ末梢運動発語器や聴覚器の障害を指している．5は純粋語啞で言葉がしゃべれない状態である．7は純粋語聾で，言語音のみが選択的に聞こえない状態である．

表 5・7　失語症の種類と分類

失語症の分類		自発語		復唱	言語理解	音読	書字
運動性失語	ブローカ失語	×	非流暢	×	○〜△	×	×
	純粋語啞	×	非流暢	×	○	×	○
	超皮質性運動性	×	非流暢	○	○	△	△
感覚性失語	ウェルニッケ失語	○	流暢：多弁，錯語，ジャーゴン	×	×	×	錯書
	純粋語聾	○	流暢	×	×	○	○
	超皮質性感覚性	錯語	流暢	○	×	錯読	錯書
全失語		×	非流暢	×	×	×	×
伝導性失語		錯語	流暢	×	○	錯読	錯書
健忘性失語		語健忘	流暢	○	○	○	○

　純粋語聾(pure word deafness)とは，言語音の聴理解が選択的に障害される状態であり，聴力障害はなく，非言語音の理解は良好であり，自発語，書字，視覚による言語理解能力は保たれる．

　純粋語啞とは，言語理解，文字言語の理解および表現は正常で，発語面にのみ限定した障害を認めるものをいう．

　② 治療アプローチ

　話し言葉には2つの要素がある．言語的要素(音素，音韻，意味，文法など)と非言語的要素(リ

ズム，アクセント，イントネーション，話しの速さ，声の大きさ，場面状況，感情など)である．

治療アプローチには，言語的要素に直接アプローチする方法と，非言語的要素を治療の技法に取り入れることによって言語的要素の回復を図る方法の2つがある．直接アプローチの原則は，①適切な言語刺激を与える，②強力な聴覚刺激を与える，③刺激を反復して与える，④刺激に対する何らかの反応を患者から引き出す，⑤与えられた反応を選択的に強化する，⑥矯正より刺激が重要になるの6点である．非言語学的要素を用いるアプローチには，メロディック・イントネーション法(melodic intonation therapy：MIT)がある．比較的発話しやすい自動言語の挨拶，決まり文句を用いることによって，患者の言語表出に対する意欲を高め，復唱を中心に訓練を進めていくものである．

b. 失認症

失認とは，日常よく知っている物品を，感覚器を通して認知することができなくなる障害である．物を見たり，聴いたり，触ったりして，それが何であるかを判断するには，視覚，聴覚，触覚などの感覚路と，これを認知する大脳機能が正常でなければならない．こうした感覚路を通して対象が何かを判定することができないことを失認という．失認の種類には，視覚失認，触覚失認，聴覚失認などの種類があり，さらに身体失認や病態失認などの身体図式にかかわる様々な障害もある．

① 身体図式の認知障害

身体図式とは，人が自分自身について持っている身体モデルで，自分の身体の位置や，身体各部の関係をどのように認知するかに関係している．人が自分の身体のどの部分を，どこへ，どのように動かしたらよいのかを知るためには，身体各部とその相互の関係を知る必要があるので，身体図式は，あらゆる運動の基礎とみられている．身体図式の認知障害に含まれるものには，身体失認，視空間失認，病態失認(病識欠如)，左右失認，手指失認がある．

ⅰ) 身体失認

身体構造の知識に欠け，自分自身の身体各部の認知ができず，身体各部の関係がわからなくなる症状である．「あなたの膝はどこですか？」などと質問したり，検者自身の身体部位を指さして患者の身体での同部位を患者に指さしさせたり，人物描画などをさせたりすることによって評価する．

ⅱ) 視空間失認

視空間失認は半側空間無視ともいわれ，右中大脳動脈の塞栓症例でみられることが多い．自己身体の半側あるいは外空間の半側の知覚情報を統合して利用することができない症状であり，特に左側での無視傾向が著しい．絵を模写させると左半分を無視し描かない．あるいは線分に中点を入れるように指示しても，向かって右に中点を記入し，あるいは左側にある線分を無視してしまう(図5・8)．重症例では，顔は常に右側に向いており，左側から声をかけても左側に顔を向けて話をすることはなく，しかも真っ直ぐに座ることができず，日常生活動作は全介助になることが多い．

ⅲ) 病態失認

左の半側無視の症状が重度になり，患者が「自分に重い麻痺があることを認めなくなった状態」

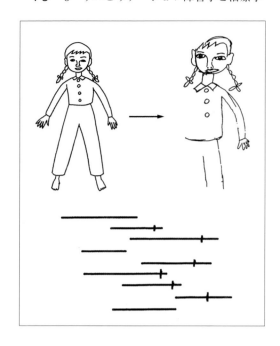

図5·8 視空間失認の無視傾向
向かって左の人物の絵を模写すると，右の絵のようになり，左側を無視して描いていない．あるいは下段の，線分の真ん中に縦線を入れる中点記入テストでは，左側の線分を無視し，さらに中点記入部位が右側に偏位している．

である．これには，単に麻痺に無関心な状態（病識欠如）から，麻痺を完全に否認するものまである．病識欠如の患者は，どこが悪いのかと聞かれると，どこも悪くないと答える．一方，麻痺を否認する患者の場合，半身が麻痺しており努力しても動かない事実に直面すると，「誰かの手足である．自分のものでない」などと答えることが多い．

　iv）左右失認

左右がわからなくなることである．「左手をあげてください」，「右手であなたの左の耳をつかんでください」などと指示し評価する．

　v）手指失認

自分の指や検者の指を命令に応じて指示したり，呼称したりすることができない症状であり，ほとんどの場合，両側性に出現し，特に示指，中指，環指での混乱が多い．手指失認は，しばしば左右弁別障害，失書，失算の3症状と合併して出現し，これらの4症状を合わせて，Gerstmann（ゲルストマン）症候群と呼んでいる．

　② 視覚失認

物品をみても何であるかわからない．しかし，触る，あるいは音を聞くことによって物品が何であるか認識できる．

　i）物体失認

常に用いている物をみせても，それが何であるかがわからないことを物体失認という．両側性後頭葉の障害で，なかでも深部白質や脳梁膨大部の損傷が関与している．まれなものであり，認知症，皮質盲，失語症などとの鑑別が必要である．

　ii）相貌失認

馴染みの顔をみても誰かわからなかったり，表情を読み取れないことである．声を聴いて誰か

を認識することはできる．未知の顔でも表情の認知や写真のマッチングができないこともある．あるいは目，鼻，口など個々の部分は認知できるものの，それを統合して特定の人の顔と結びつけることができないこともある．

③ 聴覚失認

聴力は保たれているにもかかわらず，音を聞いても何の音か理解できない．しかし，触れることでの理解は可能であり，言語機能もおかされない．いくつかのタイプがある．言語の聴覚理解が障害されると純粋語聾と呼ばれる（「a．失語症」の項目参照）．発話や文字言語の障害はなく，筆談は可能である．これに対して，言語の理解はできるにもかかわらず，環境音である非言語音の認知や理解ができない症例もある．さらに言語音も非言語音も認知できない皮質聾の状態もあり，これは聴覚連合野がある側頭葉の損傷によって起こる．

④ 触覚失認

日常用いている物品を触っても，その素材や形態がわからなかったり，物品そのものの認知ができないことを触覚失認という．一側性頭頂葉の損傷によって生じる．

c. 失行症

運動麻痺がないにもかかわらず，意図した動作や指示された動作を行うことが難しい状態である．

① 観念失行

鍵やマッチをみてそれが何であるかを言葉で言えるにもかかわらず，何をするのか使用用途がわからない状態である．「紙を折って封筒に入れる」など一連の運動連鎖が障害されている．

② 観念運動失行

鍵やマッチの概念はわかるにもかかわらず，具体的にどのように使用するのかがわからず行為できない．観念失行とともに左大脳頭頂葉に病変があることが多い．

③ 着衣失行

着衣であることは認識できるにもかかわらず，服を後ろ前に着てしまい，きちんと着ることができない．右大脳半球頭頂葉病変の例で多い．

④ 構成失行

「まとまりのある形態を形成する能力に障害をきたし，空間的に配置する行為が困難になった状態」と定義されている．純粋に構成失行のために日常生活動作に影響を及ぼすことは少ない．視覚構成課題での失敗あるいは空間認知処理障害のために，視空間失認や認知症などの影響を受けることが少なくない．右半球側頭葉，頭頂葉，後頭葉の病変で視空間失認に伴った構成失行が認められる．これに対して，左大脳半球病変で感覚入力は正常であるが，視覚，聴覚，あるいは触覚統合する機能が障害されても，構成失行が出現する．

d. 脳外傷による高次脳機能障害

脳卒中などの脳機能障害に伴う失語症・失行症・失認症を含めて広義の高次脳機能障害と呼ぶようになってきている．また，脳外傷や脳炎によって生じる認知障害（記憶，注意，遂行機能など）や行動異常によって日常生活や社会生活にうまく適応できない障害を**狭義の高次脳機能障害**と呼ぶようになってきている．脳外傷と脳卒中で出現する高次脳機能障害は基本的に異なってい

表5·8 脳外傷と脳卒中の障害比較

	脳外傷	脳卒中
障害の特徴	情動，認知障害 人格―行動異常	運動障害，感覚障害 身体障害，言語障害
他覚的徴候	＋	＋＋＋
自覚症状	軽度	重度
家族のストレス	＋＋＋	＋＋
経時的ストレス軽減	＋−	＋＋
身体障害者手帳	なし	あり
年金/補償額	低い	高い

る(表5·8)．脳外傷では前頭葉と側頭葉の底部が損傷されやすく，脳卒中では主に中大脳動脈支配領域の運動麻痺，感覚障害，失語症などの障害を呈しやすい．

① 記憶障害

記憶には，情報を入力する記銘，それを覚えておく保持，さらに思い出す想起あるいは再生の3つの過程がある．

ⅰ) 認知症における記銘力障害

変性症のアルツハイマー病やレビー小体型認知症の記憶障害の基本は記銘力の低下である．少なくとも初期には，保持や再生の能力や古い記憶は保たれている．記憶の保持の長さから，1～2秒の瞬間的な即時記憶，30秒から数分の近時記憶，数年単位の遠隔記憶に分類すると，近時記憶が障害されるといえる．「今言ったばかりのことを忘れてしまう」，「同じことを何度も尋ねる」ことになってしまう．

ⅱ) 陳述記憶と手続き記憶

記憶はその内容から，陳述記憶と非陳述記憶あるいは手続き記憶に分けられる．さらに陳述記憶にはエピソード記憶と意味記憶がある．エピソード記憶とは，いつ，どこで，誰が，何をしたかという出来事の記憶である．意味記憶とは通常の知識のことである．手続き記憶とは，着衣を着る，大工仕事，編み物など運動や作業を通して獲得した動作記憶である．

認知症ではエピソード記憶が主に障害される一方，作業によって獲得した手続き記憶はあまり障害されない．しかし，診察室などあらたまった状況で「服を着て下さい」と要求され意識的に運動を組み立てざるを得ない状況では，誤りが生じたり意識すればするほど手続き記憶を取り出すことが難しくなったりする．介護を行う場合，できるだけ慣れ親しんだ環境で行動する，せかさない，横からヤイヤイ言わないなど，行動を引き出す場合には意識的状況下に追い込まないことが大切である．

② 逆行性健忘と前向性健忘

脳炎や脳外傷によって生じる記憶障害では，発症あるいは受傷時点より前の記憶を覚えていない逆行性健忘が見られる．病状の回復とともに記憶がある程度回復してくるが，発症あるいは受傷後しばらくの間の記憶は喪失したままである．これを前向性健忘という．この逆行性および前向性健忘の程度によって脳炎や脳外傷の重症度がわかる(図5·9)．

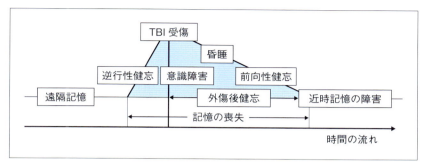

図5·9 記憶障害の時間ライン

e. 注意障害

意識を集中し, 持続し, あるいは移動する過程を注意と定義している. 注意障害では注意散漫のほか, 集中力低下やぼんやりしている様子が見られ, まとまりのある思考や会話ができなくなる. またひとつの物事に固執してほかに注意を転換できない. とくに短期記憶と関連する症状である.

f. 遂行機能障害

目的行動を行うことが難しい. 末梢受容器からの感覚(sensory)入力は視床を介して大脳皮質に入り知覚(perception)される. さらに知覚は連合野を経て, 統合されて認知(cognition)される. 前頭前野では各種の知覚が階層的に統合され, 課題の遂行に密接に関連している. 行動プログラムの際に必要な複数の情報を一次的に保持して相互に関連づける機構が作動記憶(working memory)であり, ブロードマン(Brodmann)の46領野とその周辺が関与している(図5·10). この部位の損傷によって, 注意の持続時間が短くなり, 計画を立てるなどの遂行機能障害が出現する. 自分の記憶している状態をモニターするメタ認知あるいは記憶監視機構がある. この障害によって, 「困ることはないし, 自分は正常だ」といった病識欠如の症状が出現する.

g. 行動異常

行動異常は脳病変による身体, 認知, 情動障害のほか, 受傷前のパーソナリティの顕在化, 受傷前の心理・社会的環境因子にも影響されて生じる(表5·9). 家族の訴える行動異常や問題行動には, 認知障害に基づくものが少なくない(表5·10).

9 ライフサイクルと各ステージの障害特性

a. ライフサイクル

人間が誕生して死ぬまでの一生は, 各個人がそれぞれの年代で生じる生物学的・心理学的・社会的変化に適応し, 身体の成熟と統合を重ねていく過程と捉えることができる. これを個人の**ライフサイクル(life cycle)** と呼び, その個々の年代を**ライフステージ(life stage)** と名づけている.

心理学者であるエリク・H・エリクソン(Erik・H・Erikson)は人間の一生にわたる人格発達の過程を8段階に分けて, それぞれ段階の課題に対して適応的解決した場合と, 適応できなかった

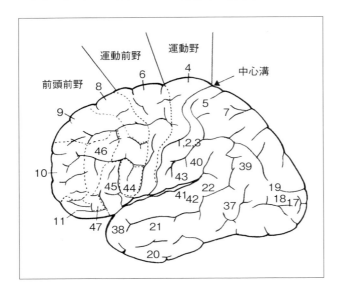

図 5·10 ブロードマン 46 領野とその周辺

Brodmann は 1900 年に大脳皮質の解剖学的および細胞学的構築の相違から，組織構造が均一な部分をひとまとめと区分して，1 から 52 の領野に番号を付けている．今日に至るまで機能局在においてこの領野が使われている．
Broca 運動性失語は 44，45 領野が病変で，41，42 が第 1 次聴覚野で Wernicke 感覚性失語は 22 領野である．39 野は角回，40 野は縁上回と呼ばれる部位である

表 5·9　行動に影響する因子

患者因子	受傷前パーソナリティー，生活歴，年齢
心理的	事故の責任―労災/自責/他責，予後軽/重
家族環境	親の養育態度，兄弟姉妹関係
経済的因子	生活の心配，治療が十分に受けられるか
社会的因子	患者友の会での交流，社会資源の有無
脳病変による障害特性	身体―視覚障害，聴覚障害，てんかん
	認知―病識欠如，記憶障害，注意障害，遂行機能障害
	情動―易怒性，不機嫌，愛情喪失，性行動異常，感情平坦化

表 5·10　家族が訴える行動異常

動作が緩慢
すぐに疲れてしまう
不機嫌でイライラしている
すぐに忘れてしまう
忍耐力がない
洞察力がない
行き当たりばったり
落ち着きがない

表5・11 Eriksonのライフステージと対概念

	発達段階	年齢区分	獲得される課題	陥る危険
1	乳児期	0〜1歳	基本的信頼	基本的不信
2	幼児前期	1〜2歳	自律性	恥・疑惑
3	幼児後(遊戯)期	2〜6歳	積極性	罪悪感
4	学童(児童)期	6〜13歳	勤勉性	劣等感
5	青年期	13〜21歳	同一性	役割混乱
6	前成人期	22〜35歳	親密性	孤独
7	成人期	35〜65歳	世代性	停滞
8	老年(成熟)期	65歳以上	統合・完成	絶望

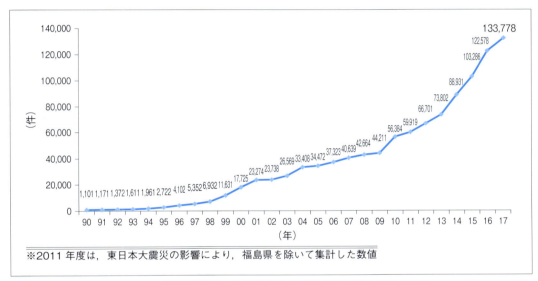

図5・11 児童相談所での児童虐待相談対応件数(平成29年度)
(厚生労働省発表資料より作成)

場合の危機の対概念を提示している(**表5・11**).

リハビリテーション医学においては,各ライフステージにおける適応を妨げる環境因子あるいは障害特性についてさらに考察する.

b. **ステージにおける障害学**

各ステージにおける適応的解決を妨げる環境因子や障害特性には次のものがある.

① 児童虐待

ⅰ)児童虐待の件数

1990(平成2)年から児童相談所の児童虐待数の調査が開始された.2000(平成12)年11月に児童虐待防止法が施行され,その件数がより明確になり,毎年増加の一途をたどっている(**図5・11**).平成29年度では平成2年度と比べておよそ100倍になっている.

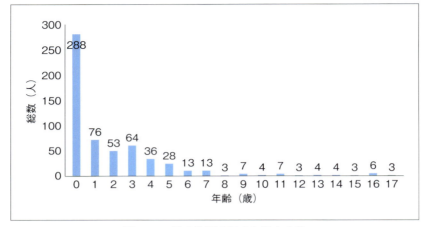

図 5·12　被虐待死亡児の年齢と人数
(「子ども虐待による死亡事故等の検証等について」社会保障審議会児童虐待等要保護事例の検証に関する委員会第 12 次報告(平成 28 年 9 月)より作成)

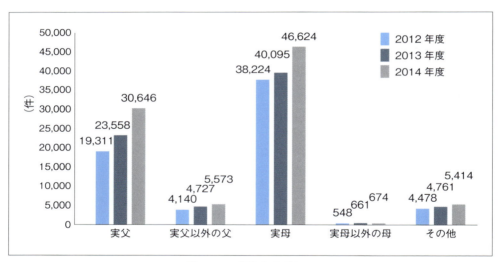

図 5·13　虐待者はだれか

(厚生労働省発表資料より作成)

ⅱ) 被虐待児の死亡年齢と虐待類型

被虐待児の年齢は 0 歳児が圧倒的に多く(**図 5·12**), 虐待者は実母が 50% 以上を占めている(**図 5·13**). 虐待類型は, 身体的虐待, ネグレクト, 心理的虐待, 性的虐待の 4 種類に分けられており, 近年は心理的虐待に顕著な増加傾向がみられる(**図 5·14**).

ⅲ) 乳児揺さぶられ症候群

乳児の身体を持って揺すぶると, 乳児は頸部を支点として頭部も前後に振動する. 頭部の外傷はないが, 反復性むち打ち症のように大脳が強い振動衝撃を受けて, 大脳表面の橋静脈(bridging

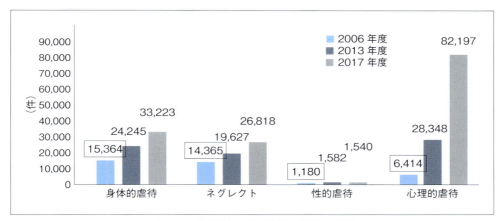

図 5・14　類型別虐待相談対応件数の推移
(厚生労働省：平成 18 年度，平成 30 年度福祉行政報告例の概況より作成)

vein)が破綻して急性硬膜下出血が生じる．同時に網膜動脈破綻による網膜出血と脳浮腫が生じる．これを**乳児揺さぶられ**(shaking baby/whiplash shaken infant)**症候群**と呼んでいる．

② 学童期と青年期の課題阻害

学童期の「勤勉性」を阻害するものが学校におけるいじめ(bullying)である．青年期においては，自分が一体何の使命をもって地球に遣わされたのかを問うたうえで自分の使命あるいは役割＝「同一性」を獲得することが課題である．

ⅰ）若者の死因は何か

各年齢層における死因のうち自殺の順位をみると(**表 5・12**)，15 歳～44 歳では第 1 位や第 2 位と高くなっている．またその動機は健康問題，経済・生活問題が多い(**図 5・15**)．

ⅱ）学童期・青年期の自殺動機

図 5・15 の 20 歳未満の自殺動機は，不詳を除くと，学校問題，健康問題，男女問題が多い．

③ 成人期の障害

成人期は次世代を指導するライフステージであり「世代性」の獲得が課題となる．その障害になるものが生活習慣病やメタボリック症候群である．これらは，「沈黙の殺人者(silent killer)」あるいは「死の四重奏(the deadly quartet)」とも呼ばれている．自覚症状を生じることなく心筋梗塞，狭心症，脳卒中は突然発症することがあるためである．発症に至れば「世代性」課題を断念しなければならない．

ⅰ）メタボリック症候群

診断の必須項目は内臓脂肪蓄積の目安であるウエスト周長が男性≧85 cm，女性≧90 cm で，これに加えて ① 高トリグリセライド血症≧150 mg/dL かつ/または低 HDL コレステロール血症＜40 mg/dL，② 収縮期血圧≧130 mmHg かつ/または拡張期血圧≧85 mmHg，③ 空腹時高血糖≧110 mg/dL のうち 2 項目以上が当てはまれば診断基準を満たすことになる．

ⅱ）生活習慣病と予防医学

生活習慣病は，40 歳以降で発生頻度が高いことから「成人病」と従来呼ばれていた．しかし成人

表 5・12　年齢別の総死亡数に占める自殺の割合とその順位（平成 15 年厚生労働省）
15 歳〜44 歳の死亡原因の 1 位・2 位は自殺である．

年齢階級	総数		男		女	
	割合（%）	死因順位	割合（%）	死因順位	割合（%）	死因順位
総数	3.2	6	4.2	6	1.9	8
10〜14 歳	9.7	3	8.5	4	11.2	3
15〜19	23.6	2	21.5	2	28.1	1
20〜24	36.9	1	36.4	1	38	1
25〜29	40.8	1	41.6	1	38.9	1
30〜34	36.1	1	38.9	1	30.2	1
35〜39	28.9	1	32.8	1	21.5	2
40〜44	22.6	2	27.1	1	13.3	2
45〜49	16.3	2	19.7	2	9.2	2
50〜54	11.7	3	13.8	3	7	4
55〜59	8.8	4	10.1	3	5.7	4
60〜64	5.2	4	5.7	4	4.3	4
65〜69	3	6	3	6	3	6
70〜74	1.6	7	1.4	8	1.8	7
75〜79	0.9	12	0.8	12	1	11
80〜84	0.6	14	0.6	14	0.6	16
85〜89	0.4	17	0.5	16	0.4	20
90〜	0.2	21	0.3	19	0.2	27

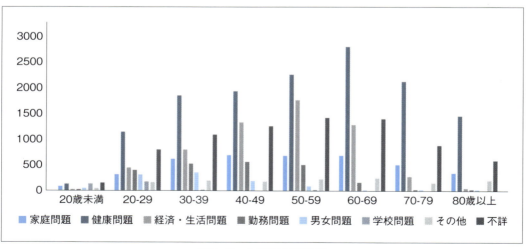

図 5・15　年齢別自殺動機

（厚生労働省：自殺の統計（平成 22 年）より作成）

表5·13 予防医学の3つのレベルとそれぞれの目標・アプローチ

予防レベル	目標	アプローチ
第一次予防	健康増進 疾病予防 特殊予防	生活習慣の改善，生活環境の改善，健康教育による健康増進を図り，予防接種による疾病の発生予防，事故防止による傷害の発生を予防すること
第二次予防	早期発見 早期対処 適切な医療と合併症対策	発生した疾病や障害を検診などにより早期に発見し，早期に治療や保健指導などの対策を行ない，疾病や傷害の重症化を予防すること
第三次予防	リハビリテーション	治療の過程において保健指導やリハビリテーション等による機能回復を図るなど，社会復帰を支援し，再発を予防すること

病はすでに小児期・学童期の食生活や運動習慣から始まっているため「成人病」と呼ぶのは不適切である．このため1996（平成8）年12月，旧厚生省は「**生活習慣病**（life-style related disease）」の概念を提案した．

「成人病」と呼んでいる間はその対策が早期発見と早期対処による第二次予防になってしまいがちであった．これに対して，「生活習慣病」に対しては生活習慣や生活環境の改善，健康教育による健康増進を図るといった第一次予防に向けたアプローチをとりやすい（**表5·13**）．

④ 高齢者の障害

老年期の課題である「統合・完成」を阻害する要素には，認知症，フレイルと要支援・要介護，高齢者虐待の3つがある（第8章参照）．

B リハビリテーション治療学

1 障害の受容

リハビリテーションの開始前に，障害者には2つの問題がある．ひとつは，疾患や外傷による不可逆的な身体障害に直面して，心理的な不安，苦悩，うつ状態に陥っており，リハビリテーションが開始されない状況が多いことである．障害をどう乗り切り，リハビリテーション開始の動機づけを行うかが重要である．もうひとつは，病気になると安静臥床を余儀なくされるために安静臥床の弊害である廃用症候群に陥っていることが多いことである．この予防と軽減が必要になる．疾患や外傷による一次的機能障害のほかに，二次的機能障害である無気肺，下肢血栓症，関節拘縮などに対しては，予防に勝る治療法はない．

a. 心理的アプローチ

心理的な適応障害を起こすかどうかは，疾患や機能障害の重症度より，むしろ障害をどのように理解・解釈していくかにかかっている．脊髄損傷による対麻痺があっても，自らは障害者とあまり感じることなく，車椅子を自由に操り，スポーツに熱中する障害者もいれば，悩み苦しみ，

表5·14 心理的防衛機制

抑制	衝動や葛藤を無意識的に押さえ込む
否認	現実的状況を無意識的に認めまいとする
反動形成	ある対象に向けられた感情とは正反対の感情や振舞いを無意識的に行う
置換	ある対象に向けられた感情や衝動が，他の対象に向けられる
退行	ストレスに遭遇したりその状況が長く続くと，それ以前の発達段階に戻って自我を守る
知性化	本来なら感情・情緒的になるはずの衝動や葛藤について，知的に理解したり表現しようとする
行動化	言語的な交流をすべき時に，それが行動によってのみ表現される
躁的防衛	本来なら抑うつ的になるところを，明るく振る舞ったり，周囲を見下すような考え方をする
分裂	自分の中や他人の中にある良い部分と悪い部分が一体化せず，分離されて認知される状態
昇華	社会・文化的に次元のより高い手段や方法で，衝動を発散させたり充足させたりする

うつ状態になり自殺念慮に陥る障害者もいる．

① 障害者の心理

障害者の主な心理的問題には，以下の3つの問題がある．① どのように障害を受容あるいは適応していくのか，② 積極的に障害に立ち向かっていく意欲あるいは動機づけをどのように獲得するのか，③ 疾病利得の問題である．疾病利得とは，困難な現実から病気や障害のなかに逃げ込むことによって得られるものがあることで，疾病へ逃避する心理である．困難な状況から無意識的に自分を守る心理的防衛機制と同様である．

② 障害受容過程

病気あるいは障害を持ったことによりショックを受け，不安・苦悩・うつ状態など心理的葛藤に陥ることは当然のことである．このためにリハビリテーションが順調に開始されないことが多い．この心理状態は，「不治の病」として「がん」を宣告された場合の心理状態と同じである．

日常生活でこれまでできていたことができなくなったり，通学・通勤が難しくなったり，職業復帰が難しくなったりして，これまでの健全な身体や社会的役割を「喪失体験」することになる．これを回避しようと心理的防衛機制(表5·14)が働くことになる．

リハビリテーションの成否は，否認の世界に閉じ込もるか，それからの脱出を試みるかにかかっている．不安・苦悩・うつ状態のなかを，もがき苦しみ，悲しみと怒りのなかでじっと耐える時間が必要である．しかしじっと耐えている間に，同じ障害者ががんばって訓練に励んでいたり障害者スポーツで活躍していたりする姿を目撃するなどのいろいろな体験を通して，「自分でもできるのではないか」と，これまでと違った自分を認識することによって，障害があっても自分も頑張って行こうと考えるようになる．その結果，社会・環境に再適応するための新たな行動や役割を学んで行こうと再起する．

ⅰ）悲哀の仕事

障害者になったという悲しみと怒りのなかで，軽佻浮薄(けいちょうふはく)の道をとることなく，じっと耐えて自

分自身を見つめ，どう生きていくかを悩み苦しむ時期が「**悲哀の仕事**」である．これによって人生の何かについて学ぶことができるのではないか．障害を受け入れることは難しいが，これができなくとも，一生の時間をかけて悲哀の仕事を営むことも「**障害の受容**」である．

　ⅱ）ピア・カウンセリング

　障害を持つ当事者どうし（ピア：peer）が，お互いに平等な立場で話を聞き合うことを基本姿勢として，地域での自立生活を支援する手助けをカウンセラーがきめ細かいサポートで行うことである．

　ⅲ）傾聴と共感

　障害者にとって自分の不安や悩みなどを聞いてもらうことは，障害に立ち向かっていくうえで大きな支援になる．話の聴き手は，障害者の話に耳を傾けて，障害者の考え，感じていること，不安，悩みを真剣に理解しようと心がけることが必要になる．ここでは**同情**（sympathy）ではなく，**共感**（empathy）することが求められる．共感とは，不安や悩みのなかにいる人の考えや感じていることを理解し，相談者の立場に立つことである．理解していることを「そうだね」，「苦しいですね」と言ってフィードバックしてやる必要がある（**表3・7** 参照）．

b.　**動機づけ**

　残っている機能や能力で自分の障害に積極的に立ち向かっていけるようにするためには，リハビリテーションへの意欲を高めるための患者への動機づけが必要である．患者は，脱出への第一歩をなかなか踏み出せないことが多く，「意欲に欠ける」「問題患者」「障害受容ができていない」などと，リハビリテーション関係者にレッテルを貼られることがある．その原因として，心理的機能障害や，疾患や薬剤による心理精神的異常状態が合併していたり，疾病利得による疾病への逃避が認められることがある．また，障害の受容過程の途中であったり，障害者とリハビリテーションスタッフの間の情報理解の乖離などが原因である例も見られる．スタッフは，医学的病態，障害，治療方針などを詳細に説明し情報を提供することによって，障害者がリハビリテーションの第一歩を踏み出して行動してくれると錯覚していることが多い．障害者に対する最初の心理的アプローチは，障害者が障害をうまく認知・理解・受容できるように援助することである．まず話を聴き，その内容を否定することなく共感し，じっと聴くことで「**傾聴と共感**」のアプローチになる．

c.　**疾病利得**

　精神的ストレスが過大で不安や苦悩が限界を超えると，手足が動かなくなったり耳が聞こえなくなったり喋ることができなくなる．極端な場合，痙攣などの症状が出現する．これらの症状が見られると，いわゆるヒステリーと診断される．さらに身体症状を呈する病気の状態であることによって，様々な社会心理的な利益を二次的に得る疾患利得の心理機制がさらに加わる．とくに受傷機転が交通事故，労働災害，医療過誤などで加害者と被害者の関係が基盤にあったり医療補償を受けていたりする場合に発生しやすい．医療現場におけるスタッフとの間でも，かまってもらいたい，大事にされたい，相手を困らせたいなど愛情要求を満たす手段として身体障害の症状や苦痛を訴える疾病利得の気持ちが働く．疾病利得は，① 現実から遊離させ，かえって不適応に陥り，障害受容を妨げる．② 受け身的な利益を得るだけでなく，家族，職場，医療スタッフを思

表5・15　廃用症候群の病態

廃用症候群：安静臥床に伴う弊害	
運動不足	関節拘縮，筋力低下，体力低下
臥位による変化	排痰困難＝無気肺，肺活量の減少，嚥下性肺炎，下肢血栓症
知覚刺激の剥奪	精神機能の低下，うつ症
不良肢位	褥瘡，腓骨神経圧迫障害＝下垂足

い通りに能動的に動かす手段になりやすい，③ 患者や障害者の意図的・意識的な産物でなく，むしろ本人自身も気づかない無意識によってつくり出されたものであるといった特徴がある．したがってこの状態を仮病扱いにして責めたり非難することは，事態をかえって悪化させやすい．なお病因として心因性障害と診断されることがあるが，これも本人自身が作為的に症候をつくり出しているのでは決してなく，環境あるいはストレスに対するヒトのひとつの生物学的反応形式と解釈して対処する必要がある．

2　廃用症候群

　病気や外傷の発生とともに安静臥床は不可避である．しかし安静臥床は，病気の治癒機転に作用すると同時に，多くの副作用がある．長期安静臥床や四肢の非使用による弊害を**廃用症候群**（disuse syndrome）と呼んでいる（**表5・15**）．このなかには，筋萎縮，関節拘縮，褥瘡などが含まれている．安静臥床によって筋力低下をきたし，さらに運動不足によって心肺系の機能低下がおこり，体力低下をきたす．体力低下によって，ますます安静臥床になりやすくなり悪循環が生じる．早期離床でこの循環を断ち切る必要がある（**図5・16**）．

a.　急性期のアプローチ

　急性期のアプローチは，体位変換，排痰介助，関節可動域訓練，早期離床である（**表5・16**）．とくに周術期（外科的手術の前後）リハビリテーションが重要である．外科的手術後は安静臥床を余儀なくされる．術後の大多数の患者に対して，術前あるいは術後直ちに廃用症候群を予防・軽減する必要がある．術後は術後創部痛や，横隔膜や肋間筋の筋力低下のために排痰障害が起こり，肺炎になりやすい．また下肢安静に伴って静脈血栓症が発生しやすくなる．この病態はいわゆる狭い航空機座席で安静を長時間強要されるエコノミークラス症候群と同様である．外科手術後の全身状態は正常でないことから，下肢静脈血栓が肺にとび肺塞栓などの重篤な合併症を引き起こす危険性が極めて高くなる．この肺炎と静脈血栓塞栓症によって入院期間が長くなることから，厚労省は術直後からの理学療法の介入を早期加算という形で奨励している．予防に勝る治療法はない．排痰介助による無気肺予防，体位変換による褥瘡予防，早期離床が最も効果的な治療法である．

b.　長期臥床による障害の累加

　白血病などの血液がんのほか，間質性肺炎など種々の慢性・難治性疾病によって長期臥床を余

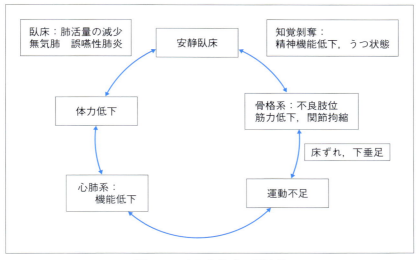

図 5・16　廃用症候群の悪循環

表 5・16　急性期ベッドサイドでの廃用症候群へのアプローチ

目的	手技
褥瘡の予防	体位変換
関節拘縮	関節可動域訓練
血栓塞栓の予防	関節可動域訓練
無気肺	排痰：体位ドレナージ，深呼吸，咳嗽，用手圧迫呼吸介助
起立性低血圧	座位保持
逆流性食道炎	座位保持
嚥下性肺炎	座位保持

儀なくされる場合，廃用症候群の予防を疾病治療と同時にできるだけ早期に実施しなければならない．廃用症候群による障害は時間的経過とともに全身臓器に退行性変化をきたす（**表 5・17**）．その結果，障害は累加されて重度になり，とりわけフレイルを呈する高齢者では容易に非可逆的になってしまう（第 8 章参照）．疾病が軽快しても，褥瘡，関節拘縮，下肢筋力低下などで立位，移動動作，歩行ができなくなってしまう（**図 5・17**）．

メモ 5-1　平均在院日数と入院基本料の逓減制

　急性期病院においては，診療報酬上の「平均在院日数」のシバリが厳しく，もし患者全体の平均在院日数がランクの上限を超えてしまうと，低い点数の入院基本料しか取れなくなる．さらに個々の患者の 1 日あたりの入院基本料も，入院期間が長くなるほど，階段のように下がっていく「入院基本料の逓減制」になっている．好むと好まざるとにかかわらず，2 週間以内，長くとも 30 日以内に退院を余儀なくされることが少なくない．

表 5·17　廃用症候群の障害内容

筋肉	筋力低下，筋萎縮
関節	拘縮，変形
骨	骨粗鬆症，異所性骨化
心肺系	体力低下，起立性低血圧，最大酸素摂取量の低下
血管	血栓塞栓現象
呼吸器	無気肺，肺塞栓，肺活量減少，誤嚥性肺炎
精神機能	不安，うつ症，精神機能低下，夜間せん妄
中枢神経	見当識低下，痛みの閾値低下，バランス機能低下
末梢神経	圧迫性神経障害
消化器	便秘，食欲低下，逆流性食道炎，ストレス潰瘍
泌尿器	尿路結石，尿路感染症，機能的失禁
皮膚	褥瘡，皮膚萎縮

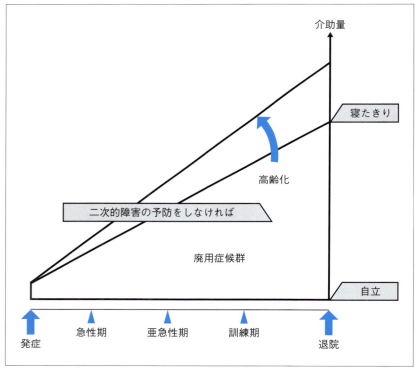

図 5·17　廃用症候群の経時的累加

c. うつ病と仮性認知症

うつ病では，発動性の低下や意欲低下の症状があり，長期臥床に陥って廃用症候群が促進されやすい．可逆性の認知機能低下を示す**仮性認知症**では，認知機能の低下がいっそう進行して認知症との区別が困難になってしまう．

3 関節拘縮

a. 拘縮予防

意識障害があり安静臥床の時間が長くなると，筋は廃用性萎縮をきたし，筋や関節包などの関節周囲の軟部組織が短縮する．また関節周囲の外傷や炎症による瘢痕や線維化でも関節拘縮に陥る．さらに運動麻痺や痙縮があると筋緊張異常によって関節は変形や拘縮が起こりやすくなり，1～2週間で完成する．いったんでき上がった拘縮はなかなか回復しない．したがって拘縮は治療するよりも予防するほうがはるかに容易であり重要である．このため病気で絶対安静であっても拘縮の予防を心がけなければならない．

拘縮予防には，他動的な関節可動域の訓練や伸張運動(ストレッチング)が必要である．骨折でギプス固定をすると関節の拘縮は避けられない．ギプスを除去したあとの拘縮治療を容易にするために，機能的肢位に保持する必要がある．重度脳性麻痺児では緊張性頸反射や緊張性迷路反射のために，肢位や姿勢によって上下肢および体幹の拘縮をきたしやすい(図5・18)．これを予防するために，背臥位，腹臥位，横臥位，座位，頸部肢位などへの体位変換が必要である．

b. 好発部位と関節可動域訓練

全身の関節は動筋と拮抗筋との筋緊張異常によって一定の拘縮肢位を呈することが多い(図5・19)．特に股関節は屈曲位に，足関節は底屈し尖足位になりやすい．他動的な関節可動域訓練や伸張運動を，それぞれの関節の全可動域にわたり最低3回ずつ，朝夕2度繰り返すことが望ましい．

メモ5-2　回復期リハビリテーション病棟と診療報酬点数

急性期病院の退院後は，リハビリテーション病院あるいは病棟へ転院・転棟して，自宅退院をめざしてリハビリテーションを行うことになる．しかしながら，その亜急性期病院や病棟でも，呼吸器疾患90日，運動器疾患150日，心大血管疾患150日，脳血管疾患等180日，廃用症候群120日と算定上限が決められている．つまり原則的には，リハビリテーションの実施は医療保険上困難になり，病院での理学療法や作業療法は終了せざるを得ない．なお難病患者，高次脳機能障害患者などは算定上限日数から除外されている．

リハビリテーションの診療報酬には，脳血管疾患等，心大血管疾患，運動器疾患，呼吸器疾患，廃用症候群，難病患者，障害者，がん患者，認知症患者のリハビリテーション料のほか，リハビリテーション総合計画評価料と総合計画提出料，目標設定等支援・管理料，摂食機能療法，視能訓練，リンパ浮腫複合的治療法，集団コミュニティー療法などの項目がある．病院の規模，1単位20分の訓練を何単位行ったか，また1人の訓練士が実施できる単位数などがきめ細かく決められている．なお1点＝10円が原則であるが，自由診療，交通事故，外国人旅行者，地域によって同じ医療行為であっても点数が異なっている．

86　5　リハビリテーション障害学と治療学

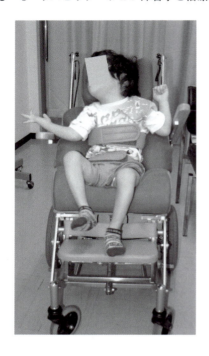

図 5·18　非対称性緊張性頸反射による肢位の変化

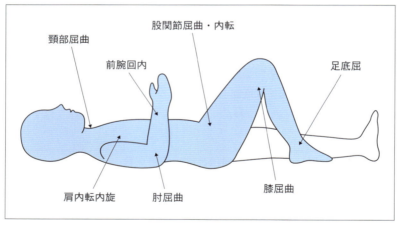

図 5·19　長期臥床による関節拘縮肢位

軟部組織が伸展性のない結合組織に置換された熱傷瘢痕などの非可逆性瘢痕は伸張運動の適応はない．

①　持続伸張運動

　拘縮に対しては，最大張力を短時間で加えるよりも最大以下の張力で長時間にわたって持続伸張するほうが効果的である．さらに伸張の際に温熱を併用すれば，痛みの閾値が上昇し，筋弛緩も得られ，結合組織も伸張し，より効果的である．

表5·18 リンパ浮腫の国際ステージ分類

ステージ	
ステージ0	リンパ液輸送は阻害されているが浮腫は明らかでない
ステージI	挙上により軽減する 圧迫でくぼむ浮腫(圧迫痕あり)
ステージII	挙上しても軽減しない 圧迫でくぼむ浮腫(圧迫痕あり)
ステージII後期	挙上しても軽減しない 脂肪蓄積や線維化の進行により，圧迫でくぼみにくい浮腫(圧迫痕なし)
ステージIII	硬い浮腫(圧迫痕なし)で，象皮症(様)変化を伴う

② 注意点と禁忌

骨折治癒直後であったり，骨粗鬆症や骨転移病変があったり，四肢に筋力低下があったりする場合，強力な伸張運動によって骨折や軟部組織の損傷をきたす危険がある．伸張運動の禁忌は，① 急性炎症，② 新鮮骨折，③ 痛みが強いとき，④ 皮下血腫がみられるとき，⑤ 拘縮が運動機能にプラスに作用している場合，⑥ 骨性強直(関節が骨組織で癒合している)による場合である．

4 リンパ浮腫

乳がんの腋窩リンパ節郭清や，子宮がんや卵巣がんの手術に伴う骨盤内リンパ節郭清によって，リンパ流が阻害されて上肢や下肢にリンパ浮腫が出現する．組織間質に水分が貯留する浮腫と異なり，アルブミンなどのタンパク質を高濃度に含んだ体液が貯留したものである．患者の90％以上が女性であることが特徴である．右上肢のリンパは右静脈角へ流入し，左上肢と両下肢や腹腔臓器からのリンパは乳び槽から胸管に運ばれ，左静脈角に流入している．国際リンパ学会の病期分類では，潜在性のステージ0から，象皮症変化を伴うステージIIIまである(**表5·18**，**図5·20**)．国際的に承認された「複合的理学療法」と日常生活指導が標準的治療である．複合的理学療法は ① 皮膚の感染や損傷を予防する皮膚湿潤化などによるスキンケア，② ストッキングなど弾性着衣による圧迫療法，③ 皮膚表層に分布する毛細リンパ管のリンパ液を標的リンパ節へ向けて排液する用手的リンパドレナージ，④ 筋ポンプを利用した圧迫下での運動療法から成っている．

5 筋力強化

筋力強化には，動員される筋線維数─運動単位の動員能力を増加させ同期化する訓練と，一本一本の筋線維を太くする形態学的変化─筋肥大の2つの要素が関与している．

a. 運動単位と筋線維の種類

筋線維は前角細胞(運動ニューロン)に支配されている．前角細胞が大きいほど多数の筋線維を

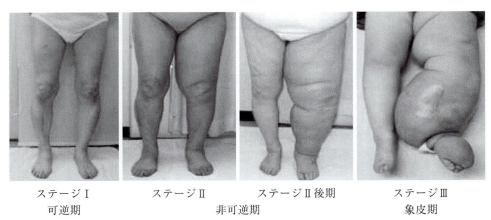

| ステージⅠ | ステージⅡ | ステージⅡ後期 | ステージⅢ |
| 可逆期 | 非可逆期 | | 象皮期 |

図5・20　リンパ浮腫のステージ分類
(北海道リンパ浮腫診療ネットワーク(監修)：リンパ浮腫簡易指導マニュアル(2016年3月), p.7, 北海道, 2016より引用)

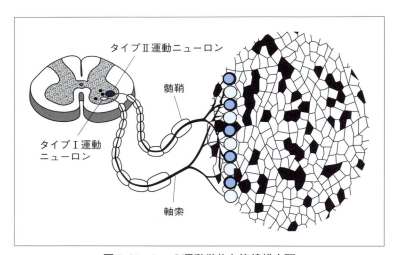

図5・21　2つの運動単位と筋線維支配

支配しており(神経支配比が大きい)，軸索直径が太く，伝導速度が速い．前角細胞と軸索とそれを支配している筋線維を運動単位(motor unit：MU)という(**図5・21**)．MUが大きいほど筋収縮張力が強く筋収縮速度が速い．しかし小さいMUと比べると疲労しやすい．

タイプⅠ型は遅筋で赤い色調を帯びており(赤筋)，ミオグロビン含有量が多い．疲れにくく，機能的に姿勢筋に多い．持久運動選手でよく発達している．これに対して，タイプⅡ型の速筋は白い色調をしており(白筋)，随意運動時に用いられ，重量挙げの選手で発達している．収縮速度や収縮力は大きいものの，疲労しやすい．タイプⅠ型とⅡ型との中間型を加える場合もあり，Ⅱ型AとⅡ型Bに分類している(**表5・19**)．

表5・19 筋線維の分類と特性

	線維タイプ	タイプⅠ/S型	タイプⅡA/FR型	タイプⅡB/FF型
筋線維の分類	筋収縮性	遅筋 slow-twitch	速持続筋 fast-twitch	速易疲労筋 fast-twitch
	易疲労性	極難 fatigue-resistant	難 fatigue-resistant	易 fast-fatigue
	酵素特性	遅酸化筋	速酸化解糖筋	速解糖筋
筋線維の特性	疲労抵抗性	高い	高い	低い
	酸化酵素(NADH-TR)反応	強い	中〜強い	弱い
	解糖系(phosphorylase)反応	弱い	強い	強い
	ミオシンATPase(pH9.4)	低い	高い	高い
	筋収縮速度	遅い	速い	速い
	筋収縮張力	小さい	大きい	大きい
運動単位の特徴	前角細胞の大きさ	小さい	中〜大きい	大きい
	運動単位の大小	小さい	中〜大きい	大きい
	軸索直径	小さい	中〜大きい	大きい
	伝導速度	遅い	速い	速い
	動員閾値	低い	中〜高い	高い
	放電頻度	低い	中〜高い	高い

b. 動員パターンと大きさ原理

運動単位が動員される際には，小さな運動ニューロンから大きな運動ニューロンへ一定の順序で賦活される．これをヘンネマン(Henneman)のサイズ原理(size principle)という(図5・22).

筋を収縮させると，最初は5〜15 Hzと放電頻度が低い．しかし筋収縮をさらに加えると，MUが新たに動員され，放電頻度が増加する．こうして筋力が増強される(図5・23)．強い筋収縮や瞬間的運動では，開始時に60〜120 Hzに達することがある．

筋収縮力の増強を目指す場合，低頻度の運動負荷を全力に近い高強度で与える．それによってMUの動員数を多くすることができ，筋収縮力が強化される．これに対して，筋持久力の増強のためには，負荷の少ない筋収縮を繰り返す．これにより筋肥大や持久力の強化が起こる(表5・20).

筋力強化訓練における初期効果あるいは高齢者における運動学習の目的は，筋肥大による形態学的変化でなく，むしろMUの動員能力と発射頻度を高めることである．

c. 筋収縮の種類と運動効果

① 等尺性筋収縮

筋自体の長さの変化はなく，関節の動きはない．関節運動がないために，変形性膝関節症患者の大腿四頭筋のセッティング訓練，あるいは下肢挙上練習において一定の角度に停止させてもよい(図5・24)．一定の角度での訓練であることから，その関節角度での筋力強化効果がある一方

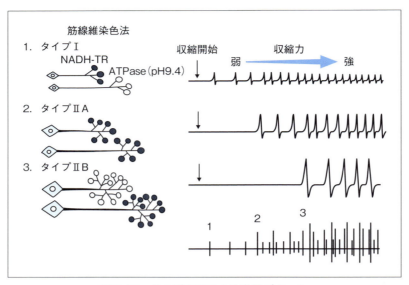

図 5・22　サイズ原理による動員パターン

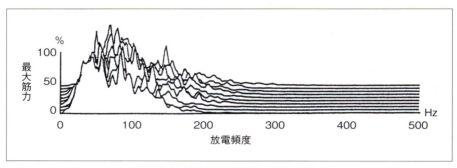

図 5・23　筋力と運動単位放電頻度
上腕二頭筋における筋力強度と運動単位の放電頻度．

表 5・20　筋力強化の原則

		筋収縮力の強化	筋持続力の強化
目的	運動単位の動員能力	++	+
	筋肥大	+	++
負荷	運動強度	++	+
	頻度	+	++
	セット間休憩	長い	短い

で，ほかの角度での筋力強化の効果には難点がある．また重量物を持ち続けたり，握力計を力一杯握ったりする上肢の等尺性運動はバルサルバ（Valsalva）手技になり，胸腔内圧が急激に上昇し血圧が上昇するため，高血圧，心臓疾患，解離性大動脈瘤などがある患者では注意を要する．

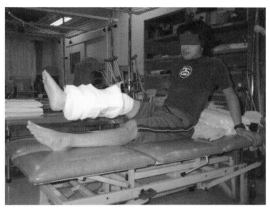

図 5・24　下肢挙上による大腿四頭筋の等尺性運動

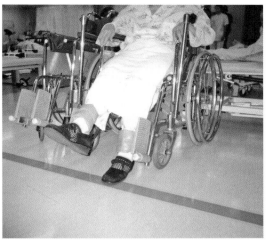

図 5・25　膝伸展による等張性筋運動

ⅰ）等尺性筋力増強運動［ヘッティンガー・ミューラー（Hettinger-Müller）］法

固定した負荷に対して筋収縮を 5〜6 秒間，1 回/日，5〜6 回/週行うもので，ギプス固定中などに関節に負荷をかけずに行うことができる利点がある．

ⅱ）短時間反復等尺性運動（brief repetitive isometric exercise：BRIME）法

1 日 5〜6 回の最大筋収縮を 5 回/週行う方法である．10°〜20°ごとに角度を変えて等尺性運動を行えばより効果的である．

② 等張性筋収縮

ある一定の負荷を筋に常時加えて行う運動である．関節運動が生じるものの張力は一定である．たとえば，重量物をつけて膝関節屈伸運動を行うと，大腿四頭筋に関しては等張性運動となる（図 5・25）．しかし実際には，運動加速度や関節角度による筋収縮力の差によって必ずしも常時一定の負荷が大腿四頭筋にかかるわけでないので，厳密には等張性運動でないものの，臨床上は等張性として扱っている．関節運動を伴うことから，各関節角度での筋力増強効果が期待できる．

ⅰ）漸増抵抗運動［DeLome（デローム）］法

筋力の強弱にかかわらず関節の全可動域を 10 回反復することができる抵抗で構成される運動である．最初に 10 回反復すると疲労して，運動をそれ以上続行できなくなる負荷重量（10 RM：repetitive maximum）を測定する．10 RM の 1/2 重量で 10 回，次いで 10 RM の 3/4 の重量で 10 回，最後に 10 RM で 10 回運動を行い，これを 1 セットとする．これを 3 セット繰り返す．筋力増強に伴って，10 RM にあたる負荷を 1 週ごとに増量していく．

ⅱ）漸減抵抗運動［Oxford（オックスフォード）］法

デローム法が 10 RM の 1/2，3/4，1/1 と負荷を増量するのに対して，反対に 1/1，3/4，1/2 と負荷を減らしていくものである．

③ 等運動性筋収縮

関節を一定の運動速度に保ち筋収縮を行う運動である．実際には，患者あるいは被験者自身が

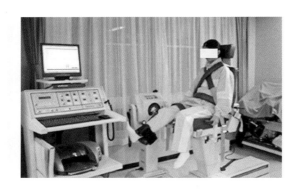

図 5・26　等運動性筋収縮

この収縮運動を随意的に行うことはできず，特別な機器装置が必要である（図 5・26）．一定の関節角度での筋収縮は関節トルクとして測定され，運動角速度が一定であるために筋力強化曲線あるいは関節トルクの測定が容易であり，臨床的研究に有用である．

通常，60°/秒，120°/秒，180°/秒など3つ以上の速度で行われる．トレーニング初期には最小の負荷でやや低速度で訓練を開始し，次に速度を変えずに負荷を増量し，負荷量が最大まで達したとき，次いで速度を速めたトレーニングへと進めていく．

④　求心性収縮と遠心性収縮

筋の収縮の仕方によって，等尺性，求心性，遠心性の3つの収縮様式がある．後者の2つの収縮は等張性と等運動性の運動時に生じる．主に求心性運動がよく用いられる．膝手術後の下肢挙上が難しい時期には，療法士の介助か滑車装置で下肢を挙上したあとに，患者自身が下肢下行をコントロールすることで遠心性運動が可能である．大腿直筋以外の大腿四頭筋の等尺性運動で，腸腰筋と大腿直筋は遠心性収縮になる．強い緊張力を生じ，副作用として筋痛を生じる．筋力強化には求心性と遠心性の筋収縮を組み合わせたプログラムが最も効果的である．

d.　徒手筋力テストと筋力強化

末梢神経障害などによる弛緩性麻痺に対して筋力強化を行う際は，筋力の程度によってアプローチが異なる．筋力が[0]の場合には他動伸張運動で拘縮を予防し，低周波神経筋刺激で筋萎縮を予防しながら神経の回復を待つことになる．さらに筋を叩打したり，摩擦をしたりして刺激を加える固有受容性神経筋促通法（proprioceptive）で筋収縮の再学習を行うことになる（表 5・21）．

e.　筋力増強運動の注意点

① 特に上肢の等尺性運動や最大負荷での等運動性運動は心肺系に大きな負荷が加わるために，心肺機能の低下している患者では注意する．

② 疲労を回復させずに運動負荷を続けてはならない．ポリオ後症候群や筋ジストロフィーなどの神経筋疾患では，過負荷の運動によって筋力の低下をきたすことがある．

③ 高齢であったり廃用症候群などで骨粗鬆症があったりする場合には，過負荷の運動によって疲労骨折が生じることがある．

④ 運動中の筋の痛みのうち，一過性のものは生理的なものである．しかし筋以外の痛みや過負荷によるものには注意を要する．通常の運動で翌日まで痛みを持ち越す場合には要注意である．

表 5・21 筋力と強化手技

筋力	手技
0	他動伸張運動，筋機能再教育，低周波刺激
1	介助自動運動，筋電図フィードバック
2	介助自動運動
3	自動運動
4	抵抗自動運動
5	抵抗自動運動

6 中枢性麻痺と痙縮

脳卒中などによる中枢性麻痺へのアプローチは，とにかく麻痺肢を使うことである．下肢のBrunnstrom法ステージ3以上で体幹不安定性がなければ，杖や装具を用いて立位ができたり歩行が自立したりすることが多い．これに対して，上肢や手指ではBrunnstrom法ステージ4〜5であっても，患側上肢や手は実用的にならず，補助手レベルになる．Brunnstrom法ステージ6であっても，感覚障害を合併している場合には実用手にならない．上肢と手指についても，脳は可塑性に富んでいることから，目的とする運動をできるだけ多く反復実施することが有効である．麻痺が重度の症例では，利き手交換が必要になる．

a. 非麻痺側上肢抑制療法

constraint-induced movement therapy（CIMT）を訳した日本語で，非麻痺側上肢を三角巾やミトンなどで拘束し，麻痺側上肢を強制的に使わざるを得ない状況をつくり出すものである．難易度をきめ細かに調整した段階的訓練項目（shaping項目という）を短期集中的に実施する．使用依存性脳可塑性を利用したアプローチである．治療への患者の受け入れは必ずしもよくない．

b. ボツリヌス毒素治療

神経筋接合部に作用するボツリヌス毒素を用いることによって，痙縮を改善することができる（図5・3参照）．筋緊張を改善させることで日常生活動作の改善を望めるものの麻痺の程度のBrunnstrom法ステージの改善には必ずしも結びつかない．極めて有効であり，上下肢痙縮に保険適用がある．しかし効果が3ヵ月程度で，高価であることが広範な普及を妨げている．

7 慢性疼痛

痛みはリハビリテーションを行ううえでの最大阻害因子のひとつであり，機能予後を左右する．痛みがリハビリテーションに及ぼす影響として，① 身体活動の制約，② 不眠や疲労をもたらす，③ 薬物治療や外科的治療によってリハビリテーション過程が遅延する，④ 対人関係の悪化，⑤ 社会活動からの逃避，⑥ 依存心が生じる，などがあげられる．適切な治療や管理がリハビリテーション・プログラムの成否の鍵を握る．まず患者の苦痛をとることが重要とある．

表5・22 急性痛と慢性痛との比較

	急性痛	慢性痛
原因	器質的病変	不快な感覚・情動体験
症状	生体警告信号	日常生活の障害
重症度	痛みの強度と比例	痛みの強度と関連しない
痛みの認知	病変の部位と大きさ	情動の影響
合併症状	交感神経の緊張	自律神経の変調
	脈拍増加・血圧上昇	不眠
	血管収縮	食欲不振
	呼吸促進	倦怠・疲労
	筋緊張	性欲減退
	活動時体勢	活動性低下・運動不足
心理的側面	不安・恐怖	抑うつ・意欲低下
行動	短期間の安静	引き込もり，依存
治療期間	短い	長い
鎮痛薬	有効	無効
診断	単純/病変の診断	複雑/妥当な病変の欠落
目標	治癒	障害とともに自立生活

a. 痛みの定義

「組織の実質的あるいは潜在的な傷害と結びつくか，このような傷害を表す言葉として使って述べられる不快な感覚，情動体験である」と定義されている．つまり痛みは，主観的な感覚や情動体験である．また痛みは，身体に何か異常があることや休息が必要であることを知らせてくれる，いわゆる警報装置である．急性期の痛みの強さと障害の大きさはほぼ比例するので，痛みが強いほど，事の重大性を認識することになる．

b. 慢性疼痛の定義

急性の痛みは疾患や外傷による組織侵害刺激による生物学的な症状である．これに対して，慢性疼痛は組織侵害の通常の経過や治療に要する妥当な時期を越えて持続する痛みである．痛みが慢性に経過すると，不安，恐怖，抑うつなどの情動体験あるいは心因性反応が二次的に加わり，痛みが変調され，疼痛表現が修飾され，疼痛行動である低活動性，引き込もり，薬物依存や生活依存，複数の病院への頻回の通院，医療訴訟などが加わり，難治性になる（表5・22）．

c. 慢性疼痛の分類

① 侵害刺激が主な役割を果たしている侵害受容性あるいは体性疼痛，② 神経損傷が関与している神経障害性疼痛，③ 痛みや機能障害を説明できる妥当な器質的病変が基礎にない心因性疼痛の3つに大別できる．心因性疼痛では心理的ストレスによって内因性鎮痛機構である抑制系下行路の働きが低下している．このなかには，慢性腰痛，外傷性頸部症候群による頸肩腕痛，筋筋

膜痛（myofacial pain syndrome：MPS）などがある．神経障害性疼痛には，疼痛経路に病変がある求心路遮断痛と交感神経介在痛があり，後者には複合性局所疼痛症候群（complex regional pain syndrome：CRPS）に分類されるカウザルギー，反射性交感神経性ジストロフィー（reflex sympathetic dystrophy：RSD），肩手症候群などがある．しかしこの病因による分類の境界は必ずしも明確でなく，慢性疼痛や術後痛などはむしろ3つの要素が重なり合っていることが多い．

d. 痛みの伝達路

① 上行路

組織を傷害する傷害刺激が侵害受容体へ入力されたときに活動電位に変換された信号を中枢へ伝える感覚神経にはAδ線維とC線維の2種類がある．Aδ線維は後角レクセドの第Ⅰ層と第Ⅴ層に，C線維は第Ⅱ層に入力している．3つの上行路があり，① 新脊髄視床路は視床後外側腹側核に入り頭頂葉の感覚皮質に到着する．② 旧脊髄視床路と ③ 脊髄網様体路は中脳網様体を経由し，痛みの変調を受け，視床下部に入り，視床内側核，髄板内核を経由して大脳辺縁系に入力して痛みに伴う情動障害や意欲低下などに関連する．さらに前頭葉，前帯状回に投射している．自律神経機能，覚醒と注意力，痛みの変調や記憶，情動喚起と関連している（**図5・27**）．

② 下行路

下行路は痛みの信号を強くしたり弱くしたりといった変調を行っている回路である．不安や恐怖感にとらわれていると痛みが強く感じられる．逆に，暗示によるプラセボ効果で痛みは軽減される．運動に伴う幸福感（runner's high）に伴って脳内でβ-エンドルフィンなど内因性鎮痛物質がつくられる．大脳からの影響は，中脳，橋，延髄レベルの伝達シナプスを介して作用する．さらに後角の広作動域ニューロンでは神経ペプチドや興奮性アミノ酸など多くの神経伝達物質を介して痛みの変調が行われている（**図5・28**）．慢性痛では下行路の抑制系作用がとくに低下することから，この抑制系を強化する薬剤が有効である．

e. 治療アプローチ

慢性疼痛では合理的な器質的病変がないことが特徴である．しかし原因が複合している可能性もあり，器質的病変の存在に留意することも必要である．原因除去によって痛みが治癒することがあるためである．たとえば悪性腫瘍が，専門外の医師が診療していたり小さかったりするために見逃されている場合もある．そのうえで器質的病変の可能性が除外された場合には，侵襲的検査を繰り返すことは無駄である．また医師の「どこも悪くなかった」という言葉は，患者をさらに痛みの迷路に陥れることになり，この医師では診断できないのかと不安を抱かせ，他の病院での再検査に結びつきかねない．

急性期の間に鎮痛治療を徹底的に行い，慢性疼痛への移行をとめることが大切である．予防に勝る治療はなく，しかも早期のほうが治療成功率が高い．このため，見逃すよりも積極的な診断を行うほうがよい．いったん慢性に経過すると治療は困難になる．痛みや苦痛には医学的側面ばかりでなく心理社会的側面も複雑に絡み合っており，日常生活上の困難・不自由・不利益になる．このため「障害」として痛みを取り扱い，包括的・集学的・協働的なチーム・アプローチを行うことが必要になる（**表5・23a，b**）．

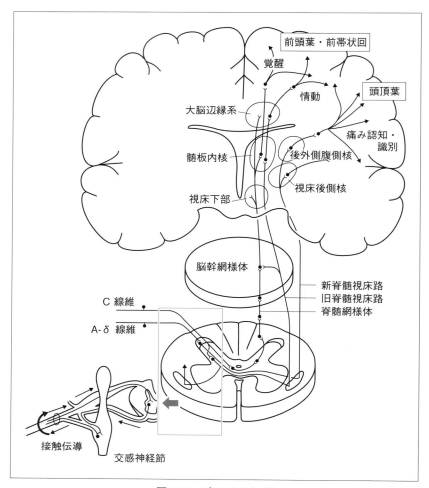

図 5・27 痛みの上行路

8 バイオフィードバック

バイオフィードバック(biofeedback)とは,「生体から出た情報を再び生体に戻す」ことをいう.これは生体が恒常性を保つうえで基本的な機序である.バイオフィードバックは物理療法のひとつの手段として,機能改善を目的に使われる.生体内の変動の制御は,その変動に関する情報が生体支配者である人に提供されなければ不可能であるとの原理に基づいて,生体から出る情報をまず取り出すことから始まる.情報の記録,これをモニターする機器,さらに学習法の指導者が必要になる.最近の医用工学の進歩に伴って,生体から出る情報(筋活動電位,関節の動き,脈拍,血圧,体温,皮膚電気抵抗など)はオシロスコープや計測メーター,スピーカーなどによって視覚・聴覚を介して容易に感受できるようになった.

a. バイオフィードバック機構

手指の随意的巧緻運動におけるバイオフィードバックを模式図的に説明すると図 5・29 のよう

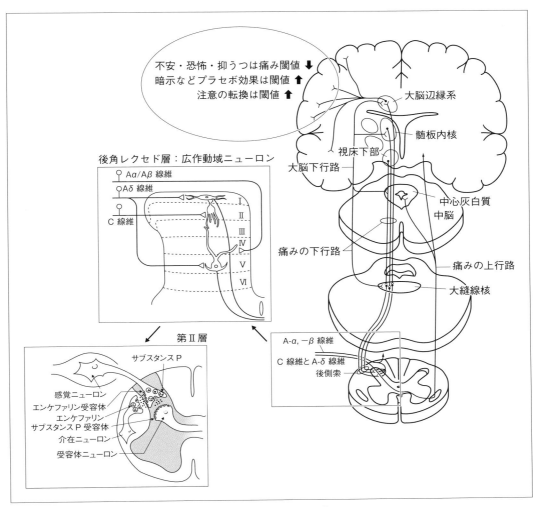

図 5・28 痛みの下行路

になる．随意運動は大脳皮質の運動野からの指令が錐体路を下行して脊髄の前角細胞に到達し，手指の神経支配筋が収縮することで起こる．その一方で，筋収縮は筋緊張の変化や関節の動きとして筋紡錘や関節固有受容器を通して求心性にフィードバックされる．これらのうえに，脊髄，小脳，大脳基底核，さらに視床などからの反射機序が加わって巧緻運動になる．この際に筋や関節の運動器から直接フィードバックされるものを「内」受容器フィードバックと呼び，視覚や触覚，聴覚などを通して動作がフィードバックされるものを「外」受容器フィードバックと呼ぶ．健常者では当然のことながら，ほとんど無意識のうちに行われる手指の巧緻運動は「内」受容器フィードバックで制御されている．

b．**筋電図バイオフィードバック**

大脳皮質から手指の筋までの神経インパルス経路の間で病変があり手指の随意的な巧緻運動が障害された場合，無意識のうちに「内」受容器フィードバックで行われていた手指の運動を「外」受

表5・23a 慢性疼痛への治療アプローチ

機能障害	薬物療法
	先制鎮痛
	神経ブロックによる上行路遮断
	抑制下行路の活性化
	物理療法
活動制限	カウンセリング
	行動変容
	認知行動療法
	運動療法
	作業療法
参加制約	職業カウンセリング

表5・23b 痛みに対する理学療法

物理療法	運動療法
温熱療法	関節可動域訓練
ホットパック	筋力増強訓練
パラフィン浴	歩行訓練
極超短波療法	リラクセーション手技
超音波	腰痛症体操
寒冷療法	全身調整運動
アイスパック法	持久性訓練
アイスマッサージ法	
冷浴	
水治療法	
ハバードタンク浴	
渦流浴	
運動プール浴	
電気刺激法	
低周波	
TENS	
マッサージ	
バイオフィードバック	
ハリ治療	

容器フィードバックを利用して訓練することになる．表面電極あるいは針電極を用いて筋電図（EMG）を記録し，筋の収縮あるいは弛緩をオシロスコープの波形や計測器のメーターの動きとして，あるいはスピーカーを通した音として表示する．前者は視覚的な情報であり，後者は聴覚的な情報である．筋収縮の程を筋電計メーターの振れぐあいやスピーカーの音量による「外」受容器フィードバックとしてコントロールすることが可能になる．

筋電図バイオフィードバック訓練は，① 麻痺筋の再教育，② 不随意運動の抑制，③ 筋力増強運動，④ 協調運動の強化などに使われる．

9 歩行練習

運動器障害や神経疾患ばかりでなく，心肺臓器の機能障害によっても歩行障害が生じる．歩行障害に対するリハビリテーションでは，個別的な筋力強化を行うよりも実際に歩行練習を行ったほうが，とくに高齢者では効果的である．機能を代償するために杖，歩行器，下肢装具，義足が用いられる（補装具については第7章参照）．

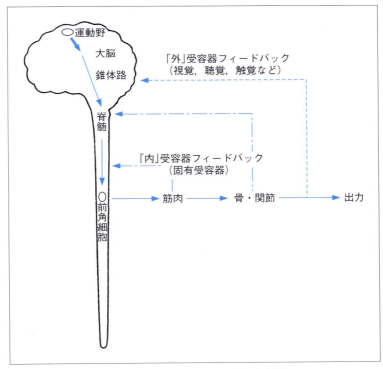

図5・29　バイオフィードバック機構

a. 装具

装具の使用目的として，体重支持，運動制限や固定，変形の予防，変形矯正，不随意運動のコントロールなどがあげられる．ペルテス病に対しては免荷装具が用いられ，下垂足や尖足に対しては短下肢装具が用いられる（**図5・30**）．また杖の適切な長さを測るための計測法の原則がある（**図5・31**）．

b. 義足

下肢切断者に対して義足が処方される．動脈硬化症や糖尿病に関連した血管原性切断が下肢切断者の圧倒的多数を占めている．切断部位が高位になるほど，日常生活動作の自立は難しくなる．しかも全身性血管動脈硬化症や糖尿病性末梢神経障害，網膜症，腎症による透析導入などを合併していることから生命予後も不良である．

肢体不自由者の補装具使用状況に関しては，身体障害児・者348.3万人を対象とした厚労省の平成18年度の実態調査結果報告によると，所有されている補装具は歩行補助つえ，装具，車椅子の順に多くなっている（**表5・24**）．

平成17年度に使われた公費総額約209億円の負担割合は，義肢装具35％，車椅子26％，座位保持装置14％になっている．義肢，座位保持装置，電動車椅子などは高額であるため，市町村の負担はもちろん利用者の原則1割負担も必ずしも小さくない．また医療保険と障害者総合支援法のどちらで作製するかといった問題のほか，治療的要素があっても医療保険で認められないなど

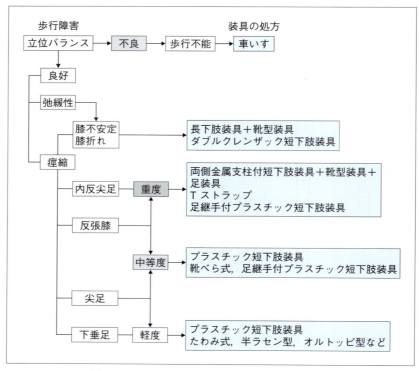

図 5・30　脳卒中片麻痺の下肢装具の適応と選択

の問題がある．

10　全身運動

運動の種類には歩行，柔軟体操，サイクリング，水泳，等張性運動など全身に酸素を取り入れながら行う有酸素運動と，100 m 全力疾走，重量挙げ，上肢でのダンベル挙上，腹筋，腕立て伏せ，等尺性運動などの取り入れる酸素の量が比較的少ない無酸素運動がある．有酸素運動は筋疲労が少なく長時間持続できることから運動耐容能の改善に有効である．これに対して，無酸素運動は筋収縮力の強化に向いている．

トレッドミルや自転車エルゴメータを用いた有酸素運動はとりわけ糖尿病患者に対して有用である．同時に，これらの器機を用いて心肺機能負荷試験(cardiopulmonary exercise test)を行うことも可能である．心肺機能負荷試験には，徐々に負荷量を上げていく漸増負荷法(ramp 負荷法：ramp は高速道路にあるランプと同じ意味で，連続的多段階負荷法のこと．多段階負荷法はブルース(Bruce)法などがあり虚血性心疾患の誘発診断に用いられる)と，一定の負荷量を加える定常負荷法がある．呼吸困難や筋肉疲労などの自覚症状で運動を終了するか，予測最大心拍数の90％程度の目標最大心拍数に達したら終了する2つの負荷プロトコールがある(**図 5・32**)．心肺機能負荷試験では，鼻を閉鎖し，呼気を集めて酸素摂取量($\dot{V}O_2$)と二酸化炭素排出量($\dot{V}CO_2$)の変

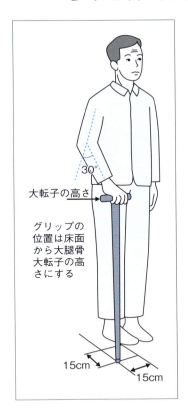

図 5·31 杖の長さと計測法

表 5·24 在宅身体障害者348.3万人の補装具の種目別所有状況

歩行補助つえ	35.5万人
装具	33.4万人
車いす	31.0万人
義肢	9.9万人
電動車いす	4.9万人
歩行器	4.2万人
座位保持装置	1.9万人

(厚生労働省：平成18年身体障害児・者実態調査報告より作成)

化をみる．$\dot{V}O_2$摂取量より$\dot{V}CO_2$排出量が急激に増加する時点の酸素摂取量が嫌気性代謝閾値 (anaerobic threshold：AT)である．この時点は有酸素的代謝に加えて，酸素供給が間に合わず嫌気的代謝が始まるときである．なお$\dot{V}$は「Vドット」と読み，単位時間あたりの量であり，呼吸機能に関しては1分間である．

AT以下での運動強度は比較的安全に長時間の運動が可能なレベルである．わざわざ心肺機能負荷試験を行いATを測定することは，時間を要し高額な器機が必要であることから，臨床的に

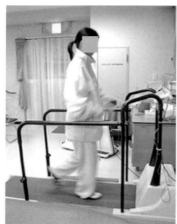
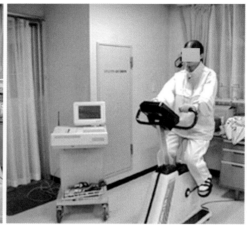

図5·32　心肺機能負荷試験

表5·25　ボルグ指数

6	
7	非常に楽である
8	とても，とても楽である
9	とても楽である
10	(50%VO$_2$max)
11	まあまあ楽である
12	
13	ややきつい
14	(60%VO$_2$max)
15	きつい
16	(75%VO$_2$max)
17	かなりつらい
18	
19	非常にきつい
20	

有用な簡便法として自覚的運動強度(rating of perceived exertion：PRE)である**ボルグ指数**(Borg scale)が用いられる．安静時から運動時の各時点でのおおよその心拍数を10で割った数値を指標としている(**表5·25**)．ATはボルグ指数ではほぼ「13」に相当する運動強度である．

a.　**糖尿病における運動負荷法**

　糖尿病(diabetes mellitus：DM)は心血管系の危険因子であり，2型(インスリン非依存性)糖尿病の予防には定期的運動が必要である．運動によってインスリン感受性が改善される．さらに間

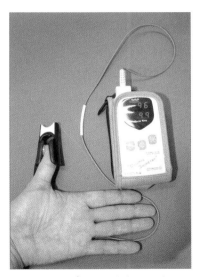

図 5・33　パルスオキシメーター

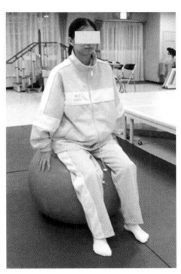

図 5・34　バランスボールによる全身運動

接的に体重減少のほか，脂質異常症や高血圧の改善の効果もある．できれば毎日，少なくとも週に 3〜5 回の頻度で，中等度から強度の有酸素運動を 20〜60 分間行うことが勧められる．

b.　呼吸不全における運動療法

慢性呼吸不全患者の評価では 12 分間歩行距離が従来測定されていた．最近は 6 分間歩行距離でも最大酸素摂取量（VO_2max）や最大分時換気量と相関していることがわかり，6 分間歩行テストが広く用いられている．AT レベルである「ややきつい＝13」から歩行練習を行い，「まあまあ軽い＝11」と感じる程度に運動能力を高めていく．この際にパルスオキシメーター（図 5・33）を用いて動脈血酸素飽和度をモニターしながら訓練を行う．酸素飽和度と自覚的な呼吸困難は必ずしも一致しないが，$PO_2>90〜92$ を維持する．これ以下になるようなら酸素吸入を行いながら歩行練習を行う．

c.　バランスボールによる訓練

最近，スポーツの分野で，バランス練習をかねて全身の筋力を鍛える方法が行われている（図 5・34）．バランスをとり姿勢を保持することによって，平衡能力ばかりでなく，必要な筋に負荷がかかり，体幹や下肢筋の筋力強化になる．当初，ペッツィ（Pezzi）ボールと呼ばれ，脳性麻痺の乳児の運動療法として使われていた．スイスのバーゼルの理学療法士であるスザンヌクライン・フォーゲルバッハ（Susanne Klein-Vogelbach）が神経発達学的治療法としてボールを取り上げた．米国では「スイスボール」として，スポーツトレーニングのほか，運動療法に広く取り上げられている．

11　レクリエーション治療

作業療法として手芸，工作，趣味などの作業を通じて，あるいは理学療法などでスポーツなど

表5·26 リハビリテーションにおけるインシデント

・疾病の再発	・脳卒中の増悪
・合併症の発生	・虚血性心疾患，心房細動による心不全
・訓練や治療による合併症	・左肩の痛み，左股関節の異所性骨化
・病棟や訓練室における医療事故	・転倒に伴う左大腿骨頸部骨折

を通じて，楽しみながら機能障害の治療を行うことは，リハビリテーションの動機づけになり，しかも大いに気分転換になる．また集団療法として遊戯やスポーツなどを集団で行うことにより，コミュニケーション能力を高め，集団のなかの役割を見出すことになる．新しい人間関係，あるいはよい人間関係ができる．

12 リスク管理

リハビリテーション医学における対象者は，脳損傷患者，運動障害を持つ患者，狭心症による冠動脈バイパス術（CABG）後患者などの易転倒性で，痙攣発作，脳卒中再発作，不整脈や心筋梗塞などを起こしやすい人々である．それにもかかわらずこれらの患者では安静臥床に対抗して積極的に運動を行うアプローチが必要である．つまり，リハビリテーションにおける運動療法などは本質的にインシデントの危険性を内在している（**表5·26**）．

a. インシデントと事故

医療の現場では，適切な医療を提供し，その過程での安全確保を図るという医療安全が求められる．しかし残念ながら，思いがけない出来事「**偶発事象＝インシデント incident**」（「ヒヤリ」，「ハッと」ともいわれている）が発生する．これに対して適切な対処をしないと事故＝アクシデント accident になる可能性がある．必ずしも過失がなくても不可抗力によって患者や医療従事者に傷害が発生する医療事故が起こることもある．医療従事者が行う業務上の事故のうち過失の存在を前提としたものが医療過誤である（**図5·35**）．運動障害に対する物理療法や運動訓練では，患者の合併・併存疾患の悪化，熱傷，転倒などの危険性がある．さらに近年，摂食・嚥下障害が評価・治療対象になってきたために，検査や訓練に伴って，誤嚥に伴う肺炎や窒息の危険がある．リハビリテーション訓練などを円滑に実施するために，合併症や予測される危険性を予防しなければならない．

b. 併存・合併疾患

併存疾患（comorbidity）とは，対象となる主疾患とともに存在し，予後や機能に影響を与えうる疾患のことである．合併症は主疾患から二次的に生じた病態である．併存疾患として高血圧，脂質異常症，糖尿病などが併存すると全身血管が動脈硬化に陥る危険性が高い．動脈硬化の合併症として下肢動脈血行不全（閉塞性動脈硬化症 arteriosclerosis obliterance：ASO），冠動脈硬化症である狭心症，心筋梗塞などの虚血性心疾患，さらに脳血管障害などがある．これらは生命予後や機能予後に影響を与え，機能的制約や運動負荷の制約をもたらす．併存疾患および合併症に対するリスク管理を行う．

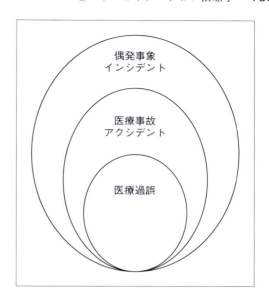

図 5·35 インシデントと医療事故の概念

c. 易転倒性

高齢者では種々の原因が重なり合って転倒しやすい状態になっている．最も多い原因は，脳血管障害，脊髄小脳変性症などの中枢神経疾患である．その他に，視力，平衡感覚の低下，筋力低下によるつまずき歩行障害，起立性低血圧，めまい症など，加齢に伴う多臓器の生理的機能低下が重なり合って転倒の頻度が増大する．さらに，薬剤副作用，急性・慢性疾患状態，不慣れな環境，抑うつ状態，無気力，混乱などが加わって転倒の危険が多くなる．

高齢者では，骨粗鬆症を合併していることから，同一平面上での転倒によって骨折（とくに大腿骨頸部骨折，上腕骨外科頸骨折，橈骨遠位端骨折，脊椎圧迫骨折など）や頭部外傷（慢性硬膜下出血など）を容易にきたす．これを契機にして，寝たきり状態になったり，認知症化することが多い．機能予後に影響を及ぼすことから，転倒予防は重要な課題である．

d. 誤嚥性肺炎

脳卒中，とりわけ明確な片麻痺などを伴わず，一過性の呂律障害を発症するラクナ型脳梗塞（小さな病変）が繰り返し起こると仮性球麻痺（pseudobulbar palsy）のほか，構音障害（ラ・リ・ル・レ・ロの舌音やパ・ピ・プ・ペ・ポの口唇音がとくに障害される）や嚥下障害を合併することが少なくない（メモ5-3）．食道がんによる嚥下障害では固形物の通過が難しい．これに対して，脳

メモ5-3　球麻痺と仮性球麻痺

球麻痺とは延髄にある運動神経や核である，舌咽，迷走，舌下神経や核の下位運動ニューロンの損傷によって生じる嚥下や構音障害のことである．これに対して，これらの延髄核より上のレベルで核上性＝上位運動ニューロンが両側性に障害された場合，球麻痺と同じ症状が出現する．これを仮性球麻痺（pseudobulbar palsy）と呼んでいる．大脳に小さな病変が繰り返してできる多発性ラクナ型脳梗塞によって発生することが多い．

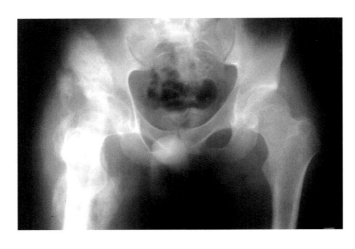

図5・36 異所性骨化
左側の白くなっている
部分が骨化している．

卒中や脊髄小脳変性症による嚥下障害では水分などの嚥下が難しく，気管へ誤嚥してしまう．「みそ汁肺炎」と呼ばれることもある．

検査や訓練に際して，生命に危険を及ぼす誤嚥性肺炎や窒息が起こることがある．リスク管理では，第一にこの危険性を十分に認識する必要がある．摂食・嚥下障害に対して訓練を受け持つ言語聴覚士をはじめとした関連職種にも，この点を十分に教育する必要がある．適応と禁忌の判断，慎重な検査の施行，問題発生時の速やかな対処が求められる．

e. 誤用症候群・過用症候群

ヒルシュベルク（Hirschberg）は使わないことによって生じる廃用症候群に対して，不適切な使用や使いすぎによって生じる病態をそれぞれ**誤用（misuse）症候群**，**過用（overuse）症候群**と名づけた．誤用症候群のなかには，急激な伸張運動（ストレッチング）によって骨折したり，不適切な運動によって麻痺肢の関節が損傷されたり，異所性骨化をきたすこともある（**図5・36**）．過用（overuse）症候群のなかには，健側肢の代償的な使いすぎによって変形性関節症の悪化，腱鞘炎，手根管症候群などをきたす例もある．これによって訓練やADLが制限される（**表5・27**）．

誤用症候群と過用症候群は，必ずしも対峙する概念ではない．むしろ表裏の関係にある場合が多い．反張膝は，尖足があったり大腿四頭筋の筋力低下があったりする場合に，過用によって生じるものである．異所性骨化も，麻痺肢の関節の過度な可動域訓練による微小外傷で発生することもある．

f. 多剤耐性菌と感染予防

感染症に対する強力な抗菌薬の投与によって，常在菌（健常者の鼻腔，咽頭，皮膚などから検出される）や病原性がほとんどない細菌が，抗菌薬の効かない耐性菌となることがある．耐性菌は，免疫力が低下している患者に**日和見感染**（opportunistic infection―宿主と病原体との間のバランスが，宿主側の抵抗力が低い場合に発病する）を起こしたり，抗菌薬が効かないために院内感染を拡げたりすることがある．多剤耐性アシネトバクター，メチシリン耐性黄色ブドウ球菌，バンコマイシン耐性黄色ブドウ球菌，バンコマイシン耐性腸球菌，多剤耐性緑膿菌などが**院内感染症**の起因菌として報告されている．いったん発症すると治療が困難であることから，感染を拡大させ

表5·27 誤用症候群と過用症候群

誤用症候群	病態	過用症候群	病態/病名
麻痺性有痛肩	腕神経叢炎など	ポリオ後症候群	過用性筋力低下
反張膝	大腿四頭筋の筋力低下	ランナー膝	膝蓋軟骨軟化症
変形性膝関節症	外反膝		腸脛靱帯炎
リウマチ性関節症	手/手指関節変形		鵞足炎
			内側側副靱帯炎
		ジャンパー膝（膝蓋靱帯炎）	Osgood-Schlatter病
			Sinding-Larsen-Johansson病
		テニス肘/ゴルフ肘	上腕骨内・外側上顆炎
		少年野球肘	上腕骨小頭離断性骨軟骨炎
		手関節狭窄性腱鞘炎	de Quervain病
		ばね指	過用性腱鞘炎
		アキレス腱周囲炎	過用性腱周囲炎
		踵骨滑液包炎/踵骨棘	アキレス腱付着部位
		疲労骨折	行軍骨折（中足骨骨折）
			脛骨骨折

ないことが重要になる．リハビリテーション・スタッフが感染症を媒介しないように留意し，訓練室を通じて拡大しないようにする．**標準予防策**に基づく感染管理が必要である（**表5·28**）．

表5·28 院内感染と標準予防策

	対策	概要
発生予防	抗菌薬の選択・使用の管理	耐性菌が増えないように考慮して抗菌薬を選択・使用する.
蔓延の予防・管理	感染源対策	感染源を特定して有効な対策を急ぐ.
	標準予防策	あらゆる患者に対して適用する.
		患者との接触後,手をよく洗う.
		血液・分泌物・体液・排泄物およびそれらにより汚染されたものに触れるときには,ゴム手袋を着用する.
		血液・分泌物・体液・排泄物が飛散したり噴霧状になりそうなときには,マスクおよび目を保護するゴーグルなど,または顔面を保護するフェイス−シールド(face shield:保護面)を着用する.
		使用済みの医療器具,リネン類などについては,人々や物品の病原微生物による汚染を防止する方法で,取り扱う.
		「標準予防策」が遵守されていないことがしばしばある.
	接触による感染予防策	上記「標準予防策」に付加して適用する.
		病室からの患者の移動を制限する.
		病室入室時にガウンを着用する.
		病室入室時にゴム手袋を着用する.病原体に汚染されるような接触後はゴム手袋を新しいものに交換する.
		患者にも使われる可能性がある聴診器などの医療器具については,一人の患者専用にする.あるいは,同じ病原体による患者の間のみで使う.他の患者に使わざるを得ないときには,適切な消毒をしてからにする.
		患者の接触する部分をいつも清潔にする.
	環境の清潔保持・消毒	集団発生時には環境の広範な汚染がしばしば報告されていることから,環境施設の広範な消毒などを行う.
	患者のコホーティング(cohorting:集団隔離)	耐性菌を持つ患者を,限定した病棟あるいは部屋に集め,耐性菌を持たない患者から隔離する.
	医療スタッフのコホーティング(隔離患者への対応スタッフの限定)	耐性菌を持つ患者のみに対応する医療スタッフを決める.耐性菌を持つ患者から耐性菌を持たない患者へと医療スタッフが耐性菌を運ぶ可能性を減らす.
	病棟閉鎖	蔓延をくい止め,環境の徹底的な消毒をする.
	監視(サーベランス)	監視(サーベランス)体制の整備・充実により耐性菌を持つ患者を早期に特定することで,早期に有効な対策を実施する.

6　リハビリテーション医学の関連職種

　リハビリテーションが対象とする障害は心身機能・構造，活動，参加という3つのレベルに広がりを持ち，環境や個人的な要素がこれらに影響を与える（第3章参照）．そのため障害を診断・評価し機能回復と社会復帰を提供するためには，様々な分野の専門職種が，目標を共有して連携を取りながらプログラムを進める必要がある．

A　医師・リハビリテーション科専門医

　医師（doctor：DR）は，「医療と保健指導をつかさどることによって，公衆衛生の向上と増進に寄与し，国民の健康的な生活を確保する」と医師法1条（1948年施行）に規定されている．診察，検査，診断，治療という一連の医療行為を自ら行うと同時に，必要な処方・指示を関連職種に出し，それを統括する．すなわち**自ら診療にあたる**とともに，**医療チームのリーダーとしての責任を負う**．

　リハビリテーション科専門医は「病気や外傷の結果生じる**障害を医学的に診断治療**し，機能回復と社会復帰を総合的に提供することを専門とする」医師である．医師として行う一般的な診療の他，専門性を示す仕事としては医学的な診断に基づいてリハビリテーション・プログラムを処方することと，リハビリテーションカンファレンスを主催することがある．

1　リハビリテーション・プログラムの処方

　リハビリテーション科専門医は，疾病とその結果生じた障害の評価を行い，リハビリテーションの必要性を判断し，必要であればリハビリテーション・プログラムを処方する．これをリハビリテーション処方という．リハビリテーション処方に際しては，**目標の設定**と，プログラムを安全に遂行するための**リスク管理**が重要となる．

　リハビリテーションの目標設定のためには患者の希望をまず聞くことが大切である．「歩けるようになりたい」「仕事に戻りたい」などの希望に対し「どこを歩きたいのか」「どのような仕事をしていたのか」など具体的に聞き出すと目標はより鮮明になり，プログラムに活かすことができる．患者の希望を踏まえ，障害発生前の状況，原疾患の重症度，全身状態，障害の重症度，合併症などをもとに実現の可能性を検討する．そして障害の予後を予測して見通しを立てる．その時点で

表 6・1　土肥-Anderson の基準(一部)

積極的な訓練を行わないほうがよい場合
① 安静時の脈拍数が 120 回/分以上の場合
② 安静時の収縮期血圧が 200 mmHg 以上の場合
③ 安静時の拡張期血圧が 120 mmHg 以上の場合
④ 現在，労作性狭心症の患者
⑤ 心筋梗塞直後(1 ヵ月以内)の患者
⑥ 心房細動以外の著しい不整脈がある場合
⑦ 訓練実施前にすでに動悸，息切れ，胸痛のある場合

(鈴木大雅：脳出血　疾患・障害編，今日のリハビリテーション指針，医学書院，2013 より作成)

予後の予測が困難であれば「全身状態が改善するまで関節可動域の維持・拘縮予防につとめる」「まず寝返りが打てるようになる」などの当面の目標を立て，訓練を一定期間行いその効果をみて改めて検討する．

　リハビリテーションを必要とする患者は様々な機能が低下しているので，健常人にとってはわずかな負荷が患者にとっては過大な負荷となり，原疾患の悪化や怪我・事故につながる可能性がある．プログラムを安全に行えるように，たとえば骨折の治療中であれば患部の荷重制限や関節可動域制限，心疾患であれば運動負荷時の心拍数の上限，呼吸器疾患であれば酸素飽和度低下の下限などを設定し，処方と合わせて指示する．脳卒中のリハビリテーションでは土肥-Anderson の基準が知られている(表 6・1)．行き過ぎた負荷制限は，機能改善を妨げ廃用症候群をもたらすので，疾患の回復や機能改善に合わせて適宜変更していく．

　リハビリテーションを開始するにあたってはリハビリテーション実施計画書(図 6・1)を作成し，重度の失語症，意識障害，認知機能障害など意思の疎通が困難な場合を除き，目標や危険性，注意点を説明して患者の同意を得る．

2　リハビリテーションカンファレンス

　医師とりわけリハビリテーション科専門医はリハビリテーションカンファレンスを開催し，各職種からの情報を集約し，論議をまとめて評価を下し目標達成に向けた方針を確定する．リハビリテーションカンファレンスは定期的に開催され，新しい患者の紹介，リハビリテーションを行っている患者の前回カンファレンス以降の変化が報告され，次のカンファレンスまでの目標と方針が共有される．

　回復期リハビリテーション病棟ではリハビリテーションカンファレンスの内容は**リハビリテーション総合実施計画書**(図 6・2a, b)としてまとめられ，これに基づいて患者・家族にプログラムの進捗状況を報告し今後の方針を説明する．

南　江　花　子　様

年齢　79　歳

ID

リハビリテーション実施計画書　　作成

【診断名】
[　脳梗塞　]

【リハ病名】
[　]

発　症　日　20××年　×月　×日
入　院　日　20××/×/×
手　術　日　20××年　××月　×日
リハ開始日　20××年　××月　×日

主治医	室生　祥	理学療法士		作業療法士		言語聴覚士	

【合併症】 ☑心疾患 □高血圧 □糖尿病 □脳血管障害 □その他

【心身機能・構造】

意識障害 ☑なし □あり	呼吸障害 ☑なし □あり	循環障害 □なし ☑あり
認知障害 □なし ☑あり	排泄障害 □なし ☑あり	摂食障害 □なし ☑あり

運動障害 □なし ☑あり
筋力低下 ☑右上肢 ☑左上肢 ☑右下肢 ☑左下肢 ☑体幹・頸部
随意性低下 ☑上肢 ☑手指 ☑下肢　麻痺側 □右 ☑左

感覚障害 □なし ☑あり 麻痺側 □右 ☑左　褥瘡 ☑なし □あり 部位：

音声・発声障害 □なし □あり ☑構音障害 □失語症

関節可動域制限 □なし ☑あり 部位：

基本動作
寝返り □自立 ☑一部介助 □全介助　起き上がり □自立 □一部介助 ☑全介助
座位 □自立 □一部介助 ☑全介助　立ち上がり □自立 □一部介助 ☑全介助　立位 □自立 □一部介助 ☑全介助

その他

【活動と社会参加】

【ADL】B. I.	自立	一部介助	全介助
食事	○10	●5	○0
整容	○5	●0	○0
更衣	○10	○5	●0
トイレ動作	○10	○5	●0
入浴	○5	○0	●0
移乗	○15	○10（監視下）	
座れるが移れない→		○5	●0
歩行	○15	○10（歩行器・介助）	
車椅子		○5	●0
階段	○10	○5	●0
排尿管理	○10	○5	●0
排便管理	○10	○5	●0
合計	/100		

障害高齢者の日常生活自立度
□J1 □J2 □A1 □A2 □B1 □B2 ☑C1 □C2

認知症高齢者の日常生活自立度
□正常 □Ⅰ ☑Ⅱa □Ⅱb □Ⅲa □Ⅲb □Ⅳ □M

発症前の活動、社会参加

本人の希望

家族の希望

コミュニケーション		
	理解	その場の受け答えは可能
	表出	その場の受け答えは可能

【活動度：安静度の制限とその理由、活動時のリスクについて】
安静度　クリパスに準じる　　荷重制限　0%（完全免荷）
特記

【リハビリテーションの治療方針】
医師の指示に従う
ROM、基本動作訓練、座位・起立・歩行訓練、高次脳機能評価・訓練、構音訓練、嚥下機能評価・訓練

【改善に要する時間】
□1ケ月 □2～3ケ月 ☑今のところ不明

【改善の可能性】
□屋外歩行 □屋内歩行 □ベット上自立
□全介助、介護負担軽減 ☑今のところ不明

説明　年　月　日　○本人 ○家族　　説明者　　印
署名困難な場合にはその理由（意識障害など）　（自署もしくは記名・押印）

図 6･1　リハビリテーション実施計画書

主に急性期病棟で用いられる．患者の状態として【合併症】【心身機能・構造】【活動と社会参加】が，【リハビリテーションの治療方針】と合わせて【活動度：安静度の制限とその理由，活動時のリスクについて】が記載される．この実施計画書に基づいて説明が行われ，同意が得られ，リハビリテーションが始まる．

リハビリテーション総合実施計画書　　計画評価実施日　平成×年×月×日

患者氏名	南 江 花 子	性別	女	生年月日	昭和12年×月×日（　80　）歳	利き手	○右　○右（矯正）　○左
ID	06260640					転入日	平成×年×月×日
主治医	室生 祥	リハ担当医	○○	PT	○○	OT	○○
ST		看護	○○	SW等	○○		

診断名、障害名（発症日、手術日、診断日）:	合併疾患（コントロール状態）:	リハビリテーション歴:
脳梗塞　20XX/X/XX	心不全 高血圧症 胃潰瘍	

日常生活自立度: ○J1 ○J2 ○A1 ○A2 ○B1 ◉B2 ○C1 ○C2

認知症高齢者の日常生活自立度判定基準: ○Ⅰ ○Ⅱa ◉Ⅱb ○Ⅲa ○Ⅲb ○Ⅳ ○M

心身機能・構造

評価項目・内容（コロン（:）の後ろに具体的内容を記入）

- ☑ 意識障害（JCS、GCS）:
- ☐ 見当識障害:
- ☐ 記銘力障害:
- ☑ 運動障害: BRS Ⅱ－Ⅱ－Ⅱ
- ☑ 感覚障害:
- ☐ 摂食障害:
- ☑ 排泄障害:
- ☐ 呼吸、循環障害:
- ☑ 関節可動域制限:
- ☑ 筋力低下:
- ☐ 褥創:
- ☐ 疼痛:
- ☑ 半側空間無視:
- ☑ 注意力障害:
- ☐ 構成障害:
- ☑ 音声・発話障害（☑ 構音　☐ 失語）:
- ☐ その他:

	8/2	4/20	5/18	6/14	7/5
MMSE	20/30	22/30	22/30	18/30	19/30
TMT-A	実施不可	実施不可	497秒	実施不可	661秒
TMT-B	未実施	未実施	実施不可	未実施	実施不可
FACT	7	3	4	4	5
FBS	9	4	5	5	7
10M歩行	実施困難	実施困難	実施困難	実施困難	実施困難

FAB: 13/18　　10/18(先月)
BIT: 139/146　　132/146(先月)
模写課題: 星、三つの図形、立方体×　花×

短期目標　1　ヶ月後

PT: 前回実施時より大きな変化はありませんが、FACT・FBSの点数、トイレ時の立位や起き上がり・移乗動作の介助量軽減見られております。継続して介助量の軽減図れるようにアプローチしていきます。

OT: 上肢は全般的にわずかに収縮がみられています。左右肩に疼痛の訴えがありますが、以前より減少している印象です。高次脳機能としては注意機能の低下は残存しており、基本動作と患手管理を同時に行うことはまだ困難です。引き続き基本動作介助量軽減を目標に実施していきます。

ST: 終了

具体的アプローチ

実施内容
　関節可動域ex、非麻痺側筋力強化、麻痺側促通ex
　起居動作練習、端座位練習、起立練習、立位練習
目標
　患肢管理、起居動作見守り、移乗動作介助量軽減、トイレ動作介助量軽減

実施内容
　関節可動域ex、麻痺側促通ex
　起居動作練習、端座位練習、起立練習、移乗練習
　患手管理練習　高次脳機能課題
目標
　基本動作介助量軽減

基本動作

寝返り	○自立	◉一部介助	○全介助:
起き上がり	○自立	◉一部介助	○全介助:
坐位	○自立	◉一部介助	○全介助:
立ち上がり	○自立	◉一部介助	○全介助:
立位	○自立	◉一部介助	○全介助:

内服自己管理状況
1.現在の状況:
2.短期目標日数:
3.ODPかシートか:
4.ピルケースの有無:
5.特殊な形態の有無:
6.その他:

活動

活動度（安静度の制限とその理由、活動時のリスクについて）
　車椅子

ADL（FIM評価項目）		8月2日	4月20日	5月18日	6月14日	7月5日	使用用具（杖、装具）、介助内容
セルフケア	食事	5	5	5	5	5	セッティングで可
	整容	4	4	4	4	4	洗顔はタオル使用
	入浴	3	1	1	1	1	両下腿・臀部・健側上肢介助
	更衣（上半身）	1	1	1	1	1	全介助
	更衣（下半身）	1	1	1	1	1	全介助
	トイレ動作	1	1	1	1	1	全介助
排泄管理	排尿	1	1	1	1	1	失禁
	排便	2	2	2	2	2	失禁、摘便実施、ときどきトイレで排便できる
移乗	ベッド・椅子・車椅子	2	2	2	2	2	引き上げ、方向転換の介助必要
	トイレ	2	1	1	1	2	引き上げ方向転換の介助必要
	風呂・シャワー	2	1	1	1	2	立ち上がり方向転換の介助
移動	車椅子 ◉	1	1	1	1	1	全介助
	歩行 ○	1	1	1	1	1	未実施
	階段	1	1	1	1	1	
コミュニケーション	理解	6	5	5	6	6	繰り返しの説明必要
	表出	7	7	7	7	7	
社会的認知	社会的交流	7	7	7	7	7	
	問題解決	5	4	4	4	5	必要時ナースコール依頼あり
	記憶	4	3	3	4	4	人の認識、メモをみて日課の確認可
mFIM	車椅子	26	22	22	22	24	
	歩行	26	22	22	22	24	
cFIM		29	26	26	28	29	
合計（車椅子）		55	48	48	50	53	
合計（歩行）		55	48	48	50	53	

短期目標
手すりに掴まり立位が安定する

具体的アプローチ
・靴の着脱時、移乗の準備が整うまでの時間程度、柵を掴まって座っていられるようになりました。
・しっかりと手すりに掴まって立ち上がりましょう。

FIM得点
7; 完全自立　6; 装具などを使えば自立　5; 監視・準備
4; 触る程度の介助　3; 半分以下の介助　2; 半分以上介助
1; 全介助

図 6·2a　リハビリテーション総合実施計画書

主に回復期リハビリテーション病棟で用いられる．1 頁目（図 6·2a）には心身機能・構造，活動などが，2 頁目（図 6·2b）には参加，心理，環境などが記載される．内容はリハビリテーションカンファレンスで確認され，これに基づいて患者・家族に報告と説明がなされる．

図6・2b リハビリテーション総合実施計画書

| 患者氏名 | 南江太朗 殿 | ID | | 計画評価実施日 | 平成X年X月X日 |

評価 / 短期目標 / 具体的アプローチ

参加
- 職業：●無職　○病欠中　○休職中　○発症後退職　○退職予定
- 職種・業種：
- 仕事内容：
- 経済状況：年金生活。
- 社会参加：
- （内容・頻度等）
- 余暇活動：元気な頃は絵を描くこと、毎日散歩。
- （内容・頻度等）

短期目標：
- 退院先：○自宅　○親族宅　○医療機関　●その他
- 復職：○現職復帰　○転職　○配置転換　○復職不可　○その他
- 復職時期：
- 仕事内容：
- 通勤方法：
- 家庭内役割：
- 社会活動：
- 趣味：

心理
- 抑鬱：
- 障害の否認：
- その他：

環境
- 同居家族：独居
- 親族関係：姪御さん、甥御さん
- 家屋：一軒家　上がり框30cm　布団使用　浴室なし　和式トイレ
- 家屋周囲：
- 交通手段：

- 自宅改造：●不要　○要
- 福祉機器：○不要　●要
- 社会保障サービス：□不要　☑身障手帳　□障害年金　□その他
- 介護保険サービス：○不要　●要

自宅の名義は他者のため、改修はできない。
要介護4

第三者の不利
- 発病による家族の変化
- 社会生活：仕事への影響。
- 健康上の問題の発生：
- 心理的問題の発生：突然の発症による戸惑いと、今後の生活に対する不安。

- 退院後の主介護者：○不要　●要
- 家族構成の変化：●不要　○要
- 家族内役割の変化：○不要　●要
- 家族の社会活動変化：○不要　●要

1ヶ月後の目標：
PT：患肢管理、起居動作見守り、移乗動作介助量軽減
OT：基本動作介助量軽減

本人の希望：

家族の希望：

リハビリテーションの治療方針：
面談日：X月XX日

外泊訓練の計画：

退院時の目標と見込み時期：
X月下旬

退院後のリハビリテーション計画（種類・頻度・期間）
ご自宅近くの介護老人保健施設に入所の予定です。

退院後の社会参加の見込み：
介護老人保健施設を経て特別養護老人ホームに入所の予定です。

説明者署名：
山田花子　印
（自署もしくは記名・押印）

本人・家族への説明　20XX年　月　日
説明を受けた人：本人、家族（　）　署名：

B 理学療法士

「理学療法士及び作業療法士法」(1965年)では理学療法(第7章参照)は「身体に障害のある者に対し，主としてその基本的動作能力の回復を図るため，治療体操その他の運動を行わせ，および電気刺激，マッサージ，温熱その他の物理的手段を加えることをいう」と定義されている．理学療法士(physical therapist：PT)はこの理学療法を「厚生労働大臣の免許を受けて，当名称を用いて，医師の指示のもと」行う．「医師の指示」とは前述した「リハビリテーション処方」である．

医療機関で行われるリハビリテーションでは身体機能評価，日常生活動作の評価を行い，これに基づいてリハビリテーションカンファレンスで目標設定に参画し，達成に向けた理学療法を行う．起坐，起立，乗り移り，歩行など主に移動に関連した動作の訓練を行い，装具や補助具を選定する．必要に応じて患者とともに患者の自宅を訪問し，手すりの設置や段差の解消などの家屋改修の打ち合わせをする(家屋評価)．

医療機関以外の活動の場として，介護予防・特定保健指導などの保健事業，介護保険事業，障害者福祉センターや障害児施設などの福祉サービス，障害者スポーツやスポーツ障害予防などのスポーツサポート，リハビリテーション工学に関連した研究所や企業などがある．

日本理学療法士協会は理学療法の臨床実践の専門性を高めることを目的として認定理学療法士という資格制度を設けている．さらに理学療法の学問的発展に寄与する研究能力を高めていくことを目的として専門理学療法士という資格制度を設けている．

C 作業療法士

「理学療法士及び作業療法士法」(1965年)では「作業療法」(第7章参照)は，「身体又は精神に障害のある者に対し，主としてその応用的動作能力又は社会的適応能力の回復を図るため，手芸，工作その他の作業を行なわせること」と定義されている．作業療法士(occupational therapist：OT)は，この作業療法を「厚生労働大臣の免許を受けて，作業療法士の名称を用いて，医師の指示(リハビリテーション処方)の下に」行う．医療機関で行われるリハビリテーションでは身体機能評価，失行・失認など高次脳機能の評価，日常生活動作の評価を行い，これに基づいてリハビリテーションカンファレンスで目標設定に参画し，達成に向けた作業療法を行う．主に乗り移り，食事，排泄などセルフケアに関連した動作の訓練を行い，自助具や福祉用具を選定する．また家事，外出など日常生活関連動作の訓練を行い理学療法士と同様に家屋評価を行うこともある．また注意・記銘力など高次脳機能障害の訓練を行う．目標が就労である場合には作業耐久性の向上，作業手順の習得，就労環境への適応などの職業関連活動の訓練を行う．

医療機関以外の活動の場として，地域包括支援センターなどの保健事業，介護保険事業，障害者福祉センターや障害児施設などの福祉サービス，就労支援事業施設，特別支援学校，リハビリテーション工学に関連した研究所や企業などがある．

日本作業療法士会は作業療法の臨床実践，教育，研究および管理運営に関する一定水準以上の能力を有する作業療法士を認定作業療法士とする資格制度を設けている．また，特定の専門作業療法分野において高度かつ専門的な作業療法実践能力を有する者を専門作業療法士として認定することとしている．

D　看護師

看護師は「厚生労働大臣の免許を受けて，傷病者若しくはじょく婦に対する療養上の世話又は診療の補助を行うことを業とする者」(2001年改正，保健師助産師看護師法)と定義されている．

リハビリテーションにかかわる職種のなかで医師とならんで医学全般について教育を受け，かつ1日24時間患者を看るので疾患の管理，全身状態の把握は看護師の重要な役割である．また「療養上の世話」は看護師独自の業務であるが，医療機関で行われるリハビリテーションの場では世話すなわち介助にとどまらず，日常生活動作の自立に向けた指導が含まれる．理学療法や作業療法の訓練でできるようになった日常生活動作「できるADL」は，生活の場面で実際に毎日繰り返し，安全に行える「しているADL」になって「自立した」といえる．そのためには病院での生活場面である病棟での実生活のなかで繰り返し指導することが必要になる．「できるADL」を「しているADL」にすることは，看護師のもうひとつの重要な役割である．リハビリテーション関連職種のなかで「しているADL」を最も知る立場にあるのは看護師であり，日常生活動作の評価は看護師が行うのが望ましい．

日本看護協会は専門看護師制度と認定看護師制度を設けている．認定看護師制度で特定されている21分野のなかには脳卒中リハビリテーション看護，摂食・嚥下障害看護などリハビリテーションに関連した6つ分野がある．

また，1991年にリハビリテーション看護の知識および技術の教育普及活動を行うとともに，リハビリテーション看護を行う者の育成に関する事業を行うリハビリテーション看護学会が設立された．

E　言語聴覚士

言語聴覚士(Speech Therapist：ST)は「厚生大臣の免許を受けて，言語聴覚士の名称を用いて，音声機能，言語機能又は聴覚に障害のある人々に対して，その機能の維持向上を図るため，言語訓練その他の訓練，これに必要な検査及び助言，指導その他の援助を行うことを業とする者」(1997年言語聴覚士法)と定義されている(第7章参照)．

言語聴覚士が対象とするのは ① 聴覚障害(自分の声や相手の言葉が聞き取れない)，② 言語発達遅延，失語症，③ 構音障害，④ 摂食嚥下障害，⑤ 高次脳機能障害などである．

F　臨床心理士

臨床心理士（Clinical Psychologist：CP）とは，患者が抱える心理的課題に対し，臨床心理学に基づいた知識と技術で援助する専門職で，公益財団法人日本臨床心理士資格認定協会の認定をうけている心理専門職である．脳血管障害や頭部外傷による高次脳機能障害や，障害に伴う情緒的問題に対応する．

G　医療ソーシャルワーカー（医療福祉士）

医療ソーシャルワーカー（医療福祉士：medical social worker：MSW）は，保健医療機関において，社会福祉の立場から患者やその家族の抱える経済的，心理的，社会的問題の解決，調整を援助し，社会復帰の促進を図る業務を行う．具体的には① 療養中の心理的・社会的問題の解決，調整援助，② 退院援助，③ 社会復帰援助，④ 受診・受療援助，⑤ 経済的問題の解決，調整援助，⑥ 地域活動があげられている．（厚労省「医療ソーシャルワーカーの業務指針より」）．

医療ソーシャルワーカーとして勤務するための資格はないものの，ほとんどの病院で社会福祉士（社会福祉士および介護福祉士法1987年）または精神保健福祉士（精神福祉士法1997年）の資格を保持することを条件としている．

H　義肢装具士

義肢装具士（prosthetist and orthotist：PO）は，厚生労働大臣の免許を受けて，義肢装具士の名称を用いて，医師の処方のもとに，義肢および装具（第7章参照）の装着部位の採寸・採型，製作および身体への適合を行う（義肢装具士法1987年）．

I　介護支援専門員（ケアマネージャー）

介護支援専門員（ケアマネージャー：care manager）は，介護保険制度においてケアマネジメントを実施する有資格者．要支援・要介護認定者およびその家族からの相談を受け，介護サービスの給付計画（ケアプラン）を作成し，他の介護サービス事業者との連絡・調整などを行う．

病院のリハビリテーションの場面では，退院前カンファレンスに参加したり，担当している要介護者が入院した場合に入院前の様子について病院のスタッフに情報を提供することもある．

都道府県の実施する「介護支援専門員実務研修受講試験」に合格し，「介護支援専門員実務研修」の全日程を休まずすべて受講したうえで，レポートを提出すると登録・任用される．受験資格は

「保健，福祉，医療の法定資格保有者」と「相談援助業務の経験がある人」に限定されており，柔道整復師は「保健，福祉，医療の法定資格保有者」である．

2005年に職能団体として日本介護支援専門員協会が設立されている．

7 リハビリテーション治療技術

A 理学療法

1 対象

a. 疾患

① 中枢神経疾患

代表的な疾患として脳血管疾患(脳梗塞,脳出血,くも膜下出血,脳動静脈奇形など),脳損傷(頭部外傷,低酸素脳症,脳腫瘍など),神経難病(パーキンソン病,脊髄小脳変性症,多発性硬化症,筋萎縮性側索硬化症など),脊髄損傷(四肢麻痺,対麻痺など),小児疾患(脳性麻痺,二分脊椎など)がある.これらの疾患により中枢神経が損傷を受けると,運動麻痺,知覚麻痺によって随意運動機能,身体運動調節,バランス機能の低下が起こる.理学療法は個々の神経症状・機能障害に応じて,四肢運動,姿勢保持,動作課題遂行などの能力改善を図る.

② 運動器系

代表的な疾患として骨折(大腿骨頸部骨折,脊椎圧迫骨折,橈骨遠位端骨折など),関節リウマチとその関連疾患,関節疾患(変形性関節症,骨壊死,発育性股関節形成不全など),末梢神経損傷(橈骨神経麻痺,正中神経麻痺,尺骨神経麻痺,腕神経叢麻痺,腓骨神経麻痺など),脊椎疾患(変形性脊椎症,頸椎症,腰痛症,腰椎椎間板ヘルニア,後縦靱帯骨化症など),スポーツ障害,スポーツ外傷がある.これらの疾患では,臓器治癒までの期間や術後に荷重や運動制限が課せられることが多く,理学療法はその処方の範囲で,関節可動域や筋力,疼痛などの改善を図るとともに,患肢・関節以外に廃用症候群をきたさないようにする必要がある.

③ 内部障害系

内部障害とは,疾患などによって生じる肢体不自由以外の身体の内部の障害である.理学療法の主な対象は呼吸器疾患,循環器疾患,代謝疾患に大別されることが多い.これらの疾患は,身体機能を低下させ,さらに長期の安静や臥床などにより身体活動が制限され,廃用症候群が増強し,内部障害や身体機能の低下を一層悪化させるという悪循環に陥りやすくなる.

呼吸器疾患はガス交換能の障害や,低酸素血症,高二酸化炭素血症を示す.代表的な疾患として,慢性閉塞性肺疾患(COPD),間質性肺炎,気管支喘息,肺炎,無気肺などがある.

循環器疾患は酸素運搬系の障害であり,代表的な疾患として,虚血性心疾患(狭心症,心筋梗塞),心不全,不整脈,心臓外科手術後(冠動脈形成術,冠動脈バイパス術,弁形成術)などがある.

代謝疾患はエネルギー産生・調節能力の障害であり，代表的な疾患として，糖尿病，腎機能障害，先天性代謝異常などがある．

呼吸・循環・代謝にかかわる理学療法は，機能低下をきたした臓器，エネルギー供給サイクルの破綻の内容，重症度に合わせた負荷を設定し，運動療法を行い，ADL能力・運動耐容能の改善を図る．

④ がん

がんに罹患すると，がんによる痛みや食欲低下，呼吸困難感，だるさなどによって臥床傾向になる場合や，手術や化学療法，放射線療法を受けることによって，身体機能の低下や不全が生じる．がん患者に対する理学療法は，がんとその治療による制限の中で，患者の身体的，社会的，心理的，職業的活動の最大の実現を図る．

⑤ 介護予防

軽度の介護認定者では骨折や加齢による衰弱が多くみられる．介護予防のためには転倒による骨折を防ぐための転倒予防や，加齢に伴う栄養不足や不活動がもたらすサルコペニアや筋力低下によるフレイルの予防が重要となり，理学療法の役割が高まっている(第8章「高齢者のリハビリテーション」参照)．

b. 病期

① 急性期

一般的に急性期とは，病気の発症直後やけがなどの受傷直後で，症状や徴候が急激に発現する生命の危機的状態にある時期をいい，病気やけがに対する治療が集中的に行われ，全身管理を必要とする時期である．急性期においては，治療を優先するために安静臥床が必要である．しかしその一方で安静臥床は各種臓器の機能低下や身体活動の低下による廃用症候群を引き起こす．患者の身体機能を早期に回復させるためには，病気の発症や手術直後の急性期の可及的早期から理学療法を開始することが必要である．

② 回復期

回復期とは病気が治癒に向かっている時期であり，状態が安定してきているため，理学療法をより積極的に行える時期である．この時期は寝たきりの防止，ADLの向上，在宅復帰が主な課題となり，そのなかで理学療法に求められることとして，筋力や関節可動域，姿勢バランスなどの運動機能の回復，不動による身体機能の低下の予防・改善，社会生活に必要な体力の獲得，日常生活における実用的な基本的動作能力およびADLの向上，居住環境などに応じた必要な動作の獲得などがあげられる．

③ 生活期(維持期)，在宅

生活期における理学療法の対象者は，回復期の後の人や，病気やけがはないものの加齢により運動機能の低下が生じてきた高齢者などである．生活期における理学療法では，身体機能の維持・改善に加えて，その人らしい活動や社会参加の促進につながるための介入が求められ，多職種および関連機関との協働が必要となる．高齢者の生活期の理学療法は介護保険制度のもとで提供されることが多く，介護老人保健施設や介護老人福祉施設などの入所系，訪問看護や訪問リハビリテーションなどの訪問系，通所リハビリテーションや通所介護などの通所系，ショートステ

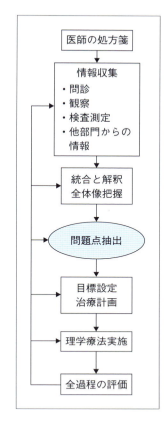

図 7・1　理学療法の流れ

イなどの短期滞在系，有料老人ホームなどの居住系に大別される．若年者の生活期の理学療法は総合支援法によって提供される．

2　理学療法の進め方

　理学療法は評価に始まり評価に終わるといわれている．医師からの処方を受けた時点で，初期評価に必要な検査・測定項目を選択し，病態を確認する．対象者に対し，自己紹介を行い，これから行う理学療法について説明し，同意を得て，問診，観察，検査・測定を実施し，他部門からも情報を得る．検査・測定などによって収集した情報を統合・解釈して全体像を把握し，主な問題点を抽出して目標を設定し，具体的な理学療法プログラムを作成して治療計画を立案し，理学療法を実施する．適宜，再評価して作成したプログラムの効果や妥当性を検証し，理学療法の全過程を評価して，必要に応じて問題点と目標を再設定し，適切な理学療法を提供できるように理学療法プログラムの更新を行う（図 7・1，図 5・1 参照）．

3　理学療法の実際

　理学療法を構成する技術は，大きく運動療法と物理療法に分けられる．

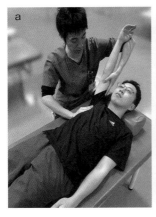
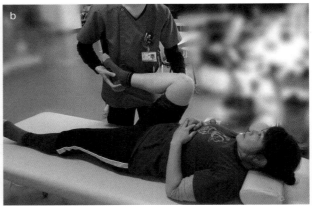

図7・2　関節可動域運動
a. 上肢　b. 下肢

a. 運動療法

　運動療法は，自動運動(本人自身による運動)，他動運動(理学療法士などの他者による運動)によって，運動器系や神経系，呼吸・循環・代謝系などの身体機能の向上や維持などを目的に行う療法で，理学療法の中核をなす技術である．

① 関節可動域運動

　関節可動域運動とは，四肢および体幹の関節可動域の維持・改善を目的に行う治療技術である(図7・2)．対象者がリラックスした状態で理学療法士が行う他動関節可動域運動，理学療法士の指導により対象者自身が行う自動関節可動域運動，理学療法士などの他者が対象者の自動運動にあわせて，不十分な筋力を介助したり，言葉により運動の方向やタイミングなどを教示しながら行う自動介助関節可動域運動などに分類される．

② 筋力増強運動

　筋力増強運動とは，鉄亜鈴，重錘バンド，ゴムバンド，スクワットなどの動作練習などによって収縮する筋に対して負荷を加えることにより，筋力を増強させる運動である(図7・3)．筋力を増強させることにより，その筋が関与する関節の安定性および支持性の改善を図る．

③ 持久性運動

　持久性運動には局所的なものと全身的なものとがある．局所的な持久性運動は，局所的な筋活動による身体運動を持続できることを目的とした運動であり，低負荷で長時間実施する運動を指し，乳酸の蓄積や疲労を生じない運動強度で実施する．全身的な持久性運動とは，長時間にわたり日常生活活動やレクリエーションなどの身体活動を持続できることを目的とした運動であり，予測最大心拍予備能や主観的運動強度などを用いて運動負荷を調整して実施する(図7・4)．心臓リハビリテーションで実施されることが多い(第4章「全身運動」参照)．

④ 協調運動練習

　動作の正確さや円滑さは，複数の器官が機能して運動を制御して複数の局所的な運動が協調することによって保障されている．動作の正確さや円滑さは，小脳の病変や中枢神経障害による筋

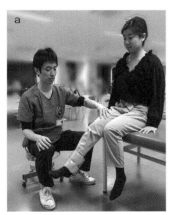 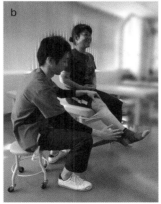 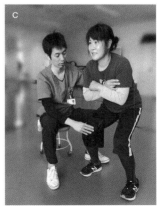

図7・3 筋力増強運動
a. 重錘　b. ゴムバンド　c. スクワット

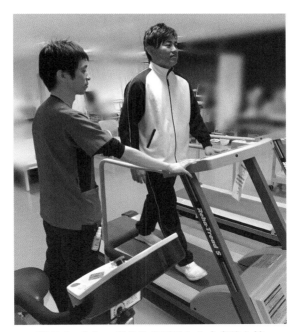

図7・4 トレッドミルを利用した全身的な持久性運動

緊張異常，脊髄癆や末梢神経障害による感覚入力の欠如，廃用性筋萎縮などによる筋力低下などによって障害される．協調運動練習は正確で円滑な動作を再獲得するための練習で，緊縛帯や重錘負荷，固有受容性神経筋促通法，抵抗運動，Frenkel体操，装具療法などがある（**図7・5**）．

⑤ 呼吸理学療法

体位変換やポジショニング，呼吸介助手技，呼吸練習，筋力練習，全身持久トレーニングなどにより，換気やガス交換の改善，呼吸に関する自覚症状の軽減，運動耐容能増大などの呼吸器系

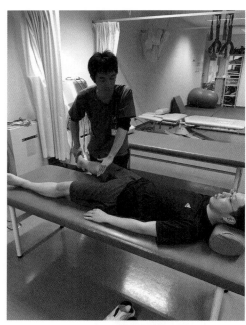
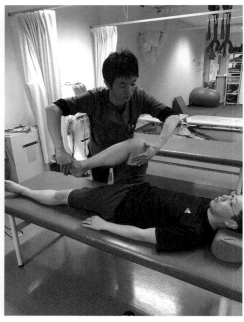

図7·5　協調運動練習（下肢に対する固有受容性神経筋促通法）

への効果を期待するものである（図7·6）．

⑥ 基本動作練習

日常生活の活動に必要な動作は，基本的な運動・動作機能によって成り立っている．基本動作は，人間が生活するうえで毎日繰り返して行う姿勢および運動が組み合わさった身体動作群であり，この動作を組み合わせて，または連続的に行うことによって，身体の重心を移動させバランスをとり，姿勢の保持と変換，身体の移動をする．寝返り，起き上がり，座位保持，立ち上がり，立位保持，移乗，歩行などである（図7·7）．基本動作練習は，疾患や障害に応じた筋・骨格・神経系を考慮し，これらの動作を通じて機能や能力などの維持・改善を図ることを目的とする．

b.　物理療法

物理療法は，生体が元来有する自然治癒力を賦活するために，物理的エネルギー（熱・光・電気・力など）を加えることによって治療効果を得ようとするものである．

① 温熱療法

温熱療法とは，温熱により組織や全身の温度を上昇させ，血流増加，代謝亢進，疼痛軽減，筋緊張抑制，軟部組織の柔軟性向上などを目的に行う治療法である．ホットパック，パラフィン浴，赤外線療法，超短波・極超短波療法などがある（図7·8）．

② 寒冷療法

寒冷療法とは，氷，冷水などの寒冷刺激を与えることによって患部の症状を軽減させる治療法である．アイスパック，コールドパック，クリッカーを使用したアイスマッサージなどがある（図7·9）．

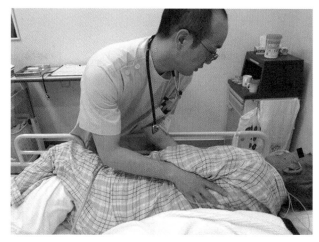

図7・6 呼吸理学療法(呼吸介助手技)

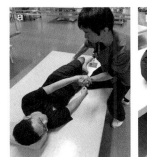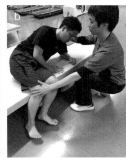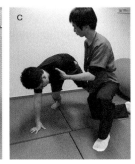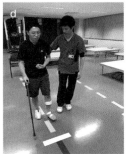

図7・7 基本動作練習
a. 寝返り　b. 起き上がり　c. 床からの立ち上がり　d. 歩行

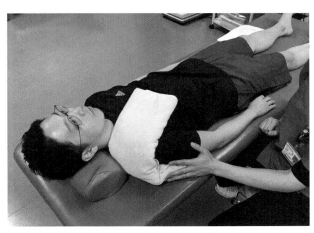

図7・8 温熱療法(ホットパック)

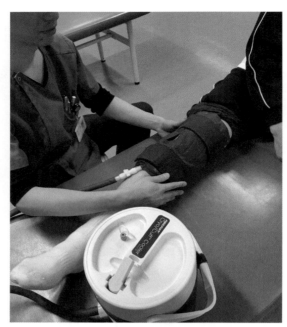

図7・9　寒冷療法(コールドパック)

③ 電気刺激療法

電気刺激療法とは，電気を生体への刺激として利用し，生体内のイオンにはたらきかけることによる治療法である．電気刺激療法は機能的電気刺激療法と治療的電気刺激療法に大きく分けられる．機能的電気刺激療法は電気刺激によって動かなくなった筋を収縮させ，身体機能を代償するものである．治療的電気刺激療法には，疼痛治療のための経皮的神経電気刺激，干渉波電流，創傷治癒促進のための微弱電流刺激，筋収縮のための神経筋電気刺激，ロシアンカレント，高電圧パルス電流などがある(図7・10)．

④ 超音波療法

音波は真空中では伝わらず，媒介となる媒質中の分子が振動することで伝達される．人では聞き取れない高い周波数の音波を超音波という．超音波は進行方向に伸縮を繰り返す縦波であり，この超音波が生体内に伝わり，生体組織を機械的に振動させることによって摩擦熱による温熱効果や振動自体によるマッサージ効果が治療に利用される(図7・11)．

⑤ 水治療法

水治療法は水の比熱・熱伝導，静水圧，動水圧，浮力，抵抗などの物理的特性を活用して行う治療である．渦流浴，気泡浴，交代浴，ハバード浴，プール療法などがある(図7・12)．

⑥ 牽引療法

理学療法による牽引療法は，介達牽引法による頸椎および腰椎牽引療法である．電動牽引装置を用いて牽引と休止を繰り返して施行する．スリングや徒手により牽引療法を行うこともある(図7・13)．

A 理学療法　127

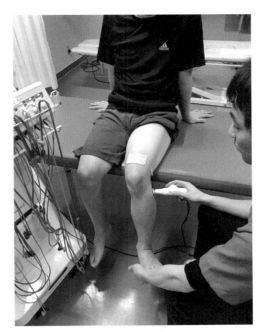

図 7・10　電気刺激療法

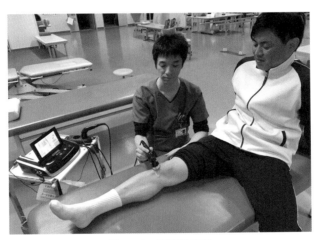

図 7・11　超音波療法

128　7　リハビリテーション治療技術

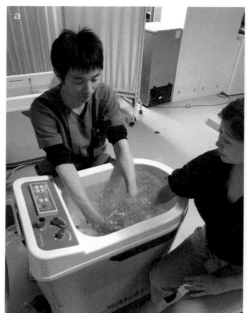
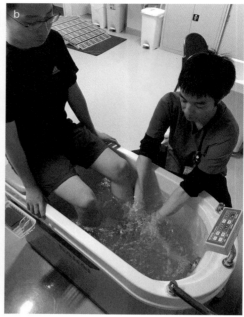

図7・12　水治療法(渦流浴)
a. 上肢　b. 下肢

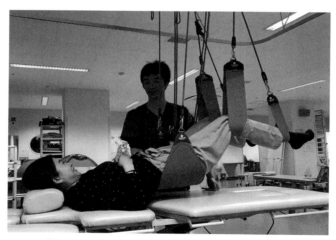

図7・13　牽引療法(スリングを用いた腰椎牽引)

B 作業療法

1 歴史と定義

　作業を治療のひとつとして活用するという考え方は，18世紀頃から欧米において広まり，精神障害や結核など難治性の病気に対して，社会復帰という課題を担うため治療活動が行われるようになっていった．日本では，欧州へ留学した呉秀三が，帰国後の1901年に精神障害に対する作業療法を展開したことが始まりとされている．その後も肢体不自由児や結核療養者に対する作業療法の有用性が提唱され，第二次世界大戦終戦後の1949年には障害者福祉法が成立し，障害や福祉分野の道が開けた．1965年に理学療法士及び作業療法士法が成立し，養成校の設立や日本作業療法士協会（以下，協会）の発足など組織化に至った．

　協会は，「作業療法とは，身体又は精神に障害のある者，またはそれが予測される者に対し，その主体的な生活の獲得を図るため，諸機能の回復，維持及び開発を促す作業活動を用いて，治療，指導及び援助を行うことをいう」と定義している（1985年）．一般的に作業という言葉は労働や仕事を連想させるが，協会によると「作業は，対象者自らが文化的・個人的に価値や意味を見出し専心しているすべての活動をいう」と定義している（2011年）．人が生きてくうえで目的をもって行う活動のすべてを指し，そのなかで「作業活動」は作業療法の手段や目的として使われる（図7・14）．

2 対象と治療環境

　作業療法では，対象者を「生活者＝生活する主体」として捉え，病気そのものではなく，障害を対象としている（図7・15）．国際生活機能分類（ICF；International Classification of Functioning, Disability and Health）は，世界作業療法士連盟（WFOT；World Federation of Occupational Therapists）の作業療法の定義の中でも活用されており，障害を理解する上で重要な概念である（第3章参照）．

　作業療法や作業（作業活動）の実践的な内容や解釈は時代とともに変化しており，より満足のできる生活の構築（再構築）を目的として，近年では作業療法の対象を障害者からすべての人々へ，また個人から集団へとさらに拡大している．作業療法士が対象者と関わる治療環境は様々な要因によって変わり，また，変化していく場合も多い．治療環境を勤務領域別にみると，医療，保健，福祉，教育，職業関連の5領域（表7・1）で，作業療法士がかかわっている．

3 作業療法の進め方

　作業療法の進め方については図7・16に示す．医療領域では，医師の処方に基づいて行われ，福祉や教育などの領域では介護支援専門員（ケアマネジャー）や教師の依頼によって開始される．対象者や家族に作業療法の目的や内容を説明し，作業療法への参加について同意を得る．作業療法

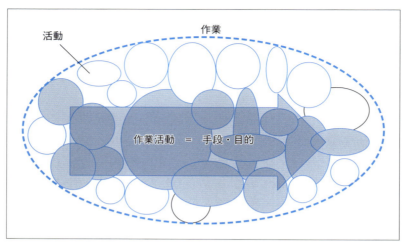

図7・14 作業と作業活動との関係
身辺動作や仕事,趣味など人が目的をもって行うすべての活動が作業であり,その中で,作業療法の手段として用いる活動を作業活動という.また,活動の場所・時間の共有や役割獲得のために作業活動を選択することは作業療法の目的そのものになる.

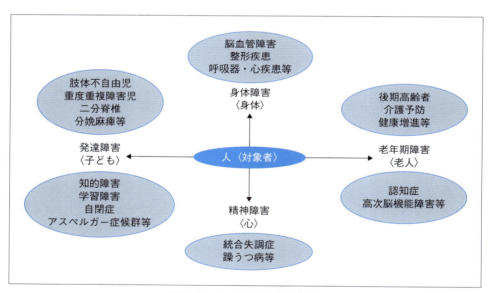

図7・15 作業療法の対象領域
心と身体の障害にかかわることができると同時にどの年齢期においても介入できることを示している.
(日本作業療法士協会(監修):作業療法学全書(改訂第3版)—第1巻:作業療法概論,協同医書出版社,p.160,2010より作成)

表 7・1 作業療法士が対象者とかかわる環境

	予防・回復支援	地域(在宅)生活支援
医療	一般病院(急性期病棟,回復期リハ病棟) 精神科病院(急性期病棟,一般病床) 総合病院(一般病床,精神科病床) 特定機能病院,地域医療支援病院	診療所・訪問看護ステーション 精神科デイケア・デイナイトケア 認知症疾患医療センター ホスピス,ターミナルケア病棟
保健・福祉・教育・職業関連	一般病院(介護療養病棟) 介護老人保健施設 介護予防サービス事業所 障害児入所施設・障害児通所支援施設 保健所,保健センター 地方自治体,行政機関 身体障害者・知的障害者更生相談所 障害者就業生活支援センター	地域包括支援センター 地域活動支援センター 居宅サービス事業所・在宅介護支援センター 認知症デイケア 介護老人福祉施設・介護療養型医療施設 障害福祉サービス事業所 特別支援学校 その他児童・身障・精神福祉法関連施設 家族会や当事者団体の活動支援

(日本作業療法士協会:作業療法ガイドライン(2012年度版),p.13より作成)

を進めるうえでの信頼関係を築いていきながら,評価や計画を立案し,再評価を常に行って,作業療法を実施していく.必要に応じて,再計画立案,再実施が行われる.

4 作業療法の実際

作業療法士は,対象者が持つ障害の様々な時期にかかわっている.ここでは,障害の時期(表7・2)に応じた作業療法の具体例をいくつか紹介する.

a. 急性期(精神障害患者の例)

20歳代会社員の男性は,幻覚・妄想が現われ始め,さらに無断欠勤が続いたことを機に,両親に連れられ受診し,統合失調症の診断で入院した.精神障害の急性期では安静と休息が基本となる.患者に対しては安心・安全を保障しながら心理的な介入を行う.また,家族の話に耳を傾け,障害への理解や対応方法の指導などを行う.

b. 回復期(身体障害患者の例)

3週間前に脳梗塞を発症した70歳代女性への作業療法を回復期リハビリテーション病棟にて開始した.発症直後は,覚醒状態が悪く,声をかけないと閉眼してしまう状態であったが,急性期での点滴治療を終えて転院してきたときには常時開眼し,車椅子に座って食事を摂っていた.右上下肢に運動麻痺があり,食事は左手でスプーンを使用しており,その他の日常生活動作(activities of daily living:ADL)は介助を要していた.本人の希望は,「右の手足が動くようになれば一番いいが…行きつけのお店のそばを家族と食べに行けるようになりたい」であった.単に食事動作を獲得するだけでなく,個人的な価値や時間・空間の共有自体を目標として引き出すことが重要である.希望をもとに,患者の残存機能の把握や予後予測を行い,実現可能な目標を考え,その目標を患者と共有しながら,治療に臨んでいく(図7・17,7・18).

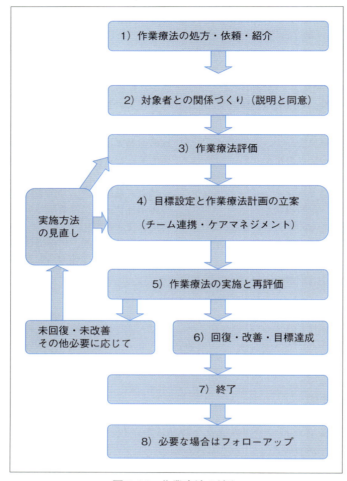

図7・16　作業療法の流れ
（日本作業療法士協会：作業療法ガイドライン（2012年度版），p.9より作成）

c. 生活期（発達障害患者の例）

　特別支援学校に通う7歳男児は，知的障害の診断にて定期的に外来作業療法を受けていた．来院時，母親より「先日，学校で他児童を叩いてトラブルになってしまった」と相談を受けた．担当教員と連絡をとり，状況の詳細を確認した．対象児童は対人的コミュニケーションが適切に行えないことで，トラブル＝失敗体験が発生しており，この失敗体験を積み重ねてしまわないようにすることが重要である．そのため，保護者や学校と連携し，対象児童の行動分析と対応方法について共通理解を図った．外来作業療法では，対象児童の対人的コミュニケーションを高めるプログラムを行いながら，自宅や学校での様子を聴きつつ経過を追った（図7・19）．

表 7・2 作業療法士が対象者とかかわる時期

時期	内容
予防期	日常生活に支障をきたさないように疾病や障害を予防する．加齢やストレスなどで心身機能の低下を引き起こしやすくなった人に，作業療法の視点からアプローチを行う(医療としての作業療法でかかわるには，診断が必要)． 健康の状況変化にも対応するよう，健康な人にも健康増進の観点から関与する．
急性期	発症後，心身機能が安定していない時期を指す．医療による集中的な治療が中心となる．救命救急と安静が必要な時期を脱した亜急性期から，二次的障害の予防や，回復への円滑な導入に向けて直ちにかかわる．
回復期	障害の改善が期待できる時期．対象者の心身機能・身体構造，活動，参加の能力の回復や獲得を援助する．
生活期	疾病や障害が一定レベルにほぼ固定した時期．再燃や再発を予防する．対象者の社会，教育，職業への適応能力の回復・獲得を援助するとともに，社会参加を促進する．
終末期	人生の最期の仕上げとしてのかかわりが重要となる時期．死と対面することになるが，ホスピスケアを含み，対象者の心身機能，活動，参加の維持を図るとともに，尊厳のある生活への援助や家族への支援を行う．

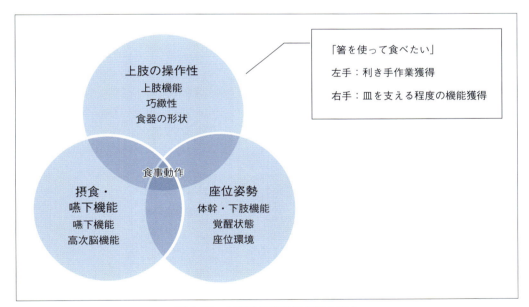

図 7・17　食事動作獲得に必要な能力

作業としての食事に必要な能力は主に 3 つに分けることができる．個々の患者の状態によって能力の差異や課題の大きさを見極め，多職種と協働して，問題解決にあたる必要がある．

症例は摂食・嚥下機能や座位姿勢が概ね獲得され，上肢・手指機能の向上が食事動作獲得に向けてのカギとなっている．

134　7　リハビリテーション治療技術

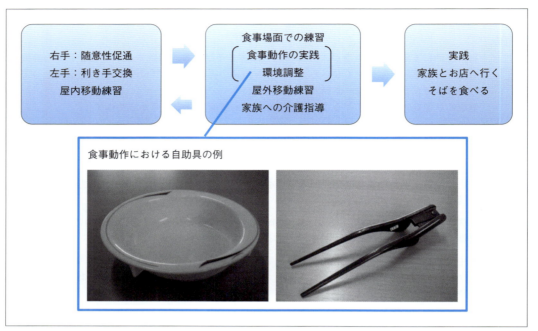

図7・18　外食へ行くための治療プログラム

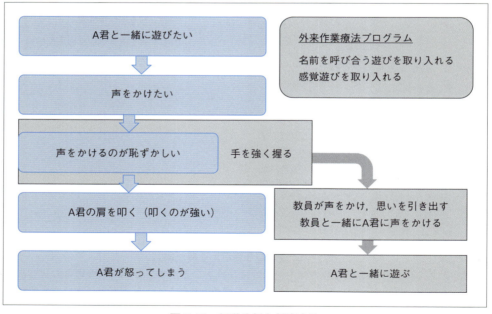

図7・19　行動分析と対応方法
　対象児童，母親，教員より収集した情報をもとに，トラブルに至ってしまった行動の分析をし，また，その対応方法を含めてまとめ，教員や母親と共有した．

C 言語聴覚療法

1 言語聴覚療法とは

a. 言語聴覚療法

　食事やコミュニケーションは，人間が生きていくうえで極めて重要な活動である．ところが，先天的・後天的な疾患や外傷または加齢などにより，これらが障害されてしまうことがある．
　言語聴覚療法は，こうした食事やコミュニケーションの障害に対するリハビリテーションである．障害された機能自体の回復訓練のみでなく，代償手段の獲得や環境調整・家族指導なども併せて行う．これらにより，個々の対象者が，よりその人らしく日常・社会生活を送れるように支援する．

b. 言語聴覚療法の対象

　言語聴覚療法の対象として音声・言語機能と聴覚の障害が定義されている．言語機能の基盤である高次脳機能や，音声機能と密接に関わる食べる機能の障害を対象とすることも多い．対象者の年齢層は小児から高齢者まで幅が広い．

2 対象とする障害・症状

　言語聴覚士が臨床場面で対象とする障害は，a. 言葉の障害，b. 言語の基盤である諸機能の障害，c. 聴覚障害，d. 食べる機能の障害に大別される．

a. 言葉の障害

① 失語症

　失語症とは，脳内の言語領域が脳血管障害や脳外傷によって損傷され，言語機能が後天的に障害された状態である．程度の差はあるが，話す・聴く・書く・読む・数と計算のすべての側面が障害される．主症状は，喚語困難（言いたい言葉が出ない）・錯語（違う言葉を言ってしまう）・相手の言葉が音として聞こえても意味が理解できないなどである．後述する構音の末梢的な運動や，意識・知能など脳全体の機能障害によるものではない．
　失語症には，ブローカ・ウェルニッケ・失名詞（健忘）・全失語などのタイプがある．しかし，臨床場面で遭遇するもののなかには，タイプ分類に当てはまらない失語症も少なくない（第4章「高次脳機能障害，失語症」参照）．

② 構音障害

　構音障害とは，言語音の生成過程が障害された状態である．
　運動障害性構音障害は，脳血管障害などにより，発声・構音（発音）に関連した運動を制御する神経・筋系が異常をきたす構音障害である．成人の臨床場面で最もかかわる機会が多い．発声では，呼吸と発声の協調運動が低下し声が小さくなる・持続しない・声質が変化するなどの症状が起こる．構音障害では，口唇や舌などの構音器官が麻痺し巧緻運動ができなくなり，音が不明瞭

に歪む症状が起こる．構音器官は食事に必要な器官と共通するため，運動障害性構音障害には後述の摂食・嚥下障害が合併することも多い．

機能性構音障害はなんらかの要因で，誤った構音方法を言語習得途中で獲得してしまった状態である．小児の領域においてかかわる機会が多い．

③ 音声障害

音声障害とは，発声に必要な声帯の振動がなんらかの原因で障害され，声質に異常が生じた状態である．

発声器官である喉頭の腫瘍性病変・炎症・形態異常などの器質的変化や声帯の運動障害を原因とするものは，器質的音声障害と呼ばれる．

上述の器質的音声障害と異なり，原因となる器質的異常が発声器官に認められない音声障害は，機能的音声障害と呼ばれる．

どちらも様々な声質や程度の嗄声(ガラガラした粗ぞう性・絞り出すような努力性など)を生ずる．

④ 吃音

吃音とは，話し言葉が滑らかに出ない発話障害のひとつである．発話の流暢性の乱れ方には特徴があり，音の繰り返し(例：つ，つ，つくば)・引き伸ばし(例：つーーーくば)・ブロック(例：……つくば)の3つのうちのいずれか1つ以上がみられる．

吃音の種類には発達性吃音と獲得性吃音があり，前者は幼児期に，後者は青年期以降に起こったものを指す．約9割が発達性吃音といわれている．

b. 言語の基盤である諸機能の障害

① 高次脳機能障害

高次脳機能障害とは「何らかの原因により主として大脳が損傷を受けたために言語・行為・対象認知・記憶・思考などの高次の精神活動が障害された状態」をいう．これにより日常社会生活上様々な困難をきたすことがある．

失語・失行・失認のように緩やかな脳局在がある(病巣が大まかに決まっている)ものと，注意障害・記憶障害・遂行機能障害・社会的行動障害のように脳局在がないものとがある．

高次脳機能障害を有する人は，言語障害がなく(失語症を除く)知的機能の低下や身体の麻痺が極軽度のため，見た目ではわかりにくいことが多い．また，自身の病識が薄いことも特徴である．

② 認知症

高齢化社会が進むなか，認知症人口は著しい増加傾向にある．認知症では言語・記憶などの様々な認知機能が徐々に低下し，コミュニケーションの状態が変化する．

認知症高齢者が人としての豊かさを維持できるよう，家族などの周囲の人々とのコミュニケーションがより円滑に成立するよう支援することは，言語聴覚士の役割のひとつである．

③ 言語発達遅滞

先天性疾患などによる知的機能の障害のために，言語やコミュニケーション行動の習得が同年齢の子供に比べて遅れることがある．

④ 発達障害

発達障害は，「自閉症，アスペルガー症候群その他の広汎性発達障害，学習障害，注意欠陥多動

性障害その他これに類する脳機能の障害であってその症状が通常低年齢において発現するものとして政令で定めるもの」と定義される（発達障害者支援法）．

発達障害の障害像は様々であり，言語聴覚士は言語発達の程度や知的レベル・行動特徴などを総合的に捉え，家庭や学校での環境調整やリハビリテーションを行っていく．

c. 聴覚障害

疾病や外傷または加齢により，聴力が低下する場合がある．重度の聴覚障害では，周囲の様々な音が聞こえず，時には日常生活上危険な場面が考えられる．大きな物音は聞こえる状態でも，会話が上手く聴き取れないなど，日常・社会生活上多くの支障が生じる．先天性または幼少期からの聴覚障害には，言語習得の遅れや歪みを合併することも多い．

聴能訓練や指導・補聴器適応や人工内耳の適応などにより，言語音の聴取や，コミュニケーションの代替手段を習得できることがある．

d. 食べる機能の障害（摂食・嚥下機能障害）

摂食・嚥下機能障害とは，飲食物を噛んだり飲み込んだりすることの障害である．食物を認識し，手に取り口腔に取り込み，咀嚼して，食塊を形成し（まとめる），嚥下する（飲み込む）までの過程を，"先行期""準備期""口腔期""咽頭期""食道期"の5つの段階に分けることができる．この5つの段階のどこかが個別に障害される場合もあるが，これら一連の過程のつながりが上手くいかない場合も多い．

誤嚥は，唾液や食物が食道ではなく気道に侵入してしまうことである．摂食・嚥下機能障害における危険な徴候であり，比較的頻回に起こる．誤嚥の中には，不顕性誤嚥（silent aspiration）という，誤嚥した際にムセ込みがみられない場合もある．

③ 言語聴覚療法の実際

a. 言語聴覚療法の基本的な流れ

言語聴覚療法の臨床に関し，各障害に共通する流れをみていく．

はじめに，カルテや他部門などから情報収集を行い，現病歴・既往歴，学歴・職歴・家族環境などの社会的背景を整理しておくことが重要である．

次に，初回面接（インテーク）を行い，対象者の障害・症状の全体像を把握し主訴・ニーズを聴取する．これと同時に，スクリーニング検査を実施し，対象者の問題点を短時間で把握することが多い．

その後，スクリーニングで得た情報をもとに，問題点やその発現メカニズムを明らかにするために，諸々の評価を行う．

以上の情報や評価結果を整理し，本人・家族のニーズやリハビリテーションチームの共通方針と照合して，言語聴覚療法における長期・短期目標の設定や訓練プログラム立案を行い，リハビリテーションを実施する．その過程で定期的あるいは必要時に再評価を行い，訓練効果の判定やプログラムの修正を行う．本人への訓練・指導と併合し，症状の説明やコミュニケーション・食事上の留意点に関する助言や，代替手段の考案・環境調整などを家族や職場に行うことも多い．

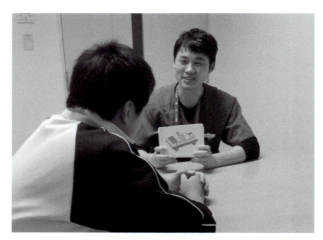

図7・20　失語症訓練場面の様子

b. 失語症，摂食・嚥下機能障害を例に

① 失語症のリハビリテーション（図7・20，第5章参照）

失語症の評価は，言語機能（話す・聴く・書く・数と計算の各側面），非言語的コミュニケーション面（身振り・表情・声の調子の理解・表出など）を含む実用コミュニケーション能力，言語の基盤となる認知機能（注意・記憶・視空間認知など）に対し包括的に行う．病前の言語習慣や読み書き能力，今後の日常・社会生活で必要なコミュニケーションの内容・レベルを把握することも重要である．

訓練も，評価と同様に，言語機能・認知機能の改善，実用的コミュニケーション能力の向上を目指して行う．また，地域社会での交流や復学・復職などの社会参加に対する支援も行う．家族などの身近な人々やリハビリテーションチームに対し，症状・障害を説明しコミュニケーションの取り方を助言することも大切である．

② 摂食・嚥下機能障害のリハビリテーション（第5章参照）

摂食・嚥下のリハビリテーションでは対象者が，まず安全に，次に楽に，更にできれば美味しく楽しく食べられるための支援を多面的に行う．

評価として，レントゲンを使った嚥下造影検査（VFと略される）などの諸検査のほか，食事場面の観察を多角的に行う．これらをもとに，食事の種類や形状・食事姿勢などを検討する．

訓練として，摂食・嚥下器官である喉頭・舌・口唇などの運動，実際に食べたり飲み込んだりする練習などを行う．必要な栄養や水分を安全に経口摂取できない場合は，胃瘻造設などを医師とともに検討し，本人・家族に打診することもある．

D　補装具

障害者総合支援法による補装具の定義は，「障害者等の身体機能を補完し，又は代替し，かつ，

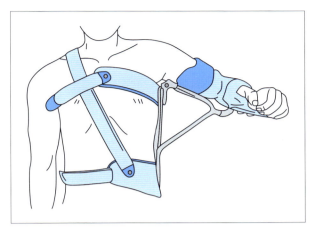

図7・21 肩外転装具

長期間にわたり継続して使用されるものその他の厚生労働省令で定める基準に該当するものとして，義肢，装具，車椅子その他の厚生労働大臣が定めるもの」とされている．

その目的とするところは，障害者が日常生活を送るうえで必要な移動等の確保や，就労場面における能率の向上を図ることおよび障害児が将来，社会人として独立自活するための素地を育成・助長することである．

補装具の種目としては，義肢・装具・座位保持装置・盲人安全つえ・義眼・眼鏡・補聴器・車椅子・電動車椅子・歩行器・歩行補助つえ（T字状・棒状のものを除く）・重度障害者用意思伝達装置などがある．これらは障害者自立支援法における補装具費支給制度により，費用の助成を受けることができる．

1 装具

装具の目的は，固定，支持，矯正，免荷，歩行，立位保持などである．装具は英語で orthosis または brace といい，どちらの名称も用いられる．ここでは装着部位別に上肢装具，下肢装具，体幹装具に分けて解説する．

a. 上肢装具

上肢装具の目的には，関節の固定や変形の矯正以外に，異常運動パターンの修正や自動・他動運動の補助，失われた機能の代償などがある．装具療法においては，装具の材質による接触性皮膚炎や不適切な固定位置による末梢神経障害などに十分な注意が必要である．

上肢装具を装着部位・機能別に① 肩装具，② 手背屈装具，③ 対立装具，④ 把持装具，⑤ 指装具と分類する．

① 肩装具

肩装具には，肩関節の骨折や三角筋麻痺などの際に肩関節の外転位を保持する外転装具（図7・21）のほか習慣性肩関節脱臼の際に用いるホーマン型装具などがある．

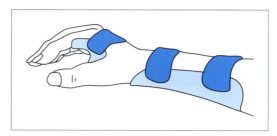

図7・22 コックアップスプリント

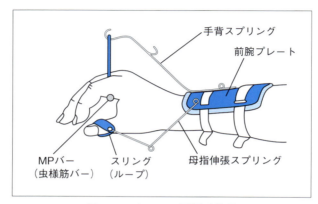

図7・23 トーマス型懸垂装具

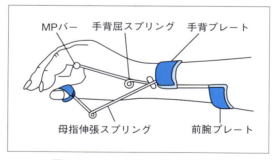

図7・24 オッペンハイマー型装具

② 手背屈装具

手背屈装具は，脳血管障害片麻痺や橈骨神経麻痺，橈骨遠位端骨折などが適応となり，手関節背屈位の機能的肢位で固定するコックアップスプリント（**図7・22**），ゴムによって手関節を背屈位に，母指を外転位に保つトーマス型懸垂装具（**図7・23**），鋼線を使用し手関節背屈，MP関節伸展，母指外転位をとらせるオッペンハイマー型装具（**図7・24**）などがある．

③ 対立装具

対立装具には長対立装具と短対立装具がある．母指について他の4指とりわけ示指・中指との対立位を保持するために用いる装具で，手関節のコントロールが可能な場合は短対立装具が，手

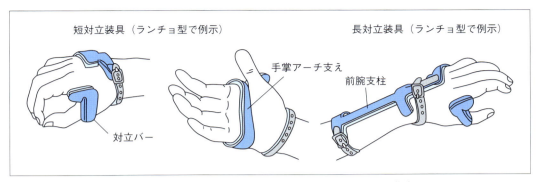

図7・25　Cバー等の付属品を除いた対立装具の基本構造

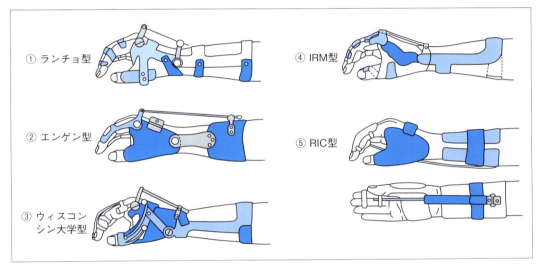

図7・26　把持装具手関節駆動式の種類

関節のコントロールが困難な場合は長対立装具が必要となる．対立装具にはランチョ型（図7・25）・ベネット型・エンゲン型がある．短対立装具は正中神経麻痺などで用いられる．しかし近年は末梢神経の治療成績が向上してきており，あまり使用されなくなった．

④　把持装具

把持装具は頸髄損傷などで，手指の筋力が高度に障害された場合に，装具の使用により把持動作を可能とするものである．手関節の運動によりつまみ動作が可能となる様々なデザインの手関節駆動式（図7・26）とハーネスを力源とするハーネス駆動式があり，母指と示指・中指の把持肢位をとれるようにすることが重要となる．

⑤　指装具

指装具はDIP，PIP関節の過伸展，伸展拘縮あるいは屈曲拘縮の矯正や固定に用いられる．指用ナックルベンダーや指用逆ナックルベンダー（図7・27）などがある．

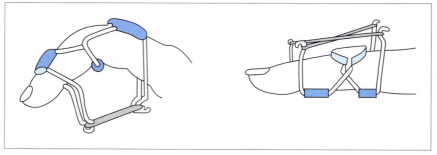

図7・27 指用ナックルベンダー（左）と指用逆ナックルベンダー（右）

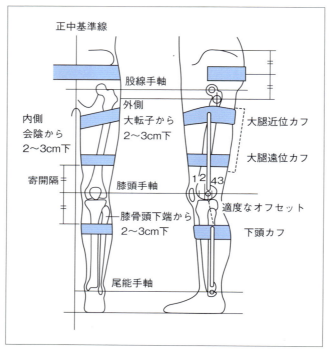

図7・28 下肢装具継手軸と支持部の位置

b. 下肢装具

　下肢装具の使用目的は，変形の予防，変形の矯正，病的組織の保護（安静・固定により治癒を促進させる），失われた機能の代償または補助である．下肢装具においては，主に3点固定の原則が用いられる．下肢装具をみるうえで，股継手や膝継手や半月の位置は重要である（図7・28）．臨床でよく用いるものには① 短下肢装具，② 長下肢装具，③ 免荷装具，④ 膝装具がある．

　① 短下肢装具（AFO：Ankle Foot Orthosis／SLB：Short Leg Brace）

　脳血管障害や脊髄損傷などによる筋力低下や異常運動に起因する足関節の動きを制御するもので，その制御には3点固定の力学的原理が用いられることが多い．金属製短下肢装具とプラス

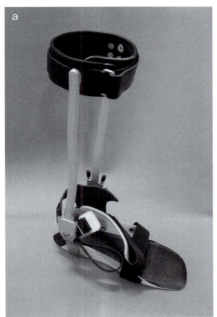 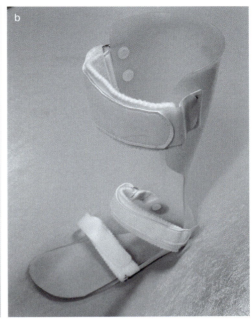

図7・29　短下肢装具
a. 金属支柱付　b. プラスチック製

表7・3　短下肢装具の比較

	金属支柱付下肢装具	プラスチック製下肢装具
利点	・強度が強く，破損しにくい ・継手のタイプにより運動可動性をコントロールしやすい ・ストラップなどにより，内外反変形の矯正がしやすい ・修正，破損時の修理，部品交換が比較的容易 ・通気性が良く，蒸れにくい	・軽量である ・外見が目立たない ・汚れにくい ・錆びたりしない ・使用時の雑音がない ・素材により可撓性，強靱性があるものもある ・過熱により，形の調整がある程度可能である ・装具の上から靴を履きやすい
欠点	・重い ・外見が悪い ・金属が錆びたり不潔になることがある ・継手やあぶみが摩耗することがある ・使用時に異音が生じることがある	・継手部の耐久性が弱い ・破損した際の修理が困難 ・採型，完成後の変更が困難 ・通気性が悪く汗を通さない ・褥瘡や擦り傷を生じやすい

チック製短下肢装具（**図7・29**）に大きく分けられる．金属支柱付下肢装具とプラスチック製下肢装具の利点と欠点を比較すると**表7・3**のようになる．

② 長下肢装具（KAFO：Knee Ankle Foot Orthosis／LLB：Long Leg Brace）

　大腿部から足底に至る構造で，膝関節や足関節のコントロールを行う．脊髄損傷などで下肢の支持性をほとんど失った際や変形を有する際に適応となる．金属支柱付長下肢装具（**図7・30**）は，

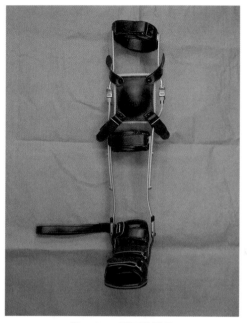

図7・30　長下肢装具

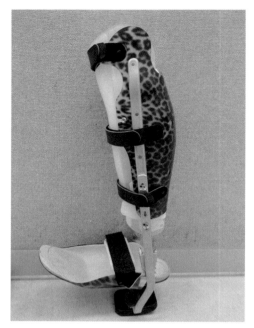

図7・31　PTB免荷装具

短下肢装具に膝継手が，大腿部に支柱や半月が加わったものである．

③ 免荷装具

代表的なものはPTB免荷装具で，膝蓋靭帯で体重を支持し，下腿や足部を免荷させる装具である．免荷度をよくするために装具の足部は床面から離し，あぶみで歩行させることがある（図7・31）．

④ 膝装具

膝関節の動揺，痛み，反張膝がある場合に適応となる．反張膝は，伸展制限付きの膝継手を使用したりスウェーデン式膝装具を使用する．前十字靭帯再建術後などの，靭帯の保護が必要な場合には，関節の可動域を調節する硬性の装具を用いることもある．

c. 体幹装具

体幹装具の主な目的は，脊柱の支持と運動制限，脊柱のアライメントの維持および矯正である．脊柱の支持では，胸椎や腰椎の圧迫骨折の際，脊椎の動きにより椎体にかかる力を分散させることで免荷をさせる．更に腹腔内の圧を高めることで脊柱の長軸方向への負担を軽減させることができる．脊柱への免荷の方法として最良の方法と考えられている．

運動制限で固定を要するものとしては，椎間板ヘルニア，脊椎すべり症，炎症疾患などがある．矯正や変形の予防を目的としたものでは，側弯症や進行性疾患の変形予防などが対象となる．

装着部位別に① 頸椎装具，② 胸腰仙椎型装具，③ 腰仙椎型装具について述べる．

① 頸椎装具

頸椎は胸椎や腰椎に比べ可動域が大きく，また重い頭部を支える必要があるため障害を受けや

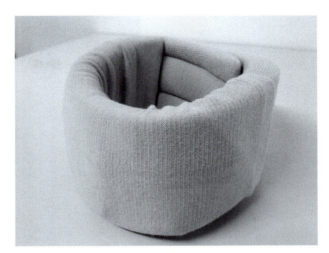

図7・32　頸椎カラー

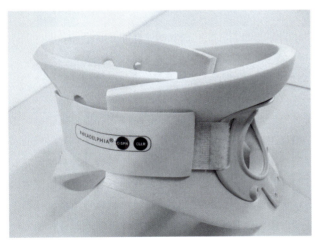

図7・33　フィラデルフィアカラー

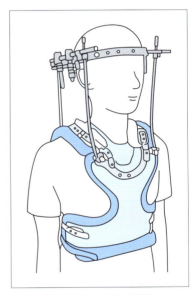

図7・34　ハロー装具

すい．頸椎カラー（**図7・32**）は軽度の頸部疾患に用いられるが，固定性は弱く主に頸部の保温と安静の目的で用いられる．フィラデルフィアカラー（**図7・33**）は，頸椎の屈曲伸展運動の30％を制限する一方で，回旋運動の制動性はほとんどないと考えられている．ハロー装具（**図7・34**）は数本の金属支柱を頭の前後に取り付け，数本のピンで頭蓋骨に直接固定した装具である．前後屈・側屈・回旋のすべての動きが制限されるため頸椎部の固定性が最も高い．頸椎損傷，頸椎術後による疼痛，不安定性がある場合などに適応となる．

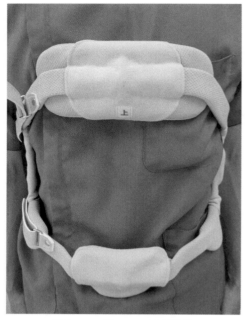

図7·35 ジュエット型装具

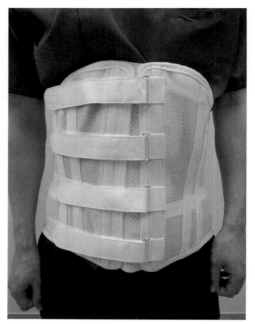

図7·36 軟性コルセット

② 胸腰仙椎装具

テーラー型装具・スタインドラー型装具・ジュエット型装具(図7·35)がある．主に胸腰椎の固定や変形の矯正をするものである．脊柱圧迫骨折などの固定などに用いられる．

③ 腰仙椎装具(軟性)

一般的にコルセット(図7·36)と呼ばれている．コルセットは縦横どちらか一方に硬性の支柱のあるものと定義されている．その適応はあいまいであり，作用機序は腹圧を高め腰椎の支持性を高めるというものである．コルセットの装着は腰部に負荷がかかる場面や，疼痛がある時期だけでよい．不必要な長期間の装着は筋力低下や関節拘縮を招くため使用法を適切に指導する必要がある．

2 義肢

義肢は先天的な四肢の欠損や，外傷などに伴う切断の際に装着される人工的な肢であり，上肢に用いる義手と下肢に用いる義足がある．

a. 義手

義手には①装飾用義手(図7·37)，②能動義手(図7·38)，③電動義手がある．欧米では，電動義手が，切断後の義手処方の第一選択にあげられている．脳からの電位により動く電動義手も注目されている．

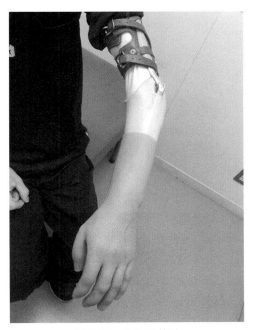

図7・37 装飾用義手

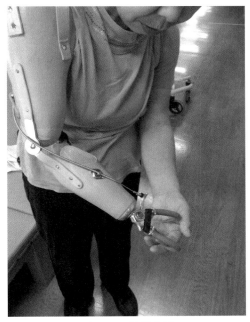

図7・38 能動義手

b. 義足

　義足は切断レベルに応じて① 股義足，② 大腿義足，③ 下腿義足が用いられる．使用部品は年齢や全身状態，職業や環境を考慮して選択される．

　① 股義足

　股離断のほとんどにカナダ式股義足(**図7・39**)が用いられている．股義足は，断端から骨盤まで包み込み義足の安定と懸垂を図るソケット，固定式や遊動式の股継手，正常な関節機能を代償させる膝継手，高齢者からスポーツ選手まで対応できる様々な足部からなる．

　② 大腿義足

　大腿義足はライナー式(**図7・40**)，吸着式，差込式があり，ソケットと膝継手，足部からなる．ライナー式はシリコンのライナーを断端に装着するもので，伸縮性があり形状が変化しにくい．皮膚を保護する役割があり，主流なタイプとなっている．吸着式はソケットと断端を密着させ真空状態をつくることにより，ソケットと断端を吸着させ懸垂作用をもたせた義足である．差込式は断端とソケットの間に余裕を持たせて適合させたもので，肩吊りや腰バンドで懸垂する．主に高齢者に多く用いる義足である．

　③ 下腿義足

　膝から下で切断したときに使用する義足である．主流はライナー式(**図7・41**)で，シリコンライナーが用いられている．体重支持は膝蓋腱部に限定されずソケットの全表面で支持(TSB：Total Surface Bearing)するものとなっている．従来より使用されているPTB(Patellar Tendon Bearing)式のほか，ソケットが大腿骨顆部を覆っていることから懸吊体を必要としない，短断端に適

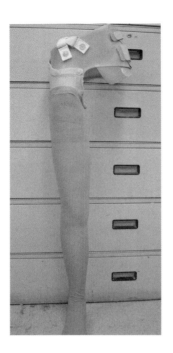

図7・39　カナダ式股義足

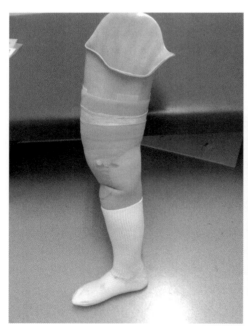
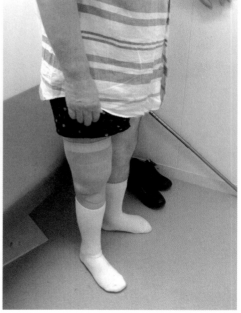

図7・40　大腿義足

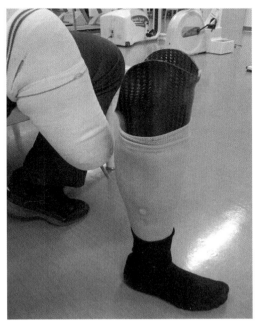

図7・41　下腿義足

したソケットであるKBM(Kondylen Bettung Munster)式や，体重支持がPTBと似ているものの大腿骨顆部を包み込んでいるため側方安定性に優れるPTS式(Prothese Tibiale Supracondylienne)がある．

3　歩行補助具

歩行補助具は，感覚障害や筋力低下，バランス障害などにより歩行機能が低下した際，その機能を補助するために用いられる自立支援型の機器である．杖類(図7・42)・クラッチ類(図7・43)・歩行器(車)類(図7・44)の3つに大別される(表7・4)．

杖の高さは以下のように調節する(図5・31参照)．
・肘関節は30°程度の屈曲位
・杖先は足尖部より15 cm前方・15 cm外側に位置
・グリップの位置は床面から茎状突起
・グリップの位置は床面から大腿骨大転子

4　車椅子

近年車椅子(Wheel Chair)は単なる座るための福祉用具から，体に適合し，かつ安楽で機能的であることが求められてきている．車いすの選択では，使用者の身体能力にあったものを選ぶ必

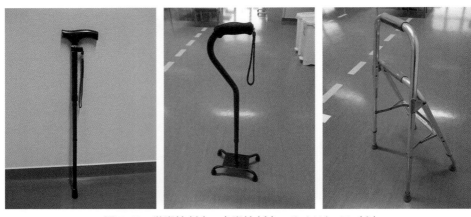

図7・42　単脚杖(左)，多脚杖(中)，サイドケイン(右)

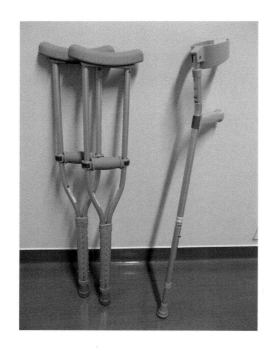

図7・43　松葉杖(左)，ロフストランド杖(右)

要があるとともに，使用環境が適しているかも十分考慮しなければならない．車椅子には，自走式・介助式・電動タイプなど様々なものがある．

a.　**各部の名称**(図7・45)
b.　**寸法上の適合性**(図7・46)
　① 座幅
　　大転子部で計測し，両側にそれぞれ2.5〜3 cm程度の余裕をもたせるのがよい．対麻痺などで骨盤周囲以下の筋が萎縮している場合は，座幅は狭くなる．

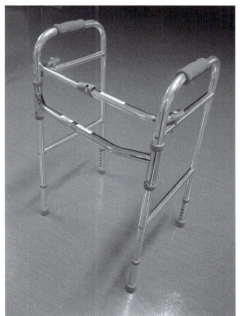 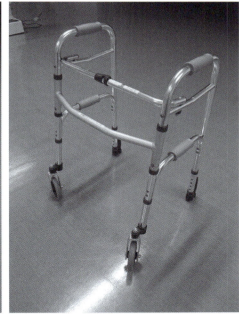

図7・44 固定型歩行器(左), 前輪歩行器(右)

表7・4 歩行補助具の種類

	特徴
杖	グリップ・支柱・杖先ゴムから構成され, 広く使用されている. 単脚杖, 多脚杖, サイドケイン(図7・42)などがある.
クラッチ	グリップと前腕もしくは腋下で支持をする. 支持する点が2点なので握力が弱くても使用できる. 松葉杖やロフストランド杖(図7・43)などがある.
歩行器(車)	杖やクラッチより安定性が優れる. 両上肢で持ち上げ, 一歩ずつ歩くものやすべての脚にキャスターがついており押して使用するものもある. 固定型歩行器, 前輪歩行器(図7・44), 4輪歩行器・シルバーカーなどがある.

② 座の奥行きと座の前方のゆとり

腰部(骨盤)がバックサポートに接触するように深く座り, 膝を屈曲させた状態でシートの先端部から腓腹部後面までの間隔に2.5～5 cm程度の余裕(前方のゆとり)がある長さが座の奥行きの標準となる. 強い円背や股関節の可動域制限がない場合は, 通常42 cm程度となる. 高齢者で骨盤が直立位にならない場合や, 側彎のある場合などはその人に合わせた坐位姿勢で調節することが必要である.

③ 座面の高さ

座面の高さは, 下腿長とフットサポートを目安に決めるとよい.

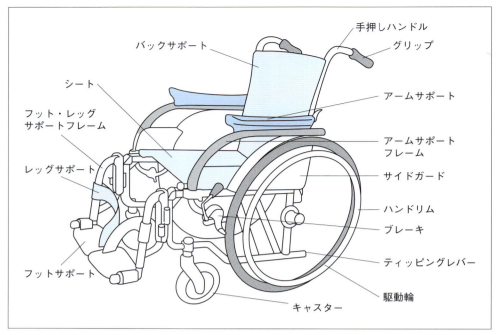

図7・45　車椅子各部の名称

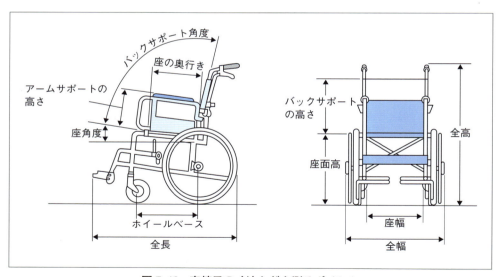

図7・46　車椅子の寸法などを測るポイント

④　座角度

通常は0°〜4°の傾斜でよい．

⑤　バックサポートの高さ

ヘッドサポートを使用しない場合は，腋窩から5〜10 cm程度低い高さが，操作上の障害にな

らず安定性が高い．

　⑥　バックサポート角度

　バックサポート角度は，後方に 5°～10° 傾斜させると安定性が良い．しかし体幹の安定しない人や，体幹伸展しやすい人は，調節する必要がある．

　⑦　車輪径

　キャスターには 125・150・180・200 mm のものが使用されているが，室内などでは小径のものが，屋外など段差が多い場所では大径のものがよい．大車輪（駆動輪）は普通の体格者では 24 インチが妥当である．小柄な者などは 22 インチなどのややコンパクトなものを使用する．

　⑧　キャンバー角

　4 輪の支持面積を大きくし安定性を向上させるため，通常 −5° から 0° の範囲内で車輪に傾斜をつける．キャンバー角をマイナスにとると車輪が床面で開いたようになる．

　⑨　グランドクリアランス

　床面からの障害物の凹凸も考え，フットサポートの下に最低 5 cm の余裕をもたせる．

　⑩　フットサポート角度

　フットサポート角度は 10°～20° が適当であり，正しい足関節の肢位を保つ必要がある．

　⑪　アームサポート（肘掛け）

　アームサポート上縁の高さは，上腕を下垂させた状態で肘関節を 90° 屈曲させた場合の肘の高さよりも 2.5 cm 程度高くする．移乗時の利便性を考え，片側または両側のアームサポートを着脱（または跳ね上げ）できるようにすることもある．

　⑫　ハンドリム

　通常処方の場合は 20 mm の長径を使用すればよい．麻痺などで把持力が弱い場合，径を大きくしたり各種ノブを装着したりゴムバンドを巻いたりするとよい．

c．その他の車椅子

　①　モジュラー型車椅子

　モジュラー型車椅子（図 7・47）は，部品の組み換えができるため，車輪やシートの位置を調節することができる．つまり使用する人の体型にあわせた調節が比較的容易な車いすである．

　②　リクライニング型車椅子

　リクライニング型車椅子は，車椅子の自走ができず，自力での座位保持ができない場合に適応となる．リクライニング式は背もたれが後方に傾き，ティルト式は背もたれと座面が後方に傾く（図 7・48）．

　③　電動車椅子

　電動車椅子は，普通型車椅子に，制御レバー・バッテリー・クラッチ・充電器が加わったものである．制御システムはその人に合わせて様々なものが開発されている．握り棒を傾ける方向と角度によって走行の制御を行うものが一般的であり，握り棒をジョイスティックという．しかし握り棒が使用できない場合，下顎の動きや肩の動き，肘の動きなど様々な動きが入力方法として利用される．

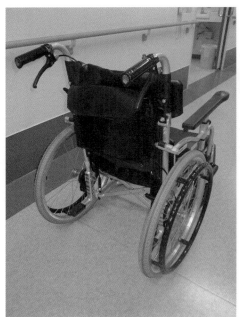
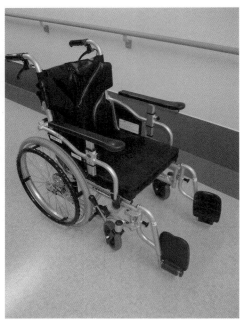

図7・47　モジュラー型車椅子

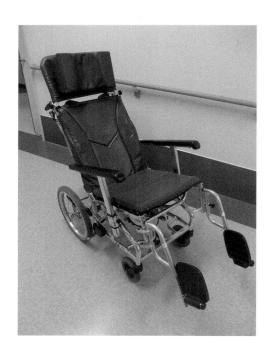

図7・48　ティルト式リクライニング型車椅子

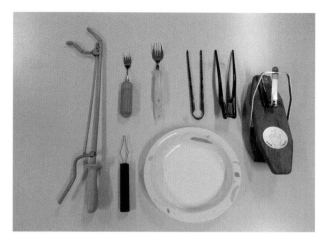

図7・49　各種自助具

5　自助具

　自助具とは，心身に何らかの障害を補うために工夫された道具であり，その種類は多岐にわたっている．自助具は使用する人に合ったものを選択する必要がある．このため作業療法士などのリハビリテーション専門職と協働して作製されることが多い一方，ユニバーサルデザインの市販製品も多くある．自助具の選択では，車椅子と同様，重さや見た目，機能の複雑さなどへの十分な配慮が必要である．ここでは一般的に使用頻度が高い市販の自助具の一部を示す（図7・49）．

　① 食事

　リウマチなどで手や指の機能が低下すると，食物を口に入れる動作が困難となる．そのためスプーンやフォークなどは握りの構造や形状，角度などを調整した様々な種類がある．食器もさまざまで，たとえばひとつの仕切りに反りをつけた仕切皿がある．

　② 入浴

　主に洗体などの際に使用する自助具で，少ない可動域で洗体できるブラシやループ付きタオル，手指への負担が少ない湯桶などがある．

　③ 更衣

　ボタンを掛けることが容易にできるボタンかけや靴下を履くためのソックスエイドなどがある．

　④ 家事

　包丁付まな板や両手鍋，柄の向きと角度を変えられる包丁などがある．

　⑤ その他

　片手で爪切りができる自助具や遠くの物を取るリーチャーなどがある．

8 高齢者のリハビリテーション

　Eriksonのライフサイクルにおける高齢者ステージの心理社会的な適応的課題は，「統合と完成」対「絶望」である（表5・11参照）．これまでの自分のやってきた仕事や生活を肯定的に統合し，完成する時期である．しかし子どもとの分離を経験したり心身機能の低下を自覚したりするようになり，喪失体験に直面することが多くなる．この時期に脳血管障害，がんなどの罹患でライフワークの統合や完成を達成できないと，後悔や挫折を経験することになる．自分の人生を振り返り絶望を感じることになる．この時期にうまく適応できれば「統合と完成」を得ることができる．本章では，高齢者の生物的・心理社会的適応を阻害する①虚弱/脆弱性，②高齢者虐待，③認知症などについて述べる．

A 平均寿命と健康寿命

　2000年WHOの勧告を受けて，厚生労働省は我が国における平均寿命とともに，**健康寿命**を発表している．後者は「健康上の問題で日常生活が制限されることなく生活できる期間」と定義されている．2016年のデータでは平均寿命は男性80.98歳，女性は87.14歳であり，過去最高を毎年更新している．これに対して，健康寿命は男性72.14歳，女性74.79歳（2016年，3年毎に発表）になっている．この差異は男性で約9年，女性で12年である．平均寿命が長い分だけ女性のほうが要介護の割合が多いことになる．

　平均寿命が毎年延びても，健康寿命が延びなければ，生活あるいは人生の質は改善されない．今日的課題は，いかにして健康寿命を延ばしていくかである（図8・1）．健康寿命を延長する試みの一環で，日本老年医学会からサルコペニア（sarcopenia）やフレイル（frailty：虚弱）という新しい**概念**が提唱された．さらに日本整形外科学会からはロコモティブシンドローム（locomotive syndrome：運動器症候群）が提唱されている（図8・2）．

B フレイル

　フレイルとは虚弱/脆弱という意味で，高齢者が要支援や要介護となる危険が高い状態を指している．虚弱あるいは脆弱性という言葉は，身体的側面ばかりでなく社会的側面と心理精神的側面を含む3つの側面についてそうであることを示す．

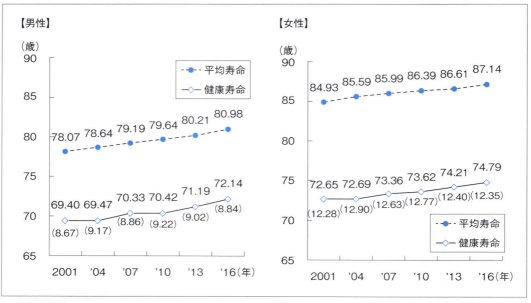

図8・1　平均寿命と健康寿命の推移

(注)(　)内の数値は, 平均寿命と健康寿命の差.
(資料) 2016年の平均寿命は厚生労働省「2016年簡易生命表」による. 2016年の健康寿命は厚生労働省「2016年簡易生命表」と「2016年国民生活基礎調査」を使って, 厚生労働科学研究「健康寿命における将来予測と生活習慣病対策の費用対効果に関する研究」による計算法で筆者が計算.

1　加齢と老化について

　人の一生は, 誕生から始まり, 時間の経過とともに成長と発達を続けて成熟期を迎える. その後に, 衰退が始まり, 死を迎える. この過程全体を加齢といい, 老化という場合にはそのうちの衰退期のみを指す.

2　老年症候群

a.　生理的機能の低下

　高齢者の特徴のひとつとして, 臓器の生理的機能の低下に基づく, 身体の**恒常性（ホメオスターシス** homeostasis：外部環境の変化にかかわらず, 生体内の物理化学的環境を一定に保つ作用）を維持する機能の低下があげられる. 高齢者の身体的特性をあげると① 臓器機能の低下, ② 免疫機能の低下のため病気が治りにくい, ③ 高齢に伴う視力低下, 難聴, 貧血, めまい, せん妄, 易転倒性, 失禁など, ④ 多臓器疾患が多い, ⑤ 症状が非特異的であり, 個人差が大きいといったことになる. これらをまとめると**表8・1**となる.

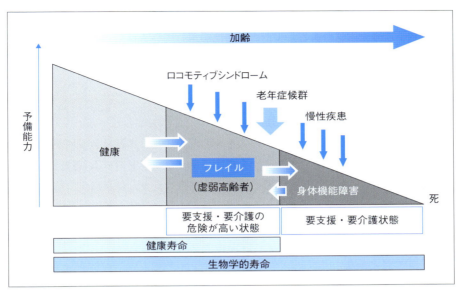

図 8・2　ロコモティブシンドロームやフレイルと健康寿命との関係

表 8・1　高齢者の身体的特性

1	予備力低下
2	防衛力低下
3	適応力低下
4	回復力低下
5	個人差が大きい

b. 心理社会的ストレス

　高齢期には身体的特性の変化のほかに，社会的側面として，多くの別れを経験し，孤独で，閉じ込もりがちで，しかも低所得による経済的余裕の喪失などから，社会との交流が少なくなるといった変化が起こる．心理精神的な側面では，① 意欲・判断力の低下，② 認知機能の低下，③ 抑うつ傾向の出現，④ 新しい環境に対する適応力の低下などの特徴がみられる．高齢者のうつ症は，身体の自由がきかなくなったことや昔のように動けなくなったことなどが引き金になっていることがある．若い人の場合には過労によることが圧倒的に多いため休養をとることが重要になる一方，高齢者ではむしろ身体を動かすことが大切になる．また生活の質や予後は社会的要因に大きく影響される．

　さらに個々人によってこれまでの生物学的および心理社会的環境が異なっていることから，心理・精神的側面についても個人差が出ることも特徴である．

c. 慢性疾患の併存

　2014(平成 26 年)の厚生労働省の報告によると，65 歳以上の高齢者で受療率が高い傷病は，入院患者で「脳血管疾患」，「悪性新生物」，「心疾患」，外来患者で「高血圧性疾患」，「脊柱障害(腰痛

症など）」,「悪性新生物」,「心疾患」,「脳血管疾患」の順になっている．これらのほとんどは生活習慣病を原因とする慢性疾患である．また高齢者は服用している薬剤が多いことも特徴である．服用薬剤の種類は年齢階級が高くなるにつれて増える傾向があり，75 歳以上では 5 種類以上が多い．

3 ロコモティブシンドローム

高齢者では運動器の障害が増加して歩行障害をきたし，ADL および社会参加が制限されることから，2007（平成 19）年に日本整形外科学会から**ロコモティブシンドローム（運動器症候群）**の概念が提唱された．とくに膝の軟骨変性，下肢の神経伝導速度の低下，骨粗鬆症，筋力低下などの変化に下肢痛や腰痛などが伴って，立ち上がりや歩行などの移動機能が障害される．

4 サルコペニア

サルコペニアは，筋を表すラテン語「sarx（sarco：サルコ）」と減少や喪失を表す「penia（ペニア）」を組み合わせて作られた医学用語である．疾患に伴って生じる筋力低下や筋萎縮を二次性サルコペニアと呼び，老化に伴って生じる筋力低下や筋量減少を原発性サルコペニアと定義している．筋容量の正確な測定は難しいことから，次のような診断法が用いられている．つまり，65 歳以上の高齢者で，歩行速度が 1 m/秒未満，もしくは握力が男性 25 kg 未満，女性 20 kg 未満である場合，さらに BMI 値が 18.5 未満，もしくは下腿囲が 30 cm 未満の場合にサルコペニアと診断される．高齢者では食欲低下やタンパク質摂取量の低下など食事性原因が最も大きな要因と考えられる．

C 高齢者をとりまく医療制度

高齢者は，易転倒による大腿骨頸部骨折や脊椎椎体圧迫骨折などによって，あるいは免疫力低下による風邪や肺炎あるいは誤嚥性肺炎，軽い脳血管障害などによって，要支援・要介護状態へとフレイルから進行することが少なくない（図 8・2 参照，表 8・2）．ここでは障害高齢者をとりまく医療制度について解説する．

1 包括支払い制度

従来の健康保険制度は「出来高払い」と呼ばれる制度であったために入院日数を短くする必要がなく，むしろ長い方が病院の収入が多くなった．ところが 2003 年に入院医療費の包括払い制度の DPC/PDPS（Diagnosis Procedure Combination/Per-Diem Payment System：診断群包括支払い制度）が導入された（図 8・3）．急性期病院に入院すると，入院基本料か特定入院料と入院基本料等加算が，基本診療料として毎日計算される．傷病名に対して「1 日あたりいくら」の医療費と平均

表 8·2　障害高齢者の日常生活自立度判定基準

生活自立	J	何らかの障害を有するが，日常生活はほぼ自立しており独力で外出する
	1	交通機関を利用して外出する
	2	隣近所へなら外出する
準寝たきり	A	屋内での生活は自立しているが，介助なしには外出しない
	1	介助により外出し，日中はほとんどベッドから離れて生活する
	2	外出の頻度が少なく，日中も寝たり起きたりの生活をしている
寝たきり	B	屋内での生活は何らかの介助を要し，日中もベッド上での生活が主体であるが，座位を保つ
	1	車椅子に移乗し，食事・排泄はベッドから離れて行う
	2	介助により車椅子に移乗する
	C	一日中ベッド上で過ごし，排泄・食事・着替えで介助を要する
	1	自力で寝返りをうつ
	2	自力では寝返りもうてない

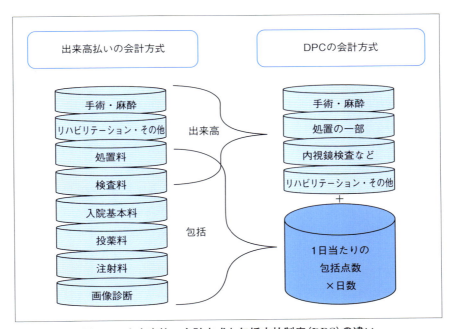

図 8·3　出来高払い会計方式と包括支払制度(DPC)の違い

在院日数が決められているために，これより短い入院期間であればより多くの成功報酬を得られることになる．この診療報酬上の「平均在院日数」というシバリと「入院基本料の逓減制」があるために，入院期間が長くなれば入院料の点数が低くなり病院経営が赤字になりかねない．このため1〜2週間でリハビリテーション病棟がある次の病院への転院を余儀なくされることが多い．

表8·3 要支援と要介護の基準

直接生活介助,間接生活介助,認知症周辺症状,機能訓練関連行為,医療関連行為の5分野について要介護認定等基準時間を算出し,その時間と認知症加算の合計を元にする		要介護認定基準時間
要支援1	日常生活はほぼ自分で行える.今後,要介護状態になることを予防するため,支援が少し必要.	25～32分未満
要支援2	日常生活に支援が少し必要である.介護サービスを利用すれば,機能の維持や改善が見込まれる.	32～50分未満
要介護1	要支援状態から,手段的日常生活動作(IADL)を行う能力がさらに低下し,部分的な介護が必要な状態.	32～50分未満
要介護2	要介護1の状態に加えて,日常生活動作(ADL)についても部分的な介護が必要.	50～70分未満
要介護3	要介護2の状態と比較し,ADLとIADLの両方が著しく低下し,全面的な介護が必要.	70～90分未満
要介護4	要介護3の状態に加え,さらに動作能力が低下し,介護なしにはADLを営むことが困難となる状態.	90～110分未満
要介護5	要介護4の状態よりさらに動作能力が低下しており,介護なしにはADLを営むことがほぼ不可能な状態.	110分以上

2 医療保険の算定制限

　高齢者が疾患や外傷などで急性期病院に入院すると,2週間ほどで病前のように日常生活動作が自立して自宅退院することが難しくなる.リハビリテーション病棟を含めた亜急性期病床では,一般的にリハビリテーション期間が,呼吸器疾患で90日,廃用症候群で120日,骨折で150日,心不全で150日,脳卒中で180日と疾患群別に定められている.

　リハビリテーション病棟を退院する前に,介護保険を申込み要介護度の判定を受けることになる(表8·3).自宅に退院した場合には,要支援であると介護予防のサービスを受けることになる.要介護の場合には,訪問サービスとして訪問介護,訪問看護,訪問リハビリテーションなどがあり,通所サービスには通所介護(デイサービス),通所リハビリテーションがあり,さらに短期入所サービスなどを受けることになる.自宅退院が難しい場合には,施設サービスを受けることになる.介護老人福祉施設(老人福祉法では,特別養護老人ホーム),介護老人保健施設,介護療養型医療施設の3種類がある.

　通常,介護老人福祉施設は,使用料が安価で,本格的な介護サービスが受けられ,しかも終生入所可能なことから空きがない.このような事情を受けて,要介護3以上でないと入所できないことになった.看護老人保健施設(老健)には,要介護1～2で入所できるものの,基本的には3ヵ月で退所を余儀なくされる.介護療養型医療施設(療養病床)には入所できる.ただし一般的に,入所の容易さと施設の快適度は反比例の関係がある.

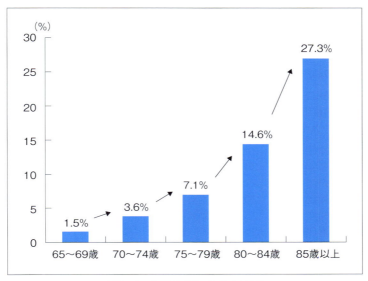

図 8・4　加齢と認知症の有病率
認知症の最大の危険因子は加齢である．65 歳以上になると，年齢が 5 歳上がるごとに有病率が倍増している．65 歳以上の高齢者の有病率は 8～10％ 程度と推定されている．
(「老人保健福祉計画策定に当たっての痴呆老人の把握方法等について」平成 4 年 2 月老計 29 号，老健 14 号より作成)

D　認知症

認知症は「脳の器質的障害によって，いったん正常に発達した知的（認知）機能が，慢性的に減退し，日常生活や社会生活に支障をきたしている状態」である．加齢とともに認知症の有病率は多くなっている（図 8・4）．さらに従来，要支援と要介護の原因疾患は関節疾患や脳血管疾患であったのに対して，平成 28 年から要支援者の原因疾患の第 1 位は関節疾患で，要介護者のそれは認知症になっている（表 8・4）．平均寿命の延長とともに，認知症に罹患する高齢者は今後とも増加することが予想されている．認知症高齢者の日常生活自立度判定基準を表 8・5 に示す．4 大認知症では，アルツハイマー型が最も多く，次いでレビー小体型，脳血管性，前頭側頭葉変性症（ピック病）と続いている．それぞれの特徴は表 8・6 に記載している．

E　高齢者虐待

高齢者に対する身体的・心理的虐待，経済的虐待，介護や世話の放棄・放任，性的虐待が，家庭や介護施設などで表面化し，社会的な問題となったことから，2005（平成 17）年に「高齢者虐待防止法」が成立した．

表8·4 要介護度別にみた介護が必要となった主な原因(上位3位)

(単位:%)

要介護度	第1位		第2位		第3位	
総数	認知症	18.0	脳血管疾患(脳卒中)	16.6	高齢による衰弱	13.3
要支援者	関節疾患	17.2	高齢による衰弱	16.2	骨折・転倒	15.2
要支援1	関節疾患	20.0	高齢による衰弱	18.4	脳血管疾患(脳卒中)	11.5
要支援2	骨折・転倒	18.4	関節疾患	14.7	脳血管疾患(脳卒中)	14.6
要介護者	認知症	24.8	脳血管疾患(脳卒中)	18.4	高齢による衰弱	12.1
要介護1	認知症	24.8	高齢による衰弱	13.6	脳血管疾患(脳卒中)	11.9
要介護2	認知症	22.8	脳血管疾患(脳卒中)	17.9	高齢による衰弱	13.3
要介護3	認知症	30.3	脳血管疾患(脳卒中)	19.8	高齢による衰弱	12.8
要介護4	認知症	25.4	脳血管疾患(脳卒中)	23.1	骨折・転倒	12.0
要介護5	脳血管疾患(脳卒中)	30.8	認知症	20.4	骨折・転倒	10.2

注:熊本県を除いたものである. (厚生労働省:平成28年国民生活調査の概況より作成)

表8·5 認知症高齢者の日常生活自立度判定基準

ランク		判断基準	みられる症状・行動の例
Ⅰ		何らかの認知症を有するが,日常生活は家庭内および社会的にほぼ自立している.	
Ⅱ		日常生活に支障をきたすような症状・行動や意思疎通の困難さが多少みられても,誰かが注意していれば自立できる.	aは家庭外で,たびたび道に迷うとか,買物や事務,金銭管理などそれまでできたことにミスが目立つなど.bは家庭内で服薬管理ができない,電話の応対や訪問者との対応など一人で留守番ができないなど
	Ⅱa	家庭外で上記Ⅱの状態がみられる.	
	Ⅱb	家庭内でも上記Ⅱの状態がみられる.	
Ⅲ		日常生活に支障をきたすような症状・行動や意思疎通の困難さがみられ,介護を必要とする.	着替え,食事,排便,排尿が上手にできない,時間がかかる.やたらに物を口に入れる,物を拾い集める,徘徊,失禁,大声,奇声をあげる,火の不始末,不潔行為,性的異常行為など
	Ⅲa	日中を中心として上記Ⅲの状態がみられる.	
	Ⅲb	夜間を中心として上記Ⅲの状態がみられる.	
Ⅳ		日常生活に支障をきたすような症状・行動や意思疎通の困難さが頻繁にみられ,常に介護を必要とする.	
M		著しい精神症状や問題行動あるいは重篤な身体疾患がみられ,専門医療を必要とする.	せん妄,妄想,興奮,自傷・他害などの精神症状や精神症状に起因する問題行動が継続する状態など

　虐待者の性格や人格,虐待者と被虐待者とのこれまでの人間関係,高齢者本人の性格や人格が発生要因として大きな割合を占めている.虐待者は小さい頃に,親から『かわいい,かわいい』といっぱいの愛情を注がれて育てられなかった者に多い.その子どもが成人して,親の面倒をみる

表 8·6　4大認知症の特徴

	アルツハイマー型認知症	レビー小体型認知症	脳血管性認知症	前頭側頭葉変性症
脳の変化	老人斑や神経原線維変化が，海馬を中心に脳の広範に出現する．脳の神経細胞が死滅していく	レビー小体の形成によって，神経細胞が死滅する	脳梗塞や脳出血などが原因で脳の血行不全をきたし，脳の一部が壊死に陥る	前頭葉・側頭葉が萎縮する
初期症状	物忘れ	幻視，妄想，うつ状態パーキンソン症状	物忘れ	身だしなみに無頓着になる．同じ言葉や動作を繰り返す
特徴的な症状	物忘れ 物盗られ妄想 徘徊 取り繕い	注意力の低下 視覚認知障害 認知の変動 幻視，妄想 パーキンソン症候群 睡眠時の異常言語 自律神経症状	まだら認知 手足のしびれ・麻痺 感情のコントロールがうまくいかない（感情失禁）	コンビニなどよく行く店で，品物を持ち去る． 仕事，家族，趣味などに興味を示さなくなる
経過	記憶障害から始まり，徐々に進行する	調子のよいときと悪いときを繰り返しながら進行する．ときに急速に進行する	比較的急速に発症し，段階的に進行する	進行はゆっくりで年単位で進行する

際に，因果応報というべき事態が親にやってくる．小児虐待と高齢者虐待は負の連鎖関係になっている．

被虐待者は75歳以上の女性が8割を占める．虐待者は息子，妻あるいは夫，さらに息子の嫁の順に多い．

F　要介護状態の予防

高齢者の要介護状態への移行を予防するためには，身体的には，サルコペニア，ロコモティブシンドローム，低栄養に対するアプローチが必要である．心理社会的側面に対しては，社会交流を多くして趣味やかつての職種を生かしたボランティアなどで意欲を高めることが必要である．

G　リハビリテーション前置主義

治療やケアあるいはリハビリテーションが医療保険で長期間できなくなっている状況では，「寝たきり」に対する医学的診断，障害への適応，日常生活動作への訓練を省いて，介護保険や福

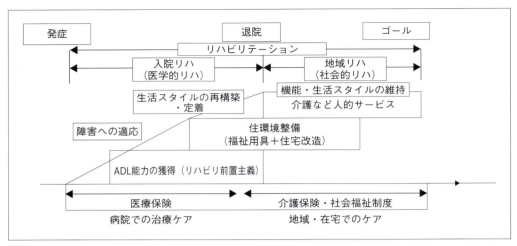

図 8・5　リハビリテーション前置主義

祉制度を先行して利用してしがちである．しかしリハビリテーションをまず行うことで「寝たきり」から ADL が自立することは多い．介護保険や福祉制度などの社会資源を利用する前にリハビリテーションを最初に行うことを「リハビリテーション前置主義」と呼ぶ（図 8・5）．

H　地域リハビリテーション

　団塊の世代が 75 歳を超える 2025 年を迎えるにあたり，障害や認知症を持つ高齢者がますます増加する．要介護状態になっても，自分らしい暮らしを住み慣れた地域で最後まで高齢者が続けるには，医療，看護，予防，住まい，生活支援が一体的に提供される地域包括ケアシステムの構築が必要である（図 8・6）．高齢者は，社会交流を増やして趣味やかつての職種を生かしたボランティアなどで意欲を高めたり，タンパク質を増量した食事内容を検討したりすることが必要である．

I　パーキンソン病のリハビリテーション

　パーキンソン病の原因は中脳黒質のドーパミン神経の変性である．40～70 歳，特に 60 歳代の中高年で好発し，高齢になるほど有病率が上昇する．なお，40 歳以下で発症するものは若年性パーキンソン病という．片側上肢の振戦から発症することが多く，進行性に両側性に障害される．四大徴候として，① 振戦，② 筋固縮，③ 寡動，④ 姿勢反射障害があり，その他に ⑤ 自律神経症状，⑥ 精神症状がある．筋固縮のなかには鉛管現象，歯車現象，書字障害がある．寡動のな

I パーキンソン病のリハビリテーション

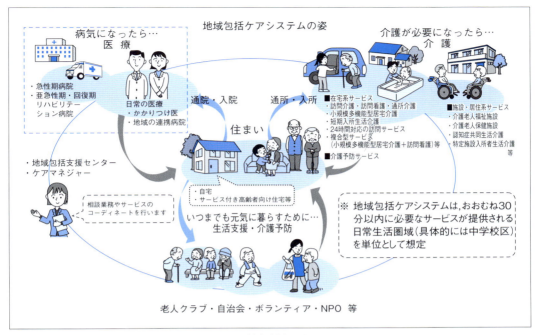

図 8・6 地域包括ケアシステム

表 8・7 Hoehn-Yahr(ヤール)分類

ステージ	症候
I	片側性のパーキンソニズム
II	両側性のパーキンソニズム
III	姿勢反射障害がある
IV	高度障害,歩行は可能
V	車椅子生活

かには仮面様顔貌,言語障害,嚥下障害,巧緻動作障害などがある.姿勢反射障害のなかには前傾姿勢,すくみ足歩行,小刻み歩行,突進現象,立ち直り反射障害がある.さらに自律神経症状には起立性低血圧,便秘,脂顔,四肢循環障害,ホルネル症候群がある.精神症状には抑うつ,認知症などがある.

生活機能障害程度の分類に Hoehn-Yahr(ヤール)分類がある(表 8・7).ステージ I に対しては散歩が,II~IV に対しては歩行練習や ADL 訓練が適応になり,ステージ V で呼吸理学療法が必要となる.薬物療法として L-ドーパによる補充療法が有効である.また小刻み歩行やすくみ足歩行に対しては,聴覚的あるいは視覚的キューを与えたうえでの歩行練習が有効である.前者ではリズム感がある音楽やメトロノームに合わせた歩行などを行う.後者では歩幅に合わせた水平な線を床に書いておく.

J 脳卒中

1 脳卒中の分類と特徴

　脳血管障害による局所性脳機能障害が継続するものが脳卒中である．脳血管障害は死亡原因の第3位(平成29年人口動態調査)，要介護状態の原因の第2位である(平成28年国民生活基礎調査の概況)．脳卒中の分類を以下に示す．

a. **脳出血**(図8・7①，②)

　通常，既往または発症時に高血圧が認められる．大脳深部の動脈の破綻をきたすものが多い．神経症状は急速に進行し，多くは数時間以内に完成する．しばしば意識障害を生じ昏睡に陥ることがある．

b. **くも膜下出血**(図8・7③)

　脳動脈に生じた動脈瘤(図8・8a)の破綻が原因となるものが多い．くも膜下腔に出血が生じるため，激しい頭痛などの髄膜刺激症状がみられる．重篤な症例では頭蓋内圧が亢進し脳ヘルニアをきたして生命徴候が悪化することもある．経過が良好で後遺症を残さないこともあるものの，二次的に血管攣縮が起こり脳梗塞が生じると局所神経症状を呈する．

c. **脳動静脈奇形からの出血**

　脳の動脈と静脈の異常吻合を有する先天性疾患である．異常吻合部が破れると脳出血やくも膜下出血を起こす．

d. **脳梗塞**(図8・7④，図8・9)

　① アテローム血栓性脳梗塞

　頭蓋内の主幹動脈のアテローム硬化病変の上に形成された血栓が血管を閉塞し末梢の灌流領域に虚血をきたす(図8・8b)．徐々に進行した病態であるため，側副血行路がある程度発達しており，大脳皮質は損傷を免れることが多い．症状は段階的に増悪することが多い．一過性脳虚血発作(transient ischemic attack：TIA)が前駆することがある．中年以降で動脈硬化の危険因子(糖尿病・高血圧・脂質異常症など)を有する人に多い．

　② 塞栓性脳梗塞

　頭蓋外で生じた血栓が塞栓となって脳血管を閉塞する．大多数は心房細動，心筋梗塞，心臓弁膜症などの心疾患によって生じた心腔内の血栓が剥がれて脳動脈を急速に閉塞する．血管支配領域の広範な虚血をきたし，運動麻痺や感覚障害に加えて大脳皮質症候(失語，失行，失認など)や意識障害を呈する重症例が多い．

　③ ラクナ梗塞

　大脳深部の穿通枝領域に生じる直径1.5 cm未満の小梗塞である．部位によっては片麻痺などの神経症状をきたす．

　④ その他

　内頸動脈や中大脳動脈といった主幹動脈に狭窄や閉塞がすでにある状態で，血圧低下や脱水な

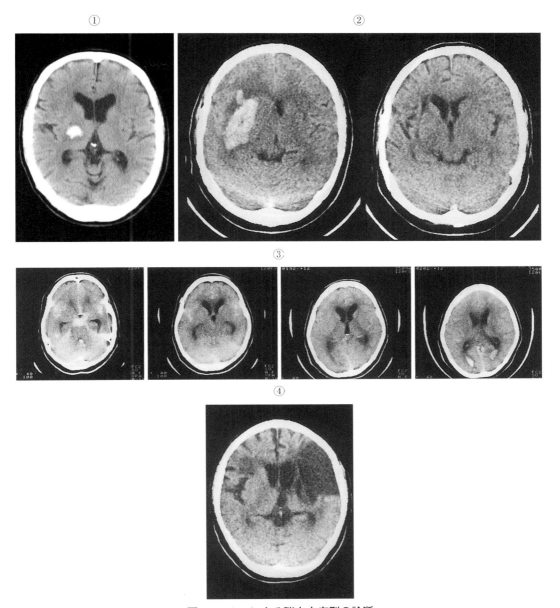

図 8・7 CT による脳卒中病型の診断

① 右視床出血の CT：左上下肢の運動麻痺はほとんどないが，深部感覚障害があり，左手の指鼻試験で軽い失調症を呈している．

② 脳出血の CT：左の CT は発症時のもので，高吸収域は出血であり，右被殻出血と一致する所見である．右は発症 1 年後の CT で，血腫は吸収され線状の低吸収域となっている．左側の軽度片麻痺の症状があった．

③ くも膜下出血の CT：白い出血を表す高吸収域がくも膜下腔全体に広がっている．患者の状態は深い昏睡状態であった．

④ 塞栓性脳梗塞の CT：左前頭部に広範な低吸収域が認められ，運動性失語症と右片麻痺の症状があった．

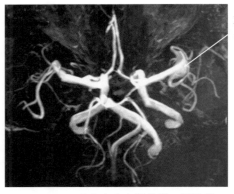
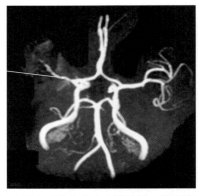

a. MRAでみた左中大脳動脈の動脈瘤　　　　b. MRAでみた右中大脳動脈の閉塞狭窄

図8・8　MR血管撮像法

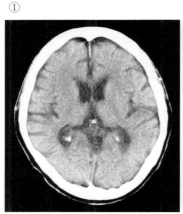
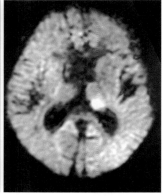

図8・9　発症3時間後の左視床梗塞
CT（①）では病変は確認できないが，MRI拡散強調画像（②）では左視床に高信号域として病変が確認される．

どで脳灌流圧が低下すると主幹動脈の灌流領域の境界部分の血流が途絶えて梗塞を生じる（血行力学性メカニズム）．

2　脳卒中の障害

脳卒中による機能障害は，損傷した脳の部位と広がりに対応して身体の様々な部位に発現する（第5章も参照のこと）．

a.　運動障害

① 運動障害：大脳病変によって錐体路が損傷されると損傷側と反対側の上下肢運動麻痺を生じる．これが片麻痺である．脳幹部病変で両側の錐体路が損傷されると四肢麻痺を呈することもある．中枢神経の病変によって生じる中枢神経麻痺である．片麻痺の評価にはBrunnstrom法ステージがよく使われている（図5・5参照）．

② 筋固縮と不随意運動：いわゆる錐体外路症状と呼ばれるもので，歯車様とか鉛管様と表現される筋緊張の亢進や不随意運動を呈する．多発性脳梗塞でみられることがある．

③ 失調症：小脳や脳幹部病変に伴って測定障害（または測定異常，ジスメトリア）や交互運動障害（または反復拮抗運動障害），企図振戦，歩行障害（失調性歩行）などがみられることがある．

b. 感覚障害

まったく認められないものから重度鈍麻や脱失まで様々である．これらは運動障害の重症度とは必ずしも一致しない．運動障害は軽度でも運動感覚が重度に障害されていると動作が実用的にならないことが多い．また視床病変による視床痛など中枢性疼痛やしびれ感などに悩まされることも多い．

c. 言語障害

① 失語症：失語症とは脳の言語領野の損傷により，一度習得した言語能力の一部またはほとんどを失った状態である．大部分の人は左脳に言語中枢があり，左脳広範損傷による右片麻痺に失語症を合併する．

② 構音障害：口腔，咽頭などの構音器官の麻痺により麻痺性構音障害を生じることがある．失調症によるものや錐体外路性のものもある．

d. 失認と失行

① 失認：ある種の感覚の異常や認知障害などがないのに，その感覚を介して対象を認知することが障害されていることをいう．臨床的には右大脳半球損傷に伴う左半側空間失認が最もよくみられる．テストバッテリー上認められなくとも日常生活場面では左側のものにぶつかりやすいなど長期にわたって観察される場合が多い．

② 失行：運動麻痺や失調などがなく要素的には動作が可能なはずなのに，実際には目的動作に障害を認めることをいう．脳卒中で失行が生じた場合，経過とともに改善し最終的には日常生活に支障が出なくなることが多い．

③ その他の高次脳機能障害：失認，失行以外に記銘力低下，注意障害などがある．個々の動作が可能になっても生活のなかで一連の行為として行う場合やいくつかの課題を同時に行わなければならない場合，これらの障害が問題となって見守りが必要で自立に至らないことがある．また活動性が上がって社会生活（屋外，人ごみ）など情報量の多い環境に出ると症状が現れることがある．

e. 排泄障害

① 排尿障害：脳卒中に伴う排尿障害は急性期には膀胱が低活動で尿閉を呈するが，次第に過活動（無抑制）となり失禁や頻尿を訴えることが多い．

② 排便障害：一般に腸の蠕動運動と排便反射の低下により便秘をきたすことが多い．

f. 嚥下障害

原因として多発性脳梗塞による仮性球麻痺が多い．脳幹部病変による球麻痺に伴って起こることもある．

g. 視野障害

大脳半球後頭葉の視覚野（ブロードマンの17野）の病変（図5・10）で損傷側と反対側の，片麻痺と同側の同名半盲や1/4半盲が生じる．脳病変によって欠損した視野は回復しない．

h. 精神症状と心理症状

脳血管認知症や脳卒中後の抑うつ状態，**感情失禁**（強迫泣きや強迫笑いなど）などがある．

③ 脳卒中のリハビリテーション

脳動静脈奇形による場合を除き，脳卒中患者は高血圧，脂質異常，糖尿病などの基礎疾患を有していることが多い．これらの疾患によって生じる動脈硬化は脳以外の臓器にも及び，虚血性心疾患，大動脈瘤，高血圧性腎症などがしばしば併存し，リハビリテーションを施行する際の危険因子として注意を要する．またこれらの基礎疾患の管理は脳卒中の再発を防止するためにも重要である．

脳卒中の急性期には，救命を目的とした治療が脳神経外科や救命救急センターなどで行われる．のちに続く積極的なリハビリテーションの妨げとなる合併症や廃用症候群を最小限にするためにリハビリテーションもできるだけ早期に開始する．発症後1ヵ月までに大まかな歩行自立予後予測を行う．なお脳神経外科医，神経内科医，循環器科医，リハビリテーション医，看護師，リハビリテーション療法士（PT，OT，ST），医療ソーシャルワーカーなどの専門医療スタッフのモニター監視下で，濃厚な治療と早期からのリハビリテーションを計画的かつ組織的に行う脳卒中専門病棟を Stroke Care Unit という．

急性期を過ぎ，全身状態がある程度落ち着いた段階で回復期リハビリテーションに移行する．回復期の目的は可能な限り機能を回復し，ADL を獲得して生活を再建することである．2000 年に，回復リハビリテーションの充実を図るため回復期リハビリテーション病棟入院料が医療保険に導入された．

回復期のあとに続く維持期では，生活の場での機能，ADL 維持が目標となる（第7章－A「理学療法」－b.「病期」参照）．

a. 急性期

① 運動障害への対応

ⅰ）ポジショニング：この時期は拘縮や疼痛の原因となる不良肢位をできるだけ避けることが大切である．先に述べたように，脳卒中患者では異常な姿勢反射のため麻痺肢の一部に筋緊張の亢進を生じることがある．そこでこのような姿勢反射の影響を十分考慮して，よい姿勢（ポジショニング）をとらせる必要がある．

ⅱ）体位交換：寝返りを打てない患者では，褥瘡や沈下性肺炎を予防するため約2時間おきに体位交換を行う

ⅲ）他動的関節可動域（range of motion：ROM）訓練：関節の拘縮や筋の短縮を予防するために，1日2回は全身の関節を全可動域にわたって動かすことが大切である．それが困難な場合は拘縮を生じやすい部位（肩関節や足関節，膝屈筋群など）を重点的に行う．足関節の尖足（底屈）拘縮と膝関節の屈曲拘縮は立位や歩行訓練の妨げとなり，肩関節，股関節の拘縮は更衣の妨げとなる．

ⅳ）座位訓練：意識障害がないか軽い患者で全身状態が安定していれば，なるべく早期に起

表8·8 嚥下スクリーニングテスト

MWST（改訂水飲みテスト）

・冷水3 mlを嚥下させる（口腔前庭に入れる）
1）嚥下なし
2）嚥下あり，むせないが呼吸変化あり
3）嚥下あり，むせるか湿性嗄声あり
4）嚥下あり，上記症状なし，追加嚥下2回不能
5）嚥下あり，追加嚥下2回が30秒以内に可能
・1回目の評価が4）以上なら合計3回施行し，最も悪い嚥下を評価する．

フードテスト

・プリン，粥，液状食品ティースプーン1杯（4 g程度）の嚥下のあと，開口してもらう．
判定不能：口から出す，指示に従えないなど
1）嚥下なし
2）嚥下あり，むせない誤嚥疑い
3）嚥下あり，むせありまたは残留
4）嚥下あり，残留あっても追加嚥下でクリア可能
5）嚥下あり，残留なし

（藤谷順子：咀嚼・嚥下機能障害 ベッドサイド評価・スクリーニングテスト．今日のリハビリテーション指針，伊藤利之，江藤文夫，木村彰男（編），医学書院，p.478, 2013より作成）

こすことが大切である．長期臥床は起立性低血圧の原因となりリハビリテーションの進行を阻害する．最初はリクライニングで起こし，次に長座位，椅子座位へと進めていく．

② その他の障害に対する対応

ⅰ）排尿障害：急性期には膀胱の低活動性による排尿困難や意識障害のために尿路留置カテーテルを使用することが多い．意識障害が改善したらできるだけ早期に尿路留置カテーテルを抜去し自排尿を試みる．残尿があれば間欠的に導尿を行い，膀胱壁の萎縮や尿路感染を予防する．

ⅱ）嚥下障害：意識障害がある場合には経口摂取を行わず点滴や経管栄養で栄養管理を行う．口腔ケアを行い口腔内の清潔を保つことで呼吸器感染症の発生頻度を下げることができる．意識水準が改善したら嚥下スクリーニングテストや嚥下内視鏡で嚥下機能を評価し嚥下訓練を行う（**表8·8**）．嚥下訓練には水や食物を用いる直接嚥下訓練と，用いない間接嚥下訓練がある．訓練の効果は直接嚥下訓練のほうが高いが，誤嚥のリスクを伴うため意識が清明なときに行う．

直接嚥下訓練では ① 食材の性状，② 姿勢，③ 一口の量を調整して誤嚥のリスクを避けながら嚥下を行う．① 食材は口腔内である程度まとまり，かつ表面がなめらかで飲み込みやすい必要があり，ゼリーやペースト食などを用いる．水は口腔咽頭領域に麻痺がある場合，口腔内での把持が難しく，嚥下の準備ができていない咽頭腔に流れ込んで誤嚥しやすい．そのためトロミ剤を添加して粘度を調整する．② 姿勢はリクライニングを用いて体幹傾斜を30°とし，顎を引いた姿勢から始める（**図8·10**）．③ 一口の量は3 mL（小さじ1杯）程度から始める．

発症後1ヵ月を過ぎて経口摂取が不能であれば胃瘻による経管栄養の適応を検討する．

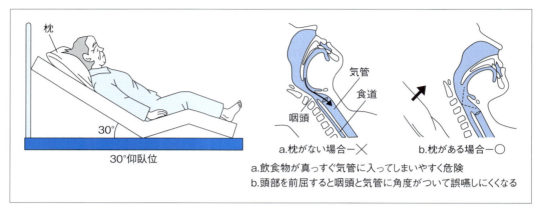

図8・10　直接嚥下訓練開始時の姿勢
体幹傾斜30°の仰臥位で，頸部を前屈して顎を引いた姿勢．体幹を傾斜することにより，気管の背側にある食道が下方に位置するため食塊が気管ではなく食道に向かって流れやすくなる．頸部を屈曲すると食塊の通過面が広がり，嚥下反射が起きやすくなる．
（稲川利光（編）：リハビリテーションビジュアルブック，学研メディカル秀潤社，p.360，2011より作成）

b. 回復期

　全身状態が落ち着いた回復期では，① 麻痺などの機能障害の回復促進，② 残存機能の強化，③ 代償手段の検討，④ 環境整備を通じたADL向上を目指す．介護を要する状態にとどまる場合には介護負担を軽減して家庭に復帰することが当面の目標となる．

　① 理学療法：寝返り，起き上がり，座位保持，起立・立位保持，歩行など移動能力の獲得を目的とした訓練を行う．ROM訓練，麻痺肢の回復促進（ファシリテーション），健常部の筋力強化，マット上での基本動作訓練，歩行を中心とした歩行訓練などである．

　歩行訓練は通常，平行棒内から開始し杖歩行へと進める．必要に応じて下肢装具を処方する．訓練歩行が安定したら病棟での歩行練習を行い，自立歩行を目指す．訓練歩行と異なり生活の場である病棟での歩行には周囲の状況を把握し判断・適応する能力が求められる．病棟内歩行訓練と並行して階段やスロープの昇降，屋外歩行の訓練を行い，必要に応じて公共交通機関の利用訓練を行う．

　② 作業療法：麻痺側上肢の機能回復訓練と日常生活動作訓練を並行して行う場合が多い．入院生活で必要となる日常生活動作は片手動作の獲得や利き手交換によって可能となることが多く，ADLの自立が上肢機能改善に先行する．失認や失行をはじめとした高次脳機能障害の評価は机上のテストによる評価と訓練・生活場面での観察を併せて行う．

　訓練で「できるADL」を生活場面で「しているADL」にするためには病棟看護師との連携が必要で，ベッドの高さ，車いすを止める位置，ベッド柵の位置や高さ，物品の配置，衣服の種類などについてきめ細かく打ち合わせる．必要に応じて衣服の改良や自助具の作成を行う．注意障害に対して目印を設置したり，記銘力障害に対してメモの使用を促したりして，看護師と連携して生活の場で「誤りのない学習」ができるようにする．

表 8・9　重症度に応じた失語症の訓練

訓練 重症度	目的	方法	訓練内容
重度	Yes, No の対応を明確にする	・残存機能の利用 ・コミュニケーション方法の転換	・絵，文字，図形のマッチング，ポインティング ・絵，図形，文字のコピー， ・系列語，歌唱の利用 ・系列語，自分の氏名の署名 ・ジェスチャー，ポインティング，ノートの利用
中等度	確実なコミュニケーションチャンネルの確保と強化	・残存機能の活用 ・コミュニケーションチャンネル多様化	・同上 ・その他の絵カードの呼称，呼書（書字）訓練 ・復唱，書き取り，音読 ・計算練習（計算器の利用）
軽度	実用的コミュニケーションの獲得	・障害された言語機能の改善 ・家庭生活，職業生活に適合した訓練	・呼称，書字訓練 ・要約して書く，話す ・計算練習 ・電話対応，手紙，日記

(重野幸次：失語症のみかた．臨床リハビリテーション医学Ⅰ岩倉博光他（編），脳卒中のみかた，医歯薬出版，p.178，1990 より作成)

③ 言語聴覚療法：脳卒中に伴う言語障害には失語症と構音障害がある．評価に基づいて訓練を行う（表8・9）と同時に，生活の場では言葉の使用にこだわらず医療スタッフや家族と意思の疎通が図れることを優先する．「伝えたいことが伝わる」経験の積み重ねが大切で，家族にもその旨を説明し必要に応じて構音障害には50音表を，失語症にはコミュニケーションノートなどを用意する．失語症の改善を目的とする訓練では，患者に「言葉を聞く」「文字を見る」など適切な刺激を与えて「うなずく」「文字を指さす」などの反応を引き出す伝統的刺激療法が行われる．失語症は回復期を過ぎたあとも改善する場合がある．

④ 環境整備：身体障害を持つ患者が家庭に復帰する場合，家屋玄関や通路の段差をなくす，暗い場所に照明をつける，階段やトイレ・浴室などに手すりをつけるなどの環境整備が必要となることがある．家族に廊下の幅や出入り口の間口，段差の高さを書き込んだ見取り図を持ってきてもらい検討する．場合によってはリハビリテーションスタッフが患者とともに自宅を訪れ，アドバイスを行う（家屋評価）．現地で担当ケアマネージャーや福祉用具の業者といっしょに検討すると効率的である．介護保険を利用して行うことが多いのであらかじめ介護申請をして介護認定を受けておく．

就労が目標となる場合は休業補償や傷病手当金の有無，休業期間の長さを確認しておき回復期リハビリテーションから円滑に移行できるようにする．職場復帰当初の就労時間や業務内容の配慮などの職場の環境整備も必要である．回復期のあとに就労に向けたプログラムを受ける場合は身体障害者手帳の申請などの手続きを前もって進めておく．

c. 維持期

再発を予防し，生活機能を維持して廃用症候群の発現を防ぐ．心身機能の維持・向上を支援する制度として介護保険制度，障害者総合支援法がある．

生活のなかで必要性がより具体的になる上肢機能や言語機能はこの時期に引き続き機能訓練が行われる場合がある．また就労を目指す場合は必要に応じて就労に向けたリハビリテーションプログラムが行われる．

9　運動器のリハビリテーション

A　骨折の治療と後療法

1　骨折治療の考え方と骨折治癒機転

　骨折の治療というと「手術」や「ギプス」を考えるかもしれない．しかし，骨折治療の基本は「**整復と固定**」である．手術やギプスはあくまでその手段にすぎないことを理解すべきである．整復とは骨折部での骨片のずれ（転位）をもとに戻す操作をいう．正しい位置に骨片を整復できれば，次に骨折部を固定する．

　骨では**破骨細胞**が古い骨を日々吸収し，**骨芽細胞**がその窪みに約10週間かけて新しい骨を造っている．骨折治癒においてもこの骨芽細胞が中心的な役割を担う．**骨折の治癒機転**とは，骨折が生じてから骨癒合が完成するまでの過程をいう．骨折が生じると，骨折部からの出血により ① 血腫がまず生じ，② そこに炎症が起こり肉芽組織がつくられる．その後，③ この肉芽組織に新生血管が進入し，骨芽細胞が動員され**仮骨**（カルシウムの沈着していない骨）が形成される．④ 次にその仮骨にカルシウムが沈着して成熟した骨となり，⑤ さらに新しくできた骨の形が整えられて（骨改変・骨リモデリング），最終的に骨癒合が完成する（図9・1）．

　このように骨芽細胞は骨折部の間隙に新たな骨を形成し，骨片同士を連結するのだが，もしこの期間に骨折部の固定が不安定であれば骨癒合は得られない．例えば，木工細工で糊が固まる前に木片同士を動かしてしまうと木がつかないのと同じことである．このため骨癒合がある程度完成するまでの8〜10週間は，骨折部を安定的に固定しておく必要がある．つまり固定とは「骨芽細胞が骨折部に新しい骨をつくって骨癒合が完成するまで骨折部を動かさない」という意味なのである．

2　整復法と固定法

a.　整復法

　整復には，① **徒手整復**，② **牽引法**，③ **観血的整復**の3つの方法がある．体の外から用手的に骨折を整復する方法を徒手整復という（図9・2）．受傷後短時間で，患部の腫脹が強くない場合などに適応がある．無麻酔で行うこともあるが，除痛と筋弛緩を得て整復を容易にするために麻酔下で行うほうが望ましい．**血腫麻酔**といって骨折部に局所麻酔薬を注入したり，小児の場合には全身麻酔をかけることもある．

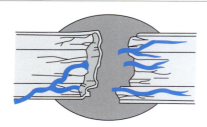
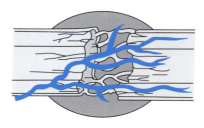

1　骨折部からの出血により折れた骨の間を血腫が埋め尽くす．

2　炎症性細胞が骨折部に集まり，肉芽組織を形成する．毛細血管の造成とともに隙間が徐々に埋まり骨折端が固定される．まだカルシウムが沈着していない骨なので仮骨という．

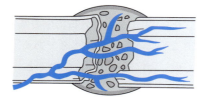
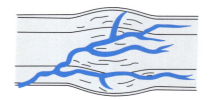

3　カルシウムが仮骨に沈着し，骨は徐々に強度を増していく．

4　破骨細胞が活動し新生骨の不要な部分を吸収する．

図 9·1　骨折の治癒機転

骨折→出血・血腫→炎症と肉芽組織の形成
→新生血管の進入→骨芽細胞
→仮骨形成→カルシウムの沈着→骨改変
→骨癒合の完成

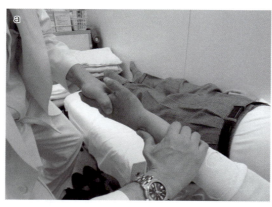
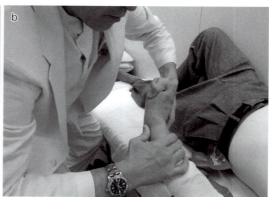

図 9·2　橈骨遠位端骨折に対する徒手整復

写真は徒手整復法の一例である．術者の左手で牽引をかけつつ，右手の母指で遠位骨片を押し込むようにし，そのまま掌屈する．

A 骨折の治療と後療法　179

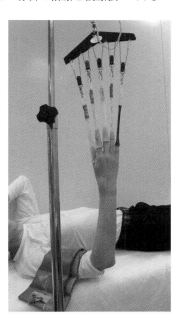

図 9・3　橈骨遠位端骨折に対する牽引法
徒手整復を行う前段階として牽引を行う．患者を仰臥位に寝かせ，チャイニーズ・フィンガー・トラップを指に装着し，垂直方向に持続的にゆっくり牽引する．上腕には重りを載せてカウンターをかけておく．この状態を20分くらい保ったのちに徒手整復を行う．

　牽引法は徒手整復や手術（観血的整復術）の前段階として行う（図9・3）．持続的にゆっくりと整復位を得て，保持することを目的とする．**スピードトラック牽引**など皮膚を介して牽引する**介達牽引**と，キルシュナー鋼線（K-ワイヤ：K-wire）を骨に**直接刺入**して牽引する直達牽引とがある．徒手整復や牽引法のように，手術をしないで間接的に骨折を整復することを非観血的整復という．
　一方，徒手整復や牽引で正しい整復位が得られない場合には，手術によって皮膚を切開し骨折部を直視下に観察して骨折を整復する．これを**観血的整復**とよぶ．観血的整復を行った場合には，同時に**骨接合術（内固定術）** を行うことが多い．

b．固定法

　骨折部を固定する方法には，① **外固定**，② **内固定**，③ **創外固定**の3つの選択肢がある（図9・4）．外固定はギプスや装具，副子（シーネ）により体の外から骨折部を支える方法である．一方，内固定は手術を行い金属製のプレートやスクリューなどの内固定材料によって骨折部を直接固定する方法である．
　創外固定は内固定と外固定の中間的な方法で，骨折部の近位・遠位の骨に数本のピンを刺入し，それらを体外の支柱（創外固定器）に連結して骨折部を支える．開放骨折，粉砕骨折，関節近傍の骨折などに対して行われることが多い．
　手術することなく，「非観血的整復」+「外固定」によって骨折を治療することを保存的治療という．一方，手術によって骨折を治療することを外科的（手術的）治療と呼ぶ．特に，皮膚を切開し骨折部を展開したうえで，直視下に骨折を整復し，さらに金属製のプレートやスクリュー，ワイヤー，髄内釘といった内固定材料で骨折部を体の内部で直接固定することを「**観血的整復内固定術**」といい，骨折の手術的治療の中心をなす治療法である．英語では Open Reduction and Internal Fixation という．"Open"とは「観血的」，"Reduction"は「整復」，"Internal"は「内」，"Fixation"

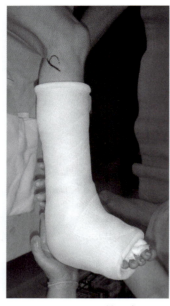 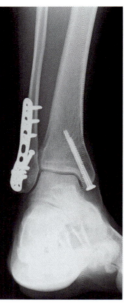 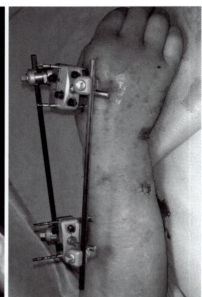

ギプスによる外固定	内固定	創外固定
（足関節骨折）	（足関節骨折）	（橈尺骨遠位端骨折）

図 9・4　骨折の固定法

表 9・1　骨折の保存療法と手術療法の使い分け

	保存療法	手術療法
長所	・入院・麻酔・手術の必要がない ・医療費が手術療法より安価 ・手術に伴う合併症（感染症）がない	・直視下に骨折の整復が可能 ・金属プレートなどにより強固な内固定が可能 ・早期の術後ROM訓練が可能となり関節拘縮を予防できる
短所	・骨折部を直視できない徒手的な整復操作である ・ギプスなどの外固定は内固定にくらべ強固ではなく，経過中に骨折の転位が進行する場合がある ・固定の期間が長くなり，骨折治癒後に関節拘縮が残存する場合がある	・全身状態の悪い患者には行えない ・術後感染の可能性がある ・若年者の場合には骨折癒合完成後に内固定材料を抜去する必要がある（抜釘術）

は「固定」で，それぞれの頭文字をとって"ORIF"と呼ばれる．保存的治療と手術的治療にはそれぞれ長所と短所があるので，患者の年齢，全身状態，骨折の状態，さらには患者の希望にも配慮しつつ，治療方針を決定する（表 9・1）．

③ 骨折の保存的治療と手術的治療：適応と原則

骨折に対して，保存的治療と手術的治療のどちらを選択するかを決める絶対的な基準はない．

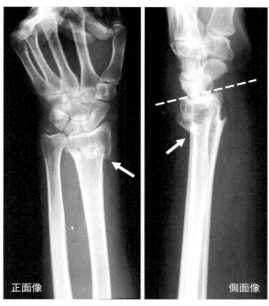

図9・5　橈骨遠位端骨折の単純X線像
遠位骨片が背側に傾いている（点線）．

　同じ部位の骨折であっても，保存的治療を行う場合もあれば，手術的治療を行うこともある．保存療法で ① うまく整復ができない，② 固定が不安定で整復位を保持できない場合には手術を行うべきという考え方が一般的である．手術療法の適応を具体的にあげると，① 骨折片がいくつかに分かれていて徒手整復操作では満足のいく整復位が得られない場合，② 骨折線が関節面に達していて正確な整復操作が求められる場合，③ ギプスによる外固定では強固な固定が得られない場合，④ 長期の外固定による隣接関節の拘縮を避けたい場合，つまり手術によって強固な内固定を行い早期の**関節可動域（ROM）訓練**を開始したい場合などである．
　橈骨遠位端骨折を例にとって，治療法の選択をイメージしてみる．

a．橈骨遠位端骨折 ①：保存療法

　症例は65歳の女性である（図9・5）．「歩行中に転倒し左手掌をついた．左手関節の腫脹と疼痛が強くなった」ために来院した．受傷機転と単純X線像から**橈骨遠位端骨折**と診断した．粉砕が強くない骨折であること，また患者の希望もあり，保存的治療が選択された．
　持続牽引ののちに徒手整復を行い，直ちにギプスを巻いた．単純X線像で整復位を確認すると，良好な整復位が得られていたので（図9・6a, b），そのまま保存療法を継続した．ギプスは上腕から手部までの固定（**肘上ギプス：A/Eギプス**）を4週間，前腕から手部までの固定（**肘下ギプス：B/Eギプス**）を4週間，さらに前腕から手部までの着脱可能な掌側副子固定を4週間行った．
　ギプス固定の期間は外来リハビリテーションとして手指のROM訓練を指導し，副子固定となってからは手関節のROM訓練を開始し，入浴時に浴槽内での自主訓練を許可した．治療開始12週間後の単純X線像では骨癒合が得られ，遠位骨片（橈骨の関節面）の傾きも掌側へと正常化した（図9・6c, d）．固定期間が約8週間に及んだため，手関節の掌屈に軽度の関節可動域制限が残っ

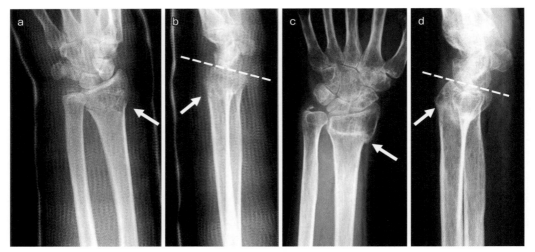

図9・6　橈骨遠位端骨折の保存療法
徒手整復直後の単純X線正面像(a)と側面像(b).受傷後12週後の単純X線正面像(c)と側面像(d).骨癒合は完成している.遠位骨片の傾きも掌側に戻り正常化している(点線).矢印:骨折部.

たものの,日常生活活動の制限はない.

b. ギプスによる外固定:二関節固定とギプス障害

　ギプスによる外固定では固定の範囲が重要である.原則は「**二関節固定**」である.二関節固定とは,外固定の際に骨折に隣接する近位・遠位の2つの関節を越えて固定するという考え方である.したがって,橈骨遠位端骨折の場合,骨折部の近位にある肘関節と遠位の手関節を越えて,上腕から手までの肘上ギプスを巻くことが原則となる.

　ギプスを巻く際のポイントは,① 緩すぎずきつすぎない加減,② 関節の適切な固定角度(たとえば足関節なら底背屈0度とする),③ 肢の形に合わせて掌全体でモールドして,寸胴なギプスは巻かないことの3点である.

　また,ギプスによる外固定においては,正しくギプスを巻くこと以上に,巻いたあとの観察が大切になる.すなわち,**ギプス障害**の予防である.ギプス障害はギプスの巻き方がきつ過ぎたり,予想以上に骨折部の腫脹が強くなったりした場合に生じる.腫れた患部は硬化したギプス内ではそれ以上拡がれず,その分だけ内圧が高まる.その結果,動脈がその圧力で押しつぶされ循環障害が生じるというのが病態である.ギプス障害の症状は,耐え難い激しい**痛み(pain)**,末梢部の**蒼白(pale)**,**異常知覚(paresthesia)**,**麻痺(paralysis)**,**脈拍触知不能(pulselessness)**の「5P」である.患者がギプス障害の徴候を訴えた場合には,直ちにギプスをカットし緩める必要がある.ひとたび**阻血性拘縮**となった組織を回復させる手立ては皆無である.

c. 橈骨遠位端骨折 ②:手術療法

　橈骨遠位端骨折でも骨折線が関節面に達している場合には,**観血的整復内固定術(ORIF)**が行われることが多い.内固定材料としては掌側プレートがしばしば用いられる(**図9・7**).直視下での正確な整復,強固な内固定によって,術後早期からのROM訓練が可能となり,骨癒合後の

A 骨折の治療と後療法　183

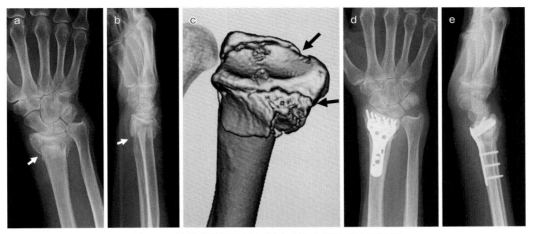

図 9・7　橈骨遠位端骨折に対する観血的整復内固定術

単純 X 線正面像(a)と側面像(b)で橈骨遠位端骨折を認める(矢印). 三次元 CT では骨折線が関節面に達していることがわかる(c 矢印). 掌側プレートによる骨接合術が行われた. 術後単純 X 線正面像(d), 側面像(e).

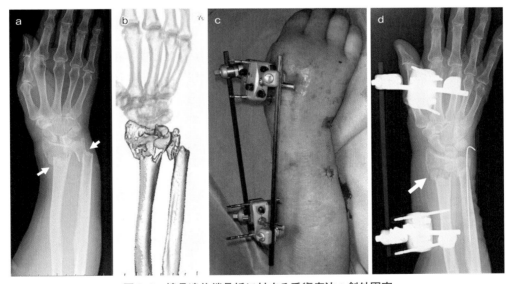

図 9・8　橈骨遠位端骨折に対する手術療法：創外固定

橈尺骨遠位端骨折. 単純 X 線正面像(a)で橈尺骨遠位端骨折を認める(矢印). 三次元 CT (b)で橈骨骨片は強く粉砕されている. 創外固定による手術療法が行われた(c). 術後単純 X 線正面像(d). 骨折部は整復・固定されている(d 矢印).

ROM 制限を避けることができる.

さらに, 骨折部の粉砕が強く, 尺骨遠位端骨折を合併している橈骨遠位端骨折では, **創外固定**による手術が行われる(**図 9・8**). 粉砕が強い関節近傍の骨折では骨片がジグソーパズルのピースのように小さく砕けており, 骨折部を直視下に展開するとかえって骨片が散逸してしまうことが

184　9　運動器のリハビリテーション

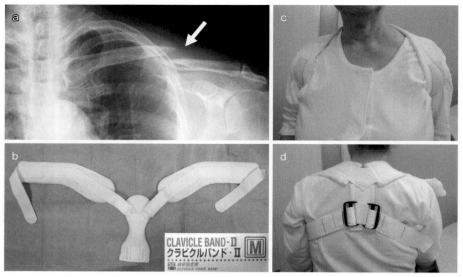

図9・9　鎖骨骨折の保存療法
　単純X線で左鎖骨骨幹部に骨折を認める(a 矢印). 鎖骨バンド(クラビクルバンド®)(b)を装着したところ(c：正面, d：背面).

多い. このようなときにはしばしば, 骨折部に直接手をつけない創外固定法が選択される. 創外固定器を用いて骨折部を強固に固定し, さらに固定器の支柱に沿って牽引力を加えると骨折部に触れることなく自然に骨折が整復される. 創外固定器を装着している期間も, 手指や肘のROM訓練を励行させ, 創外固定器を緩めてから手関節のROM訓練を開始する. 創外固定器の装着期間は, 骨折の粉砕の程度にもよるが, 8週を基準にして考える.
　このように, 同じ「橈骨遠位端骨折」という診断でも治療法には複数の選択肢がある. 患者の年齢や全身状態, 骨折線の方向や粉砕の程度によって, ギプスによる外固定, プレートなどによる内固定, 創外固定が選択される.

d.　鎖骨骨折の治療：保存療法と手術療法
　鎖骨骨折に対しても, 保存的治療と手術的治療の2つの選択肢がある. たとえば鎖骨骨幹部骨折を保存的に治療する場合には, **鎖骨バンド**という装具を使用する(図9・9). 胸を張る姿勢により, 骨折部の整復位が改善される. 装具は基本的には入浴時と就寝時以外は装着させる. 就寝時には折りたたんだタオルを背中の中央に敷いてその上に寝るとこの姿勢が保たれる.
　一方, 同じ鎖骨骨折でも骨幹部でなく, 肩鎖関節に近い遠位端で骨折が生じる場合がある(**図9・10**). 鎖骨遠位端骨折では鎖骨と烏口突起とをつなぐ**烏口鎖骨靱帯**(CC ligament：coracoclavicular ligament)の断裂を合併することがあり, 近位骨片が上方にはね上がってしまう. この場合, 外固定による固定性が悪く整復位が保てない. そのためプレートによる観血的整復内固定術が選択されることが多い.

e.　上腕骨骨幹部骨折の治療：保存療法と手術療法
　上腕骨骨幹部骨折は, 腕相撲などで瞬間的な回旋力が上腕に働いたときに発生する. 多くは**螺**

A 骨折の治療と後療法　185

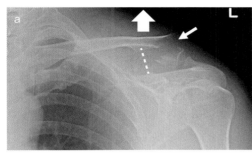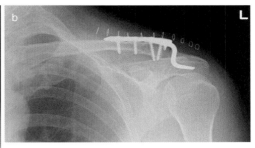

図 9·10　鎖骨遠位端骨折に対する観血的整復内固定術
a：単純 X 線で鎖骨遠位端に骨折を認める（矢印）．烏口鎖骨靱帯（点線）の断裂を伴うため近位骨片が上方にはね上がっている（太矢印）．
b：プレートによる観血的整復内固定術が行われた．

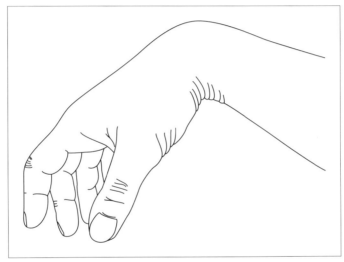

図 9·11　橈骨神経麻痺による下垂手
上腕骨骨幹部骨折に合併することがある．

旋骨折である．**橈骨神経麻痺**を合併することがあるが，これは上腕骨の骨幹部を取り巻くように橈骨神経が走行しているからである．橈骨神経麻痺による**下垂手**の有無を必ず診察しておく（**図 9·11**）．

上腕骨骨幹部骨折では原則的に保存的治療が行われる（**図 9·12**）．**ファンクショナル・ブレース**という装具を用いることが多い．これは半円筒状の 2 つのパーツからなっていて，両者を重ね合わせ外側と内側からベルトで締めて装着する．装具により骨折部分の周囲が広く均一に圧迫され内圧が高まることで，骨折部は安定する．最大の利点は，装具を装着しても肩や肘の ROM 訓練が可能だという点である．

一方，患者が早期のスポーツ復帰を希望する場合などでは，**髄内釘**による観血的整復内固定術を行い，関節可動域と筋力の早期の回復を図る（**図 9·13**）．

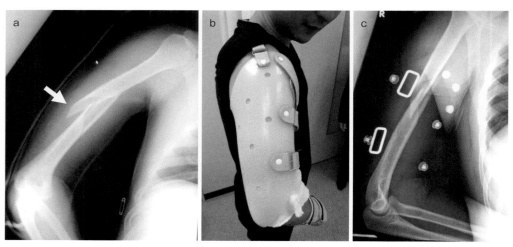

図 9·12　上腕骨骨幹部骨に対する保存療法

30 歳男性．腕相撲で受傷．
a：単純 X 線で右上腕骨骨幹部に螺旋（らせん）骨折を認める（矢印）．
b：上腕のファンクショナル・ブレースを装着させた．
c：ブレース装着 2 週間後の単純 X 線像．骨折部の転位が整復されている．

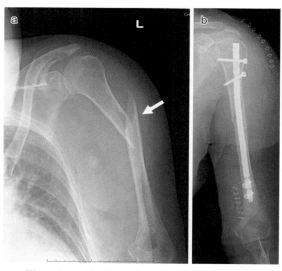

図 9·13　上腕骨骨幹部骨折に対する観血的整復内固定術

a：単純 X 線で左上腕骨骨幹部にらせん骨折を認める（矢印）．髄内釘による観血的整復内固定術が行われた．
b：術後単純 X 線正像．

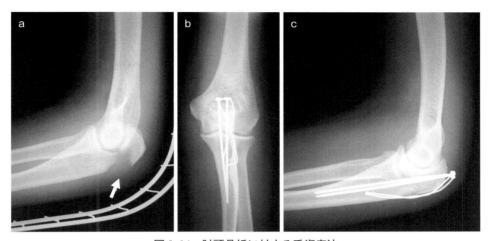

図 9・14　肘頭骨折に対する手術療法
単純 X 線側面像(a)で骨折を認める(矢印)．引き寄せ締結法による手術療法が行われた．術後単純 X 線正面像(b)，側面像(c)．

f．肘頭骨折：原則的に手術療法が選択される骨折

　骨折のなかには，治療の選択肢が原則的に手術療法に限定される骨折がある．そのひとつが**肘頭骨折**である．肘頭骨折に対しては，プレートやスクリューといった内固定材料ではなく，キルシュナー鋼線とソフト・ワイヤーを組み合わせた**引き寄せ締結法(テンションバンド・ワイヤリング tension band wiring 法)** という手術法が行われる(図 9・14)．引き寄せ締結法の最大の長所は関節を屈曲すると骨折部に圧迫力が加わるという点にある．つまり術後早期から ROM 訓練を行うことが可能となる．そのため肘頭骨折に対しては，手術可能な医療機関への受診が勧められる．

4　骨折治療における後療法と治癒期間

　骨折治療における最終目的は骨癒合を得ることである．これは保存的治療であっても，手術的治療であっても変わらない．もちろん，確実な骨癒合を得るためには，骨折部の固定期間は長いほうがよい．しかし，固定期間が長くなれば骨折部に隣接する関節の拘縮が進み，骨折治癒後に可動域制限が残存してしまう．骨折の後療法では「骨癒合のための局所固定」と「関節拘縮予防のための早期の ROM 訓練」という 2 つの相反する治療行為を同時に行わねばならない．

　後療法を行ううえで最も考慮されるべきものが骨折の治癒期間である．骨癒合が完成するまでの期間は複数の要因によって規定される．手術的治療と保存的治療のどちらを行ったかについてはいうまでもない．これに加え，患者の年齢，患者の全身状態，骨折の状態，感染の有無，骨折部が荷重部か非荷重部かといった様々な要因を考慮しつつ，単純 X 線などの画像検査によって骨癒合の進行具合を確認しながら，後療法のプログラムを決定・修正する．

　小児の骨折では骨癒合に要する期間が成人に比べて短く，およそ 3～5 週間である．無論，年齢

表 9・2　骨折部位による骨癒合期間

骨折部位	癒合期間	経験上の癒合期間
中手骨	2 週	4～5 週
肋骨	3 週	4～5 週
鎖骨	4 週	6 週～偽関節になることも
前腕骨	5 週	10 週
上腕骨骨幹部	6 週	10 週
脛骨・上腕骨頸部	7 週	10～12 週　脛骨遠位 1/3 は偽関節の好発部位
両下腿骨	8 週	12 週　脛骨遠位 1/3 は偽関節の好発部位
大腿骨骨幹部	8 週	12 週以上
大腿骨頸部	12 週	12 週　大腿骨頸部は偽関節の好発部位

が低ければ低いほど骨癒合は早い．成長期の小児では，骨芽細胞による骨生成が旺盛に行われているためである．一方，患者が高齢であったり，低栄養状態にあったり，喫煙者であったりする場合は，骨癒合に要する期間が長くなる．粉砕が強い骨折の場合にも，骨癒合期間は長くなることが多い．

骨折部位による骨癒合期間に関して，表 9・2 のような目安が提唱されている．しかし臨床では若干の違和感を覚えることもある．実際には骨癒合期間は複数の要因によって規定され，とりわけ年齢と喫煙，感染によって大きく左右されるためである．表 9・2 の右欄に臨床で実際に経験する骨癒合期間を参考までに記載しておく．

5　偽関節と骨癒合遷延因子

a.　偽関節と遷延治癒

骨の癒合機転が完全に停止して骨癒合が得られない状態を**偽関節**(ぎかんせつ)と呼ぶ．保存的治療ではそれ以上の骨形成を望めないため，骨移植を含む手術療法の適応となる．一般的に受傷後 6 ヵ月を経過しても骨折部での異常可動性が明らかな場合に偽関節と診断される(図 9・15)．偽関節という名は，骨折が癒合しなかった結果，可動性が本来ない部位があたかも関節のように動いてしまうことに由来する．その様子が「偽(にせ)の関節」のようであることから，転じて「偽関節」と呼ばれるようになった．

一方，骨折の治癒が著しく遅れているものの骨癒合機転がまだ残存している状態を**遷延治癒**という．偽関節の一歩手前の状態といえるが，骨癒合を阻害している因子を取り除けば骨癒合が再開する可能性がある(図 9・16)．

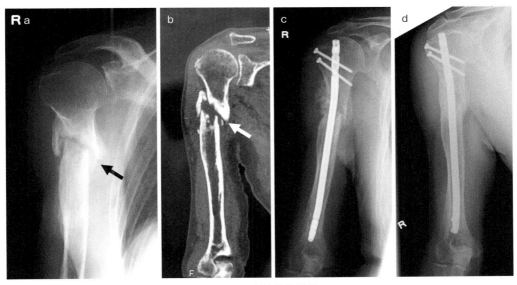

図9·15　上腕骨偽関節
上腕骨骨幹部骨折に対して保存療法を行ったが，治療開始後9ヵ月が経過しても骨癒合が得られず偽関節となった（矢印）．a：単純X線正面像．b：CT像．髄内釘と骨移植による偽関節手術が行われ（c），術後5ヵ月に骨癒合が完成した（d）．

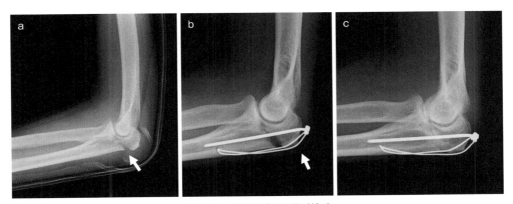

図9·16　肘頭骨折の遷延治癒
65歳の男性．糖尿病を合併．喫煙者．転倒により左肘頭骨折を受傷した（a矢印）．引き寄せ締結法によるORIFが行われたが，術後7ヵ月の単純X線像では骨癒合が得られず遷延治癒となった（b矢印）．糖尿病治療，禁煙・栄養指導により術後13ヵ月で骨癒合が得られた（c）．

b. 偽関節の原因

　偽関節の原因は多岐に及ぶが，局所的な要因と全身的な要因とに分けることができる（表9·3）．局所的要因は，① **感染（骨髄炎）**と ② **骨折部の不安定性**である．感染は開放骨折や骨折手術を契機に生じることがある．

表9・3　偽関節の要因と好発部位

全身的要因：① 糖尿病，② 喫煙，③ 低栄養
局所的要因：① 開放骨折，② 骨髄炎などの感染の併発，③ 骨折部の固定性が不良
好発部位　：① 血流がもともと悪い部位：脛骨遠位骨幹部，鎖骨
　　　　　　② 骨折により血行が途絶しやすい部位：舟状骨，大腿骨頸部，距骨頸部

偽関節の全身的要因には**糖尿病，喫煙，低栄養**がある．糖尿病では併発する血管障害や易感染性が骨癒合を妨げる．ニコチンは，その末梢血管収縮作用により骨折部の血流を減少させて酸素・栄養の供給を減らすことで骨芽細胞による骨形成を抑制すると考えられている．実際，喫煙者では非喫煙者に比べて骨が癒合するまでの期間が延長し，偽関節になる確率も数倍高くなる．

c.　偽関節を起こしやすい骨折部位

偽関節の原因のひとつに**血行障害・血流不全**がある．このためもともと血流が悪い部位や，骨折により血行が途絶してしまう部位では，骨癒合が得られにくく，偽関節に陥りやすい．その代表的な部位は**脛骨中下1/3骨幹部，鎖骨，手の舟状骨，大腿骨頸部，距骨頸部**である（図9・17）．

脛骨の骨幹部，とりわけ脛骨中下1/3での骨折は難治骨折として有名である．その理由として，① 脛骨は皮膚の直下にあり（いわゆる"向こう脛"），軟部組織が薄いため開放骨折になりやすいこと，② 手術創の表層感染が深部感染(骨髄炎)に進展しやすいこと，③ 脛骨中下1/3の骨幹部は近位からの血流と遠位からの血流の双方の終着点であり（分水嶺のようになっていて）もともと血流が悪い部位であること，④ 腓骨骨折を伴わない場合，腓骨が突っ張り棒のようになって脛骨の骨折部に圧迫力がかかりにくいこと，⑤ 脛骨の骨幹部は皮質骨が多く，血流に富んでいる海綿骨成分が少ないことなどがあげられる．

鎖骨も皮膚の直下にあり軟部組織が薄く，血流が悪い部位である．安易に手術を行って新生骨のもととなる血腫を洗い流してしまうと偽関節に陥る可能性がある．

一方，手の舟状骨，大腿骨頸部，距骨頸部では骨折により血行が途絶するために偽関節となりやすい．

d.　偽関節の治療

遷延治癒や偽関節に対しては**超音波治療**や**自家骨移植**を併用した**偽関節手術**が行われる（図9・15）．超音波治療とは，30 mW程度の低出力の超音波を1秒間に1,000回のパルス状にして1日20分間照射する方法である（**低出力超音波パルス**）（図9・18）．微弱な超音波を患部に断続的にあてることで，骨芽細胞が刺激されて骨形成が促進すると考えられている．

B　骨粗鬆症

骨粗鬆症とは「骨の量が減少して骨折リスクが高まる疾患」である．日本では1,000万人以上の患者がいると推定され，その治療や予防は重要な社会的課題になっている．

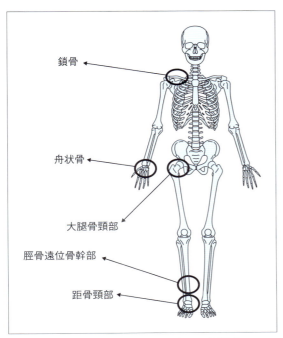

図9・17 偽関節に陥りやすい骨折部位

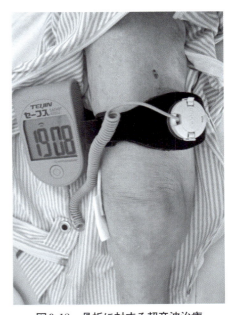

図9・18 骨折に対する超音波治療
骨折の遷延治癒や偽関節に対しては超音波治療が行われる。
超音波治療器(セーフス®)を大腿骨に当てているところ。1日20分間照射する。数字は残り時間を表示している。

1 骨粗鬆症の病態

骨は一見すると動きのない静止した組織であるが，実は常に古い骨が吸収され新しい骨がつくられている．骨吸収は破骨細胞によって，骨形成は骨芽細胞によって営まれ，生理的状態では両者は空間的・量的に均衡がとれている．しかし，この均衡が崩れて，骨吸収が骨形成を上回るようになると，**骨粗鬆症**が発症する(**図9・19**)．

骨粗鬆症にはいくつかの病態があるが(**表9・4**)，特に重要なのは ① **閉経後骨粗鬆症**(女性ホルモンの低下により閉経となった女性に起こる骨粗鬆症)と ② **加齢性骨粗鬆症**(男性を含めた高齢者に起こる骨粗鬆症)の2つである．これらを**原発性骨粗鬆症**と呼ぶ．このほかに，**続発性骨粗鬆症**といって**関節リウマチ**など他の疾患に併発する骨粗鬆症がある．また，長期のステロイドの服用も骨粗鬆症を惹起することがある(**ステロイド性骨粗鬆症**)．

閉経後骨粗鬆症と加齢性骨粗鬆症とでは，「骨量が減る」という結果は同じであるものの，その過程が大きく異なっている．閉経後骨粗鬆症では骨吸収と骨形成の双方が亢進するなかで，骨吸収の亢進が骨形成の亢進を上回ることで骨量が減少する．これを**高代謝回転型骨粗鬆症**という．一方，加齢性骨粗鬆症では骨吸収も骨形成も低下するものの，骨形成の低下が骨吸収の低下を上回るために骨量が減少する．こちらは**低代謝回転型骨粗鬆症**と呼ばれる(**表9・5**)．

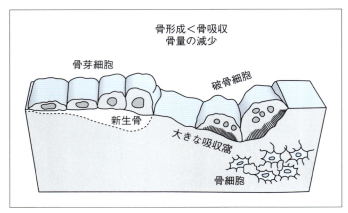

図 9・19 骨粗鬆症の病態
骨粗鬆症の病態は骨吸収が骨形成を上回ることである.

表 9・4 骨粗鬆症の分類

① 原発性骨粗鬆症
　閉経後骨粗鬆症：女性ホルモン（エストロゲン）の低下
　加齢性骨粗鬆症：加齢に伴い発症．男性にも生じる
② 続発性骨粗鬆症
　ステロイド性骨粗鬆症：ステロイドの長期服用による
　リウマチ性骨粗鬆症：関節リウマチに併発する

表 9・5 閉経後骨粗鬆症と加齢性骨粗鬆症

骨粗鬆症：骨吸収が骨形成を上回る2つの病態
① 高代謝回転型：骨吸収↑↑＞骨形成↑
　閉経後骨粗鬆症
② 低代謝回転型：骨吸収↓＞骨形成↓↓
　加齢性骨粗鬆症

② 骨粗鬆症における骨折好発部位

骨粗鬆症性骨折の好発部位は**大腿骨近位部**，**脊椎（胸腰椎）**，**上腕骨近位部**，**橈骨遠位端**の4箇所である（**図 9・20**）．このなかで受傷後の日常生活活動（ADL）に最も深刻な影響を及ぼす骨折が大腿骨近位部骨折である．大腿骨近位部骨折では，歩行能力を再獲得するための外科手術が必須であり，日常生活・社会生活への復帰のハードルが高くなるからである．

大腿骨近位部骨折には**大腿骨頸部骨折**と**大腿骨転子部骨折**がある（**図 9・21**）．大腿骨頸部骨折を起こした患者では，重大な合併症がない限り，手術療法の選択を考えるべきで，入院・手術が可能な医療機関への転送を検討する．大腿骨頸部骨折には**人工骨頭置換術**が，大腿骨転子部骨折に

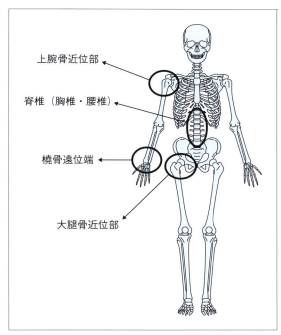

図 9·20　骨粗鬆症における骨折好発部位

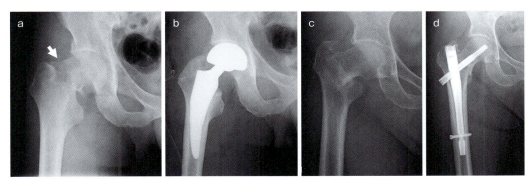

図 9·21　大腿骨近位部骨折とその治療
大腿骨近位部骨折には大腿骨頸部骨折(a)と大腿骨転子部骨折(c)の2つがある．大腿骨頸部骨折に対しては人工骨頭置換術(b)が行われる．大腿骨転子部骨折に対してはガンマ・ネイルなどの内固定材料を用いた観血的整復内固定術(d)が行われる．

はガンマ・ネイルなどを用いた**骨接合術(観血的整復内固定術)**が選択されることが多い．仮に外科的治療が行えなかった場合，受傷前の患者の ADL が自立していても，多くの場合，車椅子生活を含めた要介護レベルに移行してしまう．

　胸腰椎には**圧迫骨折**が生じる（**図 9·22**）．好発部位は**胸腰椎移行部**（第 10 胸椎～第 2 腰椎）である．その理由は，この部分が，後弯している胸椎と前弯している腰椎の境界部で，垂直方向の力学的ストレスを最も受けやすい部位だからである．明らかな骨折を単純 X 線で認めなくても，CT

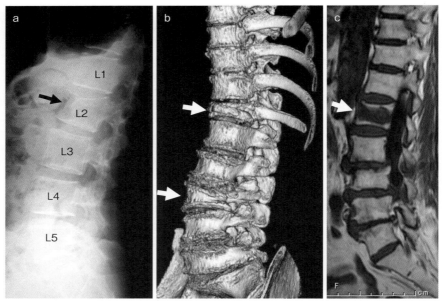

図 9・22　骨粗鬆症によって生じた脊椎圧迫骨折
a：腰椎単純 X 線側面像．第 2 腰椎に圧迫骨折を認める（矢印）．
b：3D-CT 像で第 12 胸椎と第 3 腰椎に圧迫骨折を認める（矢印）．
c：単純 X 線では明らかでなかったが，MRI で第 1 腰椎圧迫骨折が描出された．T1 強調像で第 1 腰椎に低信号域を認める．

や MRI で骨折を診断できることがある．

上腕骨近位部骨折には**外科頸骨折**と**解剖頸骨折**などがあるが，臨床的にはほとんどが上腕骨外科頸骨折である（図 9・23）．

骨粗鬆症に伴って生じる橈骨遠位端骨折の代表的骨折が**コレス（Colles）骨折**である（図 9・24）．コレス骨折は転倒して手掌を地面についたときに生じ，遠位骨片が背側転位を起こすので，肉眼的に**フォーク様変形**をきたす．コレス骨折以外の橈骨遠位端骨折に，遠位骨片が掌側転位する**スミス（Smith）骨折**（手背部を地面について転倒する場合が多い）と骨折線が関節内に及ぶ**バートン（Barton）骨折**がある（図 9・25）．橈骨遠位端骨折に対する治療法の決定には，これらの骨折型が大いに参考になる．

3　骨粗鬆症の診断

一般的にヒトの骨量は 20 歳代をピーク（最大骨量，**ピーク・ボーン・マス**と呼ぶ）に，その後徐々に減少していく．特に女性では閉経を境に急激な骨量減少が起こり，骨粗鬆症のリスクが高まる（図 9・26）．

骨粗鬆症の診断に重要なのは，前述した 4 つの部位の脆弱性骨折の既往と骨密度である．**脆弱性骨折**とは交通事故や高所からの転落といった大きな外力ではなく，ちょっとした転倒などで生

B 骨粗鬆症　195

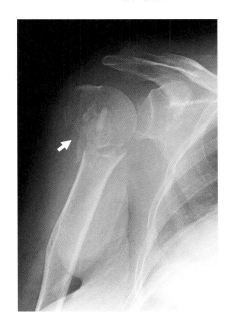

図9·23　上腕骨外科頸骨折
骨頭と骨幹端とは1cm以上の転位があり，Neer分類で2パート骨折である．保存療法が選択された．本章-B-⑤「上腕骨外科頸骨折のアプローチ」を参照のこと．

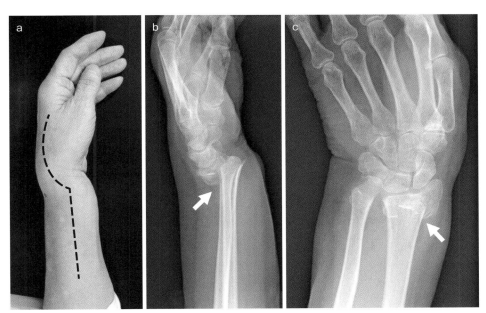

図9·24　橈骨遠位端骨折（コレス骨折）
　a：肉眼像ではフォーク様変形を呈する．
　単純X線側面像(b)，正面像(c)．矢印部に骨折を認める．

じる骨折のことをいう．まず，① これらの4つの部位に脆弱性骨折を起こした既往がなければ，腰椎もしくは大腿骨頸部の骨密度を測定する（図9·27）．もし測定された骨塩量が若年成人の平均値（**若年成人平均：YAM：young adult mean**）の70％未満にまで減少していれば骨粗鬆症と診

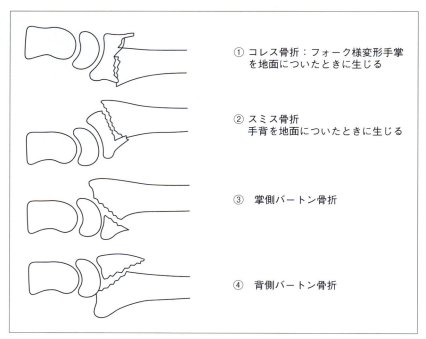

図9·25 橈骨遠位端骨折の分類

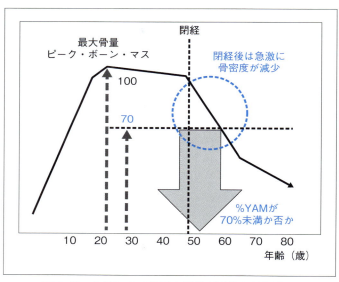

図9·26 年齢による骨量の推移(女性)と骨粗鬆症
骨量は20歳代をピークにその後徐々に減少する．特に女性では閉経後急激な骨量減少が起こる．現在の骨密度が若い時の骨密度の70％未満か否かが重要．
％YAM(young adult mean)：若年成人平均比較

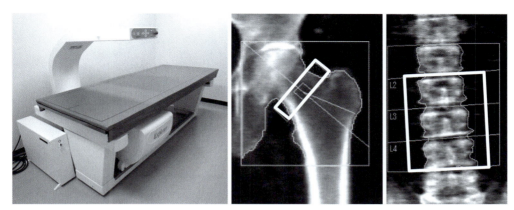

図9・27 骨密度測定装置と骨密度測定部位
大腿骨頸部と腰椎(第2～4腰椎の平均値)の骨密度を測定する．

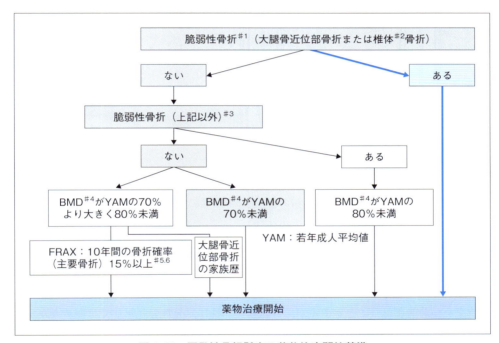

図9・28 原発性骨粗鬆症の薬物治療開始基準
(骨粗鬆症の予防と治療ガイドライン作成委員会(編集)：骨粗鬆症の予防と治療ガイドライン2015年版，一般社団法人日本骨粗鬆症学会，日本骨代謝学会，公益財団法人骨粗鬆症財団，p.63，2015より許諾を得て転載)

#1：軽微な外力によって発生した非外傷性骨折．軽微な外力とは，立った姿勢からの転倒か，それ以下の外力をさす．
#2：形態椎体骨折のうち，3分の2は無症候性であることに留意するとともに，鑑別診断の観点からも脊椎エックス線像を確認することが望ましい．
#3：その他の脆弱性骨折：軽微な外力によって発生した非外傷性骨折で，骨折部位は肋骨，骨盤(恥骨，坐骨，仙骨を含む)，上腕骨近位部，橈骨遠位端，下腿骨．
#4：骨密度は原則として腰椎または大腿骨近位部骨密度とする．また，複数部位で測定した場合にはより低い％値またはSD値を採用することとする．腰椎においてはL1～L4またはL2～L4を基準値とする．ただし，高齢者において，脊椎変形などのために腰椎骨密度の測定が困難な場合には大腿骨近位部骨密度とする．大腿骨近位部骨密度には頸部またはtotal hip(total proximal femur)を用いる．これらの測定が困難な場合は橈骨，第二中手骨の骨密度とするが，この場合は％のみ使用する．
#5：75歳未満で適用する．また，50歳代を中心とする世代においては，より低いカットオフ値を用いた場合でも，現行の診断基準に基づいて薬物治療が推奨される集団を部分的にしかカバーしないなどの限界も明らかになっている．
#6：この薬物治療開始基準は原発性骨粗鬆症に関するものであるため，FRAX®の項目のうち糖質コルチコイド，関節リウマチ，続発性骨粗鬆症にあてはまる者には適用されない．すなわち，これらの項目がすべて「なし」である症例に限って適用される．

断して，しかるべき治療を開始する(図9・28灰色部)．

一方，② 胸腰椎もしくは大腿骨近位部に脆弱性骨折の既往があれば，それだけで骨粗鬆症と診

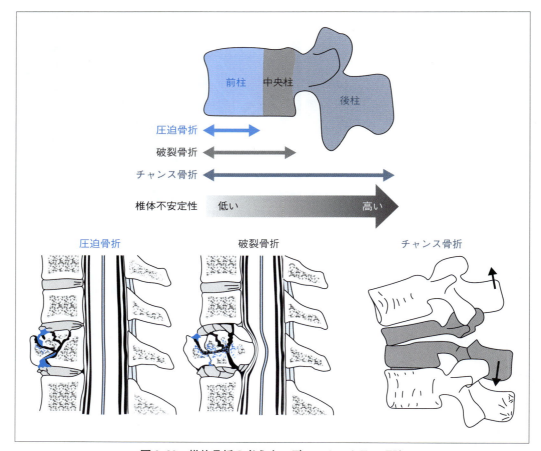

図9・29　椎体骨折の考え方：デニスの3カラム理論

断する(**図9・28**水色部)．つまり，この場合には骨密度を測定しなくても骨粗鬆症と診断できるのである．また，③橈骨遠位端もしくは上腕骨近位部に脆弱性骨折の既往がある場合には，骨粗鬆症診断のための％YAMの基準値が80％未満となる．

　血液検査を補助的に行うことがあるが，骨粗鬆症，特に原発性骨粗鬆症では血清カルシウム値やアルカリホスファターゼ値は正常である．

4　椎体骨折のアプローチ

　骨粗鬆症性の椎体骨折に対する治療を考える際に重要なことは，保存的に治療できる椎体骨折と，そうでない骨折を区別することである．そのための考え方が，デニスの **3カラム理論**(Denis's three-column theory)である(**図9・29**)．これは脊柱を前方支柱，中央支柱，後方支柱に分けて，損傷された支柱が多ければ，椎体の不安定性が増すという考え方である．

a．椎体圧迫骨折

　脊柱に対する屈曲外力によって前方支柱が損傷された骨折である．椎体前壁が圧迫されつぶれ

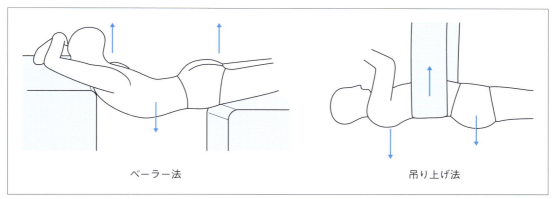

図9・30 胸腰椎圧迫骨折の非観血的整復法
ベーラー法と吊り上げ法

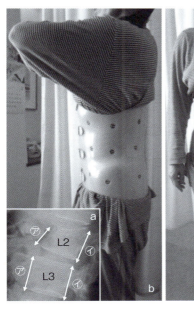
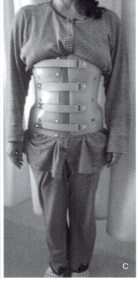

図9・31 腰椎圧迫骨折
図9・22aの症例.
a：単純X線(拡大図). 圧迫骨折を起こしている第2腰椎では椎体前壁の高さ⑦が後壁の高さ⑦より低いことに注目. 骨折を起こしていない第3腰椎では⑦＝⑦である.
b, c：硬性コルセットを作製し装着させた.

るために，椎体は**楔状変形**する(図9・22)．椎体後壁(中央支柱)と後方支柱は保たれているので，このタイプの椎体骨折は安定型であることが多く，保存的治療が選択される．**ベーラー法**や**吊り上げ法**で体幹を伸展位として骨折をできるだけ整復したうえで(図9・30)，**体幹ギプス**もしくは**硬性体幹装具(硬性コルセット)**により外固定する(図9・31)．単純X線による経時的な観察によって骨癒合の経過を追うが，椎体骨折が癒合せず偽関節に陥ると，同部に頑強な痛みが残存する．偽関節となった椎体では，単純X線で線状の骨透亮像(**空洞現象**，Vacuum cleft：ヴァキュム・クレフト)を呈する(図9・32)．

b. 椎体破裂骨折

脊柱に軸圧がかかり，前方支柱と中央支柱の双方が損傷した骨折で，不安定型の椎体骨折であ

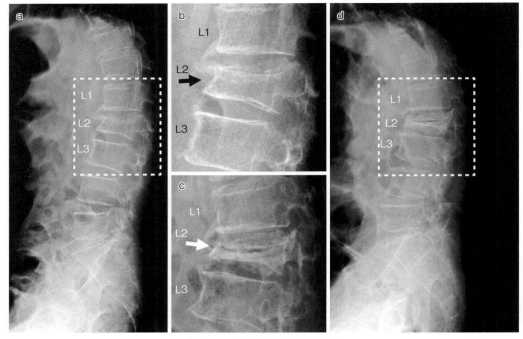

図9・32　脊椎圧迫骨折偽関節
第2腰椎圧迫骨折．受傷時単純X線側面像（a, b矢印）．bはaの点線部の拡大像．受傷後3ヵ月が経過したが，圧迫は進行し，骨癒合も得られていない（偽関節）（c, d）．cはdの点線部の拡大像．椎体の内部に線状の骨透亮像（空洞現象）を認める（c矢印）．

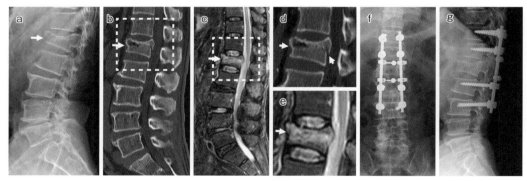

図9・33　脊椎破裂骨折に対する後方除圧固定術
第1腰椎破裂骨折．腰椎単純X線側面像（a）．CT像で前方支柱と中央支柱に骨折を認める（b, d矢印）．MRI STIR像で第1腰椎は高信号を呈する（c, e矢印）．破裂椎体が硬膜管を圧排している．第11胸椎から第3腰椎までの後方除圧固定術が行われた．術後単純X線正面像（f）・側面像（g）．dはb点線部の拡大図．eはc点線部の拡大像．

る（図9・29）．骨粗鬆症の患者では，尻もちなどの転倒によって，椎体に比較的大きな力が加わった場合に生じうる．圧壊した椎体後壁（中央支柱）が脊柱管内に突出して脊髄を圧迫するために，脊髄損傷が発症する危険がある．患部の安静に加えて，下肢麻痺や膀胱直腸障害といった症状の

出現を注意深く観察する必要があり，入院施設のある医療機関での精査（CTやMRI）を考慮する．不安定性が強い場合や麻痺が出現する場合には，脊椎後方（もしくは前方）除圧固定術が行われる（図9・33）．

c. 脊椎脱臼骨折

脊柱に屈曲・伸展・回旋・剪断外力が複合的に加わった結果，前方支柱，中央支柱，後方支柱のすべてが損傷された椎体骨折である．日常生活における転倒というより，交通外傷などによる高エネルギー損傷によることが多いので，骨粗鬆症における脆弱性骨折として遭遇することはまれである．椎体から棘突起までが横断される**チャンス（Chance）骨折**がこれに含まれる（図9・29）．チャンス骨折にさらに強い回旋屈曲力が働き，椎体が前外方に転位し，棘間靱帯や椎間関節までもが損傷されたものを**スライス（Slice）骨折**と呼び，不安定性が著しい椎体骨折である．椎体固定術の適応となることが多い．

5　上腕骨外科頸骨折へのアプローチ

上腕骨外科頸骨折は骨粗鬆症性脆弱骨折の代表的骨折である．これに対する治療方針は，ニアー（Neer）の分類に基づいて決定されることが多い（図9・34）．**ニアー分類**では，まず上腕骨近位部を骨頭，大結節，小結節，骨幹端の4つのパートに分ける．そのうえで，骨折によって生じた骨片の数によって，1パートから4パートまでの4型に分類する．このとき，各パートが ① 1 cm 以上離開している，もしくは ② 45°以上の角度で変位した場合を「転位している」と定義する．

治療の原則は，1パート骨折は保存的治療，2パート骨折であっても骨折部の両端の接触が保たれているものには，三角巾やベルポー（Velpeau）包帯による保存療法が選択される．これ以上の骨折に対しては，髄内釘やプレートによる観血的整復内固定術が行われることが多い（図9・35）．骨折による粉砕が強い場合には，人工骨頭置換術が選択されることもある．

C　捻挫へのアプローチ

1　捻挫の定義と分類

捻挫とは，関節が外力によって生理的な可動域を越えて強制的に動かされた結果，関節包，靱帯などの軟部組織が損傷された状態をいう．足関節をはじめとして，手関節や膝関節，肘関節などに生じうるが，もっとも捻挫を生じる頻度が高い関節は足関節である．

靱帯損傷の程度により，Ⅰ度からⅢ度までの3つに分類される．

Ⅰ度：靱帯は伸ばされたものの断裂はなく，関節の不安性はない．
Ⅱ度：靱帯の部分断裂があり，軽度の関節不安性を認める．
Ⅲ度：靱帯の完全断裂があり，明らかな関節不安定性を認める．

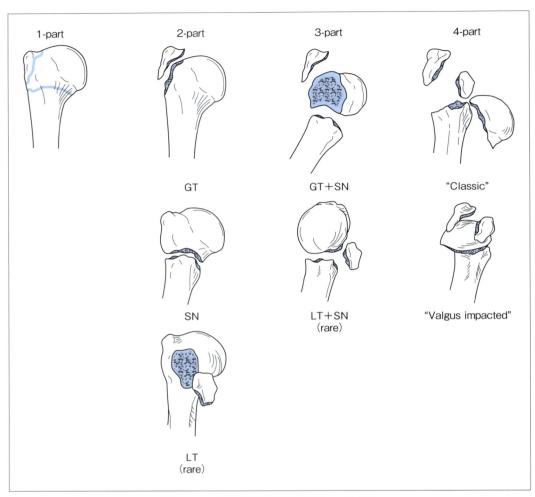

図 9・34 上腕骨近位端骨折の Neer 新分類
(J Bone Joint Surg Am 1970 ; 52 : 1077-1089 より作成)

② 捻挫の症状と診断的アプローチ

　捻挫を正確に診断するためには丁寧な問診と診察を行い，単純X線で骨折がないことを確認する必要がある．問診のポイントは，受傷の状況，受傷肢位，スポーツ中の受傷であればプレーの続行が可能であったかどうか，歩行は可能か，といった点である．
　診察すべき点は，皮下血腫の有無，患部の腫脹の程度，圧痛部位である．受傷直後では，腫脹と痛みが強いため，暴力的な診察は避けるべきである．受傷当日に行う単純X線による画像診断は，骨折の有無を確認することがその目的であり，患部の不安定性を調べるための**ストレス撮影**（検者が足関節に内外反方向や前後方向に力を加えて単純X線をとる方法）は腫脹や痛みが消退してから行うべきである．

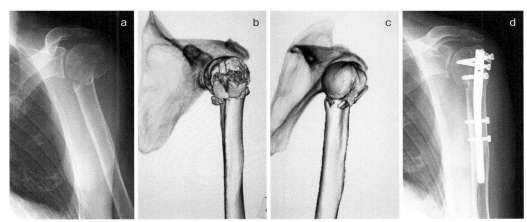

図9・35　上腕骨近位部骨折に対する手術療法
上腕骨近位部(外科頸)骨折．術前単純X線正面像(a)．
3D-CT像(b, c)．髄内釘による観血的整復内固定術(d)．

③　捻挫の急性期治療：RICE

捻挫の急性期治療の基本は **RICE 処置**である．これは捻挫に限らず，打撲・骨折などあらゆる外傷に対して行うべき基本処置でもある．RICE とは**安静(Rest)**，冷却(Icing)，**圧迫(Compression)**，**挙上(Elevation)**の4つの単語の頭文字をとったもので，受傷後48時間はこの処置を継続させる．

④　足関節捻挫

足関節捻挫は日常診療においてしばしば遭遇する疾患である．バレーボールのジャンプで誤って人の足の上に着地してしまったとき，サッカーやラグビーで地面のくぼみに足をとられて捻じってしまったときなどに生じる．

a.　足関節を支持する靱帯：どの靱帯が最も損傷されやすいか

足関節は外側側副靱帯と内側側副靱帯(三角靱帯)によって支持されている．外側側副靱帯は**前距腓靱帯**，**踵腓靱帯**，**後距腓靱帯**の3つの靱帯から構成される(図9・36)．距腓靱帯とは「距骨と腓骨を連結する靱帯」という意味で，このうち前方に位置するものを「前距腓靱帯」，後方に位置するものを「後距腓靱帯」と呼ぶ．踵腓靱帯は「踵骨と腓骨を連結する靱帯」で前距腓靱帯と後距腓靱帯の中間に位置する．前距腓靱帯は，Anterior(前) + Talofibular(距腓) + Ligament(靱帯)の頭文字をとって ATFL と呼ばれる．

足関節捻挫で最も損傷されやすい靱帯は前距腓靱帯，続いて踵腓靱帯である．足関節捻挫の受傷機転はほとんどの場合，足関節の強制的な「内がえし(足底が内側に向く動き) + 底屈 + 内転」である(図9・35)．そのため前距腓靱帯が最も損傷されやすい靱帯ということになる．

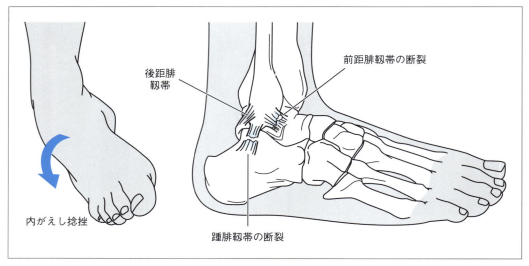

図 9・36 足関節捻挫
足関節捻挫は内がえしが強制されて生じる．前距腓靱帯が最も損傷されやすい．

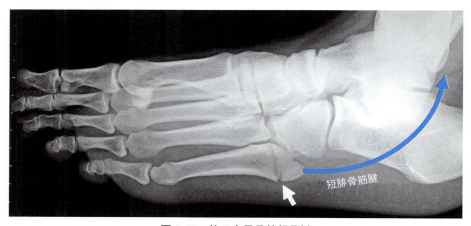

図 9・37 第 5 中足骨基部骨折
第 5 中足骨基部骨折(下駄骨折)．白矢印部に骨折を認める．足関節捻挫と同じ受傷機転で生じる．短腓骨筋が第 5 中足骨基部を強く牽引する(青矢印)ことが原因である．

b. 足関節捻挫の診断における注意点

　足関節捻挫を診断する際に大切なことは骨折を見逃さないことである．関節腫脹・皮下出血，圧痛部位(内果・外果，前距腓靱帯，踵腓靱帯，後距腓靱帯)を触診したうえで単純 X 線を撮り，足関節に骨折がないことを確認する．

　足関節捻挫と鑑別すべき骨折に**第 5 中足骨基部骨折**(通称，**下駄骨折**)がある(**図 9・37**)．これは下駄や底の厚い靴を履いたまま足関節を内がえしの方向に捻じったときに生じる裂離骨折(正式

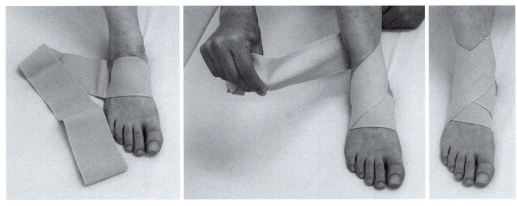

図9・38 足関節捻挫に対する絆創膏固定術
様々なタイプのアンクル・サポーターが市販されている

には「裂離骨折」と呼称されるが,一般的に「剝離骨折」とも呼ばれることがある)である.第5中足骨基部に停止している短腓骨筋が同部を強く牽引するために生じる.この骨折は,足関節捻挫と同じ受傷機転で生じることから見逃されやすい.そこで「足首をくじいた」という患者を診察する際には,足関節周囲だけでなく第5中足骨の基部に圧痛があるかどうかを触診し,第5中足骨基部骨折を鑑別する必要がある.

c. 足関節捻挫の治療的アプローチ:RICEと固定

足関節捻挫に対しては,RICE処置とともに患部の固定を行う.固定方法と期間は捻挫の程度にもよるが,弾性包帯,絆創膏,副子,ギプスなどを用いて,原則として3週間ほど固定する(図9・38).スポーツ活動に復帰させたあとも,再発防止のためにスポーツ活動時にはテーピングをするよう指導する.

捻挫の程度が重く不安定性が強い場合には下腿から足部までのギプス固定を3~6週(症状によって固定期間は前後する)行う.ストレス撮影では,足関節の不安定性を確認できる(図9・39).アマチュア競技選手以上でギプス除去後も不安定性が残る場合には手術による靱帯修復を考慮する.

D 上肢損傷後症候群

肩,肘,手関節と手指の項目では,主に拘縮に関して概観する.

1 肩関節

a. 肩周辺機構

肩関節運動を司っている関節は,狭義の肩甲上腕関節のほかに,肩鎖関節,上腕上方関節,胸

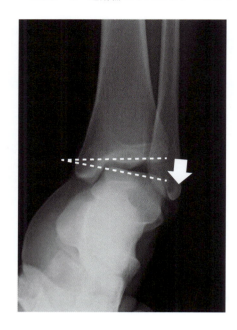

図9・39 足関節ストレス撮影
足関節外側側副靱帯損傷．内反ストレス撮影で関節不安定性を認める（左足関節単純X線正面像）．

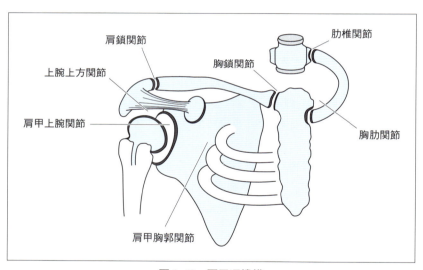

図9・40 肩周辺機構

鎖関節，肩甲胸郭関節，さらに脊椎と連絡するために胸肋関節と肋椎関節が含まれている（図9・40）．

b. 肩甲上腕関節の特異性

狭義の肩関節である肩甲上腕関節は，比較的小さく浅い関節窩に収まりきらないほど大きな上腕骨頭が球関節を形成している．このため人体のなかで最も脱臼しやすい関節で，95％以上が前方脱臼である．損傷機序は上腕骨頭の外転・伸展・外旋位で，上肢を体幹から離して後方に回旋

D　上肢損傷後症候群　207

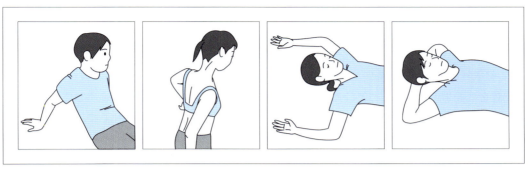

図9・41　肩関節脱臼肢位

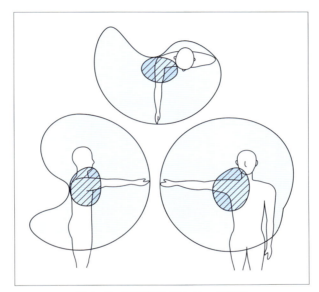

図9・42　肩関節拘縮とリーチ障害

したり挙上したりしたときに生じる（**図9・41**）．脱臼を繰り返すたびに，特に30歳以下の若者では，関節窩前下方関節唇裂傷（Bankart病変）が生じる．高齢者では脱臼に伴って回旋腱板の損傷を合併することが多い．また上腕骨頭が関節窩の前下方縁と衝突することで骨頭が削られ扁平化することがある．これを Hill-Sachs 病変と呼ぶ．

対側肩に患肢の手を持ってこられれば，脱臼はない．X線撮影で骨折の有無を確認して，直ちに用手的に整復する．固定位と期間に関しては種々の意見がある．若者群では腋窩神経麻痺を，高齢者群では回旋腱板損傷を合併することがある．

c.　関節運動

肩関節は，肩甲上腕関節のほか，肩甲骨，肩鎖関節，胸鎖関節の動きが加わり，屈伸，内外転，内外旋，水平屈伸の8種類の運動が可能である．このため冠状断，水平断，矢状断での広範囲の上肢リーチが可能である（**図9・42**）．

① 肩甲上腕リズム

上肢を0～180°挙上するとき，肩甲上腕関節が120°外転し，肩甲骨が60°上方回旋する．この割合は2:1となっており，これを肩甲上腕リズム(scapulo-humeral rhythm)と呼ぶ．

② 終末外旋

上肢を外転挙上すると，120°ほどで上腕骨大結節が肩峰や烏口肩峰靱帯で衝突して，それ以上外転運動ができなくなる．この際に，下向きの手掌を前方あるいは上向きにして，上腕骨を外旋位にしてやると180°まで完全外転が可能になる．これを終末外旋と呼ぶ．

d. 肩関節周囲筋

肩関節周囲筋は，① 肩甲骨と上腕骨の連結筋：三角筋，棘上筋，棘下筋，小円筋，肩甲下筋，大円筋，烏口腕筋，上腕二頭筋，上腕三頭筋，② 肩甲骨と体幹の連結筋：前鋸筋，僧帽筋，大・小菱形筋，小胸筋，肩甲挙筋，鎖骨下筋，③ 体幹と上腕を連結している筋：広背筋，大胸筋の3群に分類できる．これらの筋の支配神経損傷によって筋力低下をきたした場合には，正常な肩関節運動ができなくなる．

e. 肩関節障害の評価

肩関節障害の評価では，次の障害を評価する．機能障害については，疼痛，筋力低下，関節可動域制限(拘縮)，関節安定性(脱臼不安感，脱臼の有無と既往)である．活動制限については，リーチ障害(結髪，結帯，用便の後始末，上着を着る，口に手が届くかどうかなどのADL障害の有無)である．参加制約については，就学・就業状況などを評価する．これらの評価によって，関節可動域制限である拘縮の原因を特定することになる(表9·6)．

f. 治療アプローチ

比較的頻度の高い回旋腱板損傷，肩関節前方脱臼，上腕二頭筋長頭腱損傷などの肩周辺機構の損傷では，外科的治療後であっても，疼痛，筋力低下，持久力低下，関節可動域制限が避けられない．主要原因の治療のみで，すべてが解決するわけではないことから，温熱療法，筋力強化，関節可動域訓練，装具療法，ADL訓練，生活指導，心理的支持を含めた総合的なリハビリテーション・アプローチが必要になる(表9·7, 表9·8)．

2 肘関節

a. テニス肘

上腕骨外側上顆炎のことである．上腕骨外側上顆部に起始する長・短橈側手根伸筋，回外筋，総指伸筋の過用によって生じる筋腱靱帯付着部症(enthesopathy)である．テニス選手に頻発することからこの名称が用いられているが，ゴルファー，手を頻回に使う労働者，主婦でも罹患する．前腕回内位で物を持ったりタオルを絞ったりすると痛みが生じる．

① 診断テスト(図9·43)

ⅰ) Thomsenテスト

検者は手首(手関節)を曲げるようにして，患者には肘を伸ばしたまま検者の力に抵抗して手首(手関節)を伸ばしてもらう．

表 9·6 拘縮の病変部位と主な原因

構造部位	病変部位	主な原因	主な病態
関節要因	骨軟骨性	軟骨損傷 炎症 外傷 変形/仮骨	
	関節包	線維化	外傷 炎症 不動性
	滑膜/線維脂肪組織	炎症	増殖 肥厚 疼痛 滲出液
軟部組織要因	関節周囲組織	腱靱帯 皮膚皮下組織	外傷 炎症 不動性
	筋原性	内因/構造性	外傷 出血 浮腫 不動性
		炎症	筋炎
		変性	筋ジストロフィー
		虚血	末梢血管疾患 筋区画症候群
		外因性	痙縮 弛緩性麻痺
		機能的	不良肢位 切断後筋張力アンバランス
混合性			

ii) Chair テスト

患者に肘を伸ばしたまま手で椅子を持ち上げてもらう．

iii) 中指伸展テスト

検者が中指を上から押さえるのに抵抗して，患者に肘を伸ばしたまま中指を伸ばしてもらう．

② 治療

保存療法をまず行う．① 手首や手指のストレッチングをこまめに行う．② 手を使う作業やスポーツを控える．③ テニス肘バンドを装着する．④ 湿布や外用薬を使用し，温熱療法を行う．⑤ 上腕骨外側上顆部へトリアムシノロンアセテート(副腎皮質ホルモン)0.3 mL＋同量の局所麻酔薬の局注を行う．保存療法抵抗症例では，主要原因筋である短橈側手根伸筋の腱延長術を考慮

表 9·7 拘縮予防と治療の原則

・自動的関節可動域訓練と他動的関節可動域訓練―終末伸長を含めて2回/日,3回/週行う.
・手指などの末梢関節の伸長では,近位部をしっかりと固定しなければならない.
・特に小さな関節では,圧迫や軟部組織の挟み込みを防ぐため,伸長している間に少し引き伸ばして行う.

予防	適切な安静/固定肢位 関節可動域訓練 ROM:自動的と他動的 早期離床と運動 持続的他動運動 CPM(continuous passive motion)
治療	終末伸長を含めた他動的関節可動域訓練 温熱療法併用による軽度他動的持続的伸長運動 痙縮治療 外科的治療(腱延長術,骨切り術,人工関節置換術など) 疼痛管理

表 9·8 温熱療法

機序	種類	作用部位	目的と意義	特長・禁忌
熱伝導 輻射	ホットパック パラフィン浴 赤外線	表在	筋緊張の緩和 鎮痛	開放創には禁忌
ジアテルミー	超短波 極超短波	深部	新陳代謝の増加	体内金属,ペースメーカー,眼球には禁忌
	超音波	最深部		体内金属があってもよいが,眼球は禁忌
対流	渦流浴 気泡浴 気泡振動浴	深部	水温温熱 静水圧,浮力 水の抵抗,マッサージ 水溶物質(炭酸,硫化水素,塩化Na,塩化Caなど)	

超音波は深達性で,組織温を急速に上昇させ,伸長効果を高める.金属が挿入されていても禁忌にならない.

する.

b. 野球肘

野球で肘部に生じる疼痛性運動障害である.特に10歳代前半の成長期に投球過多で肘を酷使したり誤った投球動作を繰り返したりすることで徐々に発症し,慢性化することが多い.

① 内側型,② 外側型,③ 後方型の3つのタイプがある.投球動作は開始の加速期では,肘関節屈曲,外反,前腕回外位をとる.発症頻度は内側型・外側型・後方型の順に多く,高校生・大学と年齢が高くなるにつれて,前二者は少なくなり,後方型が多くなる(**図 9·44**).

① 内側型は肘内側部に回内屈曲筋群によって牽引力が加わり,回内筋群や内側側副靱帯,尺

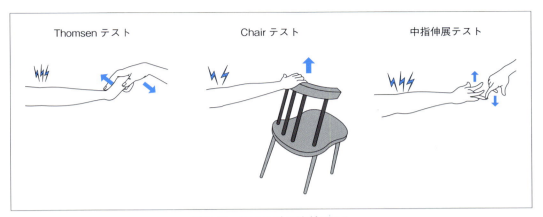

図 9·43 テニス肘の診断テスト

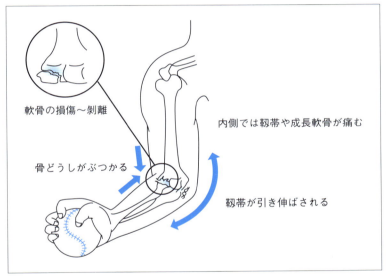

図 9·44 野球肘の病態

骨神経が伸長される．上腕骨内側上顆部での筋腱靱帯付着部症であり，成長軟骨が損傷される骨端症でもある．**リトルリーグ肘**と呼ばれている．重症例では牽引によって内側上顆部の裂離骨折が生じる．

② 外側型は，肘内側が内側型で牽引されるのに対して，逆に肘外側にある上腕骨小頭や橈骨頭に圧迫が加わり，軟骨や骨の陥没・欠損が生じる．さらに重症になると離断性骨軟骨炎（関節ネズミ）が生じる．

③ 後方型は，投球動作の後半にあたる減速期の肘伸展位で，尺骨肘頭が上腕三頭筋腱に引っ張られ，さらに加速のついた肘頭が上腕骨肘頭窩と衝突することで生じる．動作の反復によって肘頭には亀裂骨折あるいは疲労骨折が生じる．

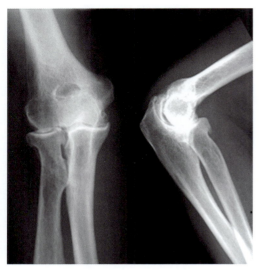

図 9·45　右肘 OA の X 線所見

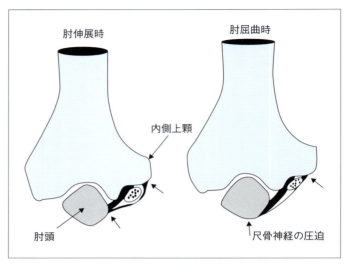

図 9·46　肘 OA と尺骨神経麻痺の発生機序

ⅰ) 症状と徴候

肘関節の可動域制限(肘伸展障害)，3週間以上持続する肘痛，引っかかるような違和感(キャッチング)がある．肘各型に応じた部位での圧痛もみられる．

ⅱ) 診断

超音波(エコー)検査，X線，CT，MRI などによって，内側型では上腕骨内側上顆の骨肥厚，骨端線離開，回内筋部前腕部の炎症所見を，外側型では上腕骨小頭や橈骨頭の骨変形，欠損，遊離骨片の存在を，後方型では尺骨肘頭の亀裂骨折，疲労骨折像を認めることが多い．

ⅲ) 予防と治療

ピッチング動作をまずは休止する．さらに投球後のアイシングを行う．投球動作は，上肢だけでなく全身を使う正しいフォームで行う．肩肘のストレッチ，下肢や体幹の筋力強化，股関節を含めたの柔軟性の強化が求められる．

発症初期に投球動作を休止しないと骨軟骨に変化をきたし，数ヵ月から数年の投球禁止を余儀なくされる．成長期のため，骨端線を損傷する重症例では肘が外反(外側型)，内反肘(内側型)変形をきたす．成人になって変形性肘関節症に移行する．

c.　変形性肘関節症

肘の外傷や損傷の既往があると，変形性関節症(osteoarthritis deformans：OA)が生じる．X線写真で関節裂隙狭小化，骨棘形成，骨硬化像がみられる(図 9·45)．尺骨神経溝で尺骨神経麻痺を生じることが多い．尺骨神経麻痺の発症機序は，次の通りである．つまり，肘 OA があると肘内側上顆で，① 肘屈曲によって神経が伸長され肘部管靱帯によって圧迫される．② 尺骨神経溝が浅くなり，肘屈曲のたびに亜脱臼や脱臼が起こる．③ 尺骨神経溝の骨性床が凸凹しており圧迫や摩擦が生じる(図 9·46)．

OA に加えて，肘頭骨折後などで関節拘縮による伸展障害がある症例では，関節可動域訓練を

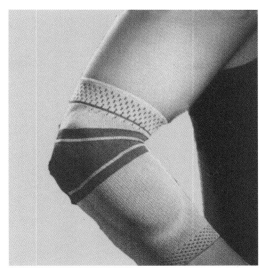

図9・47　肘サポーター

一生懸命行うことで麻痺が増悪することが特徴である。ROM訓練を愛護的にゆっくりと進めるか，肘サポーターで運動を制限する必要がある(**図9・47**)．

③ フォルクマン拘縮

小児における上腕骨顆上骨折や，その他の肘関節の外傷後に生じる，前腕の筋区画症候群であり，虚血性拘縮である．上腕動脈の損傷や血栓形成，さらに血管スパズムによって前腕・手・手指の血行障害をきたし，前腕屈筋群の萎縮・瘢痕化・線維化が起こり関節拘縮を生じる．同時に，浮腫や軟部組織の腫脹によって尺骨神経および正中神経が圧迫麻痺をきたす．機能回復は難しく，予防に勝る治療法はない．津下の分類がある(**図9・48**, **表9・9**)

④ 手関節と手指

肘関節は，上肢の広範囲のリーチ機能における長さの調整を担っている．手関節と手指という効果器は，把持(握り，つまみ)動作，巧緻動作，感覚(触覚・温痛覚などの表在覚と位置覚や立体覚などの深部覚がある)/知覚(立体，硬度，重量，温度識別能など)，作業遂行，コミュニケーションなどを担っている．

a. **手の肢位**

① 機能的肢位

手関節および手指の複数の関節があり，いずれの部位が損傷されても，疼痛，筋力低下，ROM制限をきたすことになる．障害があると手の機能的肢位(functional position)をとることができず，変形をきたすことになる．機能的肢位は縦と横の手のアーチが保たれており，手関節は約30°

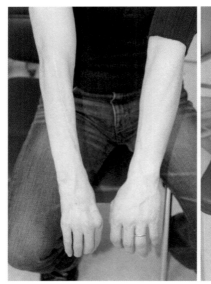
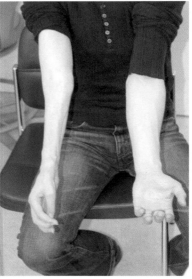

図 9・48　右フォルクマン拘縮
26 歳転落事故．右前腕骨折．右前腕コンパートメント症候群
前腕区画減圧術を行っている．津下の分類で軽度である．

表 9・9　津下の分類

軽度	中指と環指の深指屈筋のみの拘縮，正中・尺骨神経の変化はない．
中等度	深指屈筋，長母指屈筋と深部筋の拘縮が主である．浅指屈筋の一部も損傷される．正中・尺骨神経の麻痺を合併する．
重度	深指・浅指屈筋，その他の手根屈筋，ときに伸筋の一部も拘縮となる．正中・尺骨神経は高度の損傷．

背屈，約 20°尺屈，母指は対立位，MP，PIP，DIP は 20〜30°屈曲位になっている（図 9・49）．これは，関節拘縮時に，日常生活動作に最も支障が少ない肢位である．脳卒中後に麻痺手にはハンドロールあるいは丸めたタオルを握らせる．
② 安全肢位
手外科における安全肢位（safe position）とは，手内在筋（intrinsic muscles）拘縮を予防するために，MP 関節 90°屈曲位，PIP と DIP 関節を 0°伸展位に外固定することである．
③ 安静位
正常肢位で睡眠時の手の肢位である．手関節 0°伸展位，母指 MP・IP 関節軽度屈曲位，示指・小指の MP 関節は軽度屈曲位，IP 関節は示指から小指に向かうに従って屈曲程度が強くなる（図 9・50）．
④ 内在筋マイナス肢位
手の外傷により浮腫が生じ，母指は内転位，他の手指の MP 関節は伸展位，PIP と DIP 関節は屈曲位になり，手のアーチは消失する．この肢位拘縮を外科治療で回復させることは困難である．

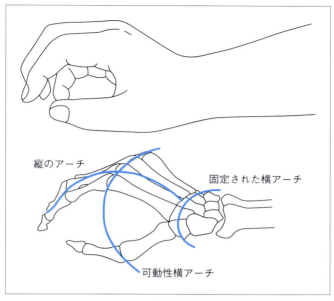

図 9・49 手の機能的肢位

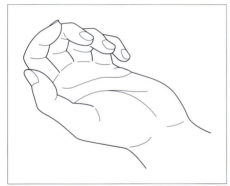

図 9・50 安静位

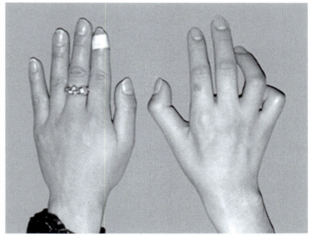

図 9・51 左尺骨神経麻痺による内在筋マイナス肢位
(栢森良二:神経伝導検査テキスト,医歯薬出版,2012 より引用)

予防に勝る治療はなく,受傷時には,安全肢位あるいは内在筋プラス肢位に固定することが重要である.

なお,低位正中神経・尺骨神経麻痺症例では,全手指の内在筋が麻痺するために MP 関節過伸展,PIP・DIP 関節は屈曲位になる.これに対して,尺骨神経麻痺の症例では,環指と小指のみが内在筋マイナス肢位となる(図 9・51).

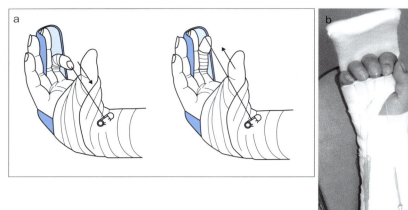
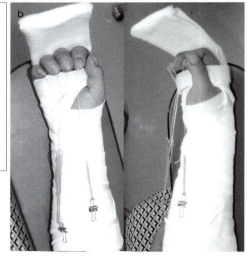

図 9·52　Kleinert 法

b. 屈筋腱断裂と拘縮

　手外科分野における治療の成否は，外科的治療とともにハンドセラピーと呼ばれるリハビリテーション・アプローチにかかっている．外科治療の基本は，損傷部位にかかわらず，早期運動療法を導入するための，完全な止血，骨折に対する強固の内固定，強固な腱縫合術である．

　従来，手掌部 Zone II は腱鞘が狭くなっているところに深指屈筋と浅指屈筋が走行しており，癒着が必発であることから "No man's land"（人が手を付けてはならないところ）と呼ばれていた．さらに再断裂を予防するために 3 週間の外固定が行われていた．しかし Kleinert らによる縫合術直後の早期運動療法の報告以来，ハンドセラピーの分野が始まっている．

① Kleinert 法

　この方法は，ゴム牽引（輪ゴムを使う）で他動屈曲された患指を自動伸展させることにより，屈筋腱を他動的に滑動させる方法である（図 9·52a）．患指のみを屈曲させるため他指が患指より伸展位にある．このため患指の屈筋腱は多少減張位（tension reducing position）になり，深指屈筋腱の活動性が著しく制限される．この滑動性を大きくするために，ゴム牽引を患指だけでなく 4 指に行う方法が現在一般的に行われている．前腕シーネは，手関節掌屈 45°，MP 関節屈曲 20°，PIP・DIP 関節 0° となるように装着する．

② Kleinert 変法

　手掌部にバーあるいはベルクロによる滑車を設置し DIP 関節の角度を強め，屈曲を最大限発揮させるものである．これによって，深指屈筋と深指屈筋腱の癒着を回避する（図 9·52b）．

③ 早期自動運動療法

　腱内を通す縫合糸 6 本からなり 40〜80 N（ニュートン）の張力を有する 6-strand 縫合を行っているという，腱縫合部が力学的に十分な強度の条件下で，手指が屈曲しやすい角度（手関節 0〜10°，MP 関節屈曲 30〜70°，PIP・DIP 関節伸展 0°）に前腕シーネを装着して固定し ROM 訓練を

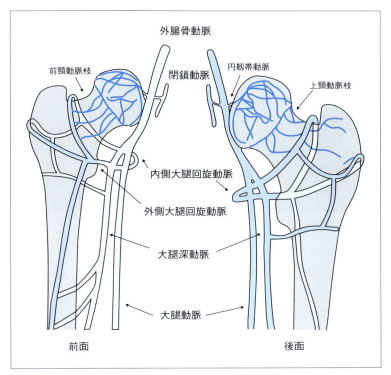

図9・53 大腿骨骨頭頸部の血管支配

強力に行うものである.

E 下肢損傷後症候群

1 股関節

a. 大腿骨頸部骨折

　高齢者,とくに女性では骨粗鬆症の有病率が高く,転倒による殿部や大腿骨大転子部への軽微な打撲で,大腿骨頸部骨折が容易に起こる.またレビー小体型認知症がある患者ではパーキンソン症候群による易転倒性のために,複数回転倒による両側性頸部骨折も少なくない.

　大腿骨頭の血管分布は,骨端線閉鎖後は円靱帯動脈は閉鎖しているため主に内側大腿回旋動脈からの分枝によって栄養されている(図9・53).

　① 分類
　ⅰ）内側骨折
　関節包内での骨折を内側骨折と呼ぶ.内側大腿回旋動脈の損傷合併によって,骨頭への血行が途絶えてしまう.さらに骨膜に覆われていないために,骨膜性化骨ができない.しかも骨頭部は

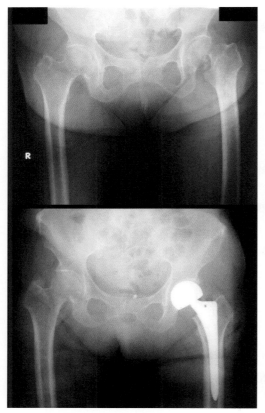

図9·54 左内側骨折
左の骨折部の骨頭転位が著明であり，人工骨頭置換術を行っている．

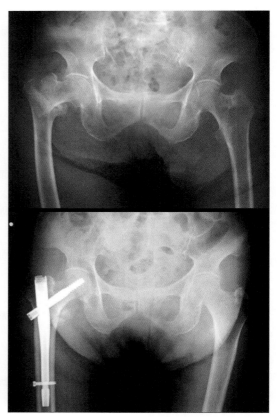

図9·55 右外側骨折
転子部骨折であり，ガンマー釘で骨接合術を行っている．

転位しやすく，骨癒合が得られにくい．このため骨折が癒合しない**偽関節**になってしまう．

長期臥床予防と早期リハビリテーションの観点から，治療法として人工骨頭置換術が選択される（図9·54）．術式には前方あるいは前外側アプローチと後方アプローチがある．頻度の高い合併症は人工骨頭の脱臼で，力学的に弱くなっているそれぞれの切開部から脱臼することになる．**前方アプローチ**では，下肢を伸展，内転，外旋位にすることで脱臼する．これに対して，**後方アプローチ**では，股関節屈曲，内転，内旋位で容易に脱臼する．低いソファーに座ったり，脚を組んだり，物を拾うなどの股関節屈曲や内転位は日常生活でよく遭遇する肢位なので注意を要する．

ⅱ）外側骨折

関節包外の骨折は，頸部基部から転子部を含む骨折である．大腿骨頭の血流は保たれており，骨膜性化骨もあり，骨癒合は良好である．転倒骨折が要支援原因の上位を占める．このため早期リハビリテーションの点から骨接合術が選択される（図9·55）．骨粗鬆症があるために固定が難しく，骨折部が転位することもある．

② 診断

受傷直後から起立や歩行が困難になる．安静時には下肢の股関節軽度屈曲，外旋位，短縮がみ

E 下肢損傷後症候群　219

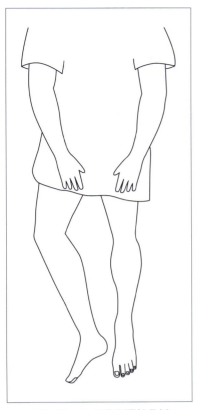

図 9・56　右大腿骨頸部骨折時の下肢の肢位

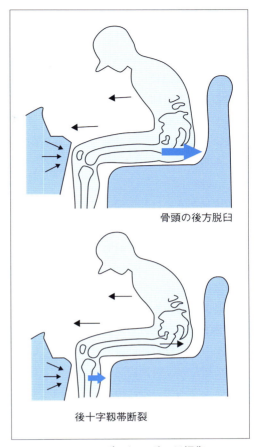

図 9・57　ダッシュボード損傷

られる(図 9・56)．単純 X 線写真の正面および軸写で骨折を確認する．骨折線が不明瞭の場合には，CT あるいは MRI で確認する．

③　リハビリテーション

合併症がない症例では，術後 3 日ほどで，車いすへの移動，歩行練習を開始する．荷重を徐々に加え，2 週間ほどで T 字杖歩行を目指す．

b.　股関節脱臼

外傷によって関節包の断裂が生じて，大腿骨頭が関節包外に逸脱することが多い．後方脱臼の頻度が最も高い．受傷機転は，椅子座位で膝蓋部に大腿骨長軸方向への外力が加わることで，後方脱臼が生じる．乗用車運転中に正面衝突が起こり，前方にあるダッシュボード(dashboard)に膝をぶつけることで発生する．このダッシュボード損傷には 2 種類あり，膝蓋部打撲による骨頭の後方脱臼と，脛骨部打撲による後十字靱帯断裂がある(図 9・57)．その他の受傷機転として，高所からの転落で股関節の過伸展が起こったり過外転位で過大な外力が加わったりすることで前方脱臼が生じる．

c. ペルテス病

3～10歳頃の骨端線閉鎖以前に生じる原因不詳の一過性血行不全による大腿骨頭虚血性壊死である．女児に比べ男児で5～10倍多い．左右の発症時期は異なり，両側例が10～20%でみられる．一過性虚血は1年～1年半ほどで再開される．この間，体重をかけないようにして骨頭壊死による変形を予防する．年少児では骨頭軟骨成分が多いことから，骨頭修復がよりなされやすいため予後は良好である．これに対して，年長児では骨頭壊死要素が大きいため変形矯正が難しく，予後は不良になる．その場合，大腿骨内反骨切り術によって，骨頭を寛骨臼蓋内に包含させることもある．

① 診断

股関節あるいは膝関節の痛みがあり，跛行を呈する．股関節は内・外旋が著しく制限される．単純X線撮影で，初期には関節裂隙の拡大，骨頭核の扁平化がみられる．超音波検査やMRI検査は病初期での診断に有用である．

② リハビリテーション

患肢の非荷重のほか，外転位で骨頭を臼蓋内へ包含させる装具療法を少なくとも1年以上を行い，骨頭の修復を観察する．

d. 発育性股関節形成不全症

従来，先天性股関節脱臼と呼ばれていたが，脱臼は生まれた後に発症することが多い．胎盤内胎児の肢位は，股関節屈曲位になっており，さらに正常で125°の頸体角や15°の前捻角がそれより大きくなっているため容易に脱臼しやすい．また，出生後の着衣，オシメの当て方，抱き方の不適切なやり方による下肢の伸展および内転強制位の要素が脱臼に関与することが明らかとなり発育性股関節形成不全症と呼ばれるようになった．

新生児の両股関節を屈曲位にして外転外旋位にすると開排制限が認められる．この際に股関節を大腿骨長軸方向に軽く押しつけると，股関節が後方に脱臼し，脱臼クリック音を検者の手指で触知することができる．これを**オルトラーニ(Ortolani)法**あるいは徴候と呼ぶ．さらに両脚を伸ばしたときに太腿のヒダの数が左右で違っていたり，寝かせて膝を立てたときに高さが違っていたりするアリス(Allis)徴候[ガレアッチ(Galeazzi)徴候とも呼ばれる]がみられる(図9・58)．

② 膝関節

a. 靱帯損傷

膝の靱帯は，内・外側側副靱帯，前・後十字靱帯の4種類で構成されている．スポーツ外傷などで損傷されると，急性期には膝の痛みと可動域制限が生じ，関節内血腫で腫れる．3週間ほどでこれらの症候は軽快するが，膝不安定感が明瞭になってくることがある．これを放置すると，内・外側半月板や軟骨の損傷が加わり，慢性的な痛みや膝水腫が出現する．

膝の外反強制による内側側副靱帯損傷は，最も頻度が高い．非常に大きな外力を受けると前十字靱帯や内側半月板まで損傷される(図9・59)．外側側副靱帯は，大腿二頭筋で補強されていることや，膝内反強制損傷自体が少ないことから，単独損傷はまれである．

E 下肢損傷後症候群　221

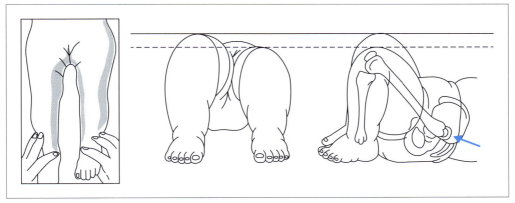

図 9・58　発育性股関節形成不全症の徴候
左図では，左大腿の皮膚のヒダが右健側と比べて少なく，下肢長が短くなってみえる．
右図では，左の股関節が後方に脱臼しているために，膝立による下肢長が左で短くなっている．

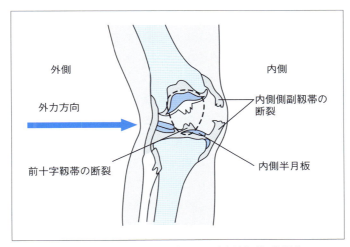

図 9・59　右膝の外反強制による内側側副靱帯損傷

　前十字靱帯損傷は，膝の捻れのほか，側方ステッピングやジャンプからの着地で外力が加わったときに生じる．痛み，関節内血腫のほかに，特徴的な膝崩れ（giving way）の症状が出現する．
　後十字靱帯損傷はダッシュボード損傷で発生する（**図 9・59**）．
　内側側副靱帯単独損傷は，膝動揺性抑制装具（サポーター）の装着によって治癒することが多い．また後十字靱帯単独損傷では，大腿四頭筋の強化で膝安定性が保たれる．これに対して，前十字靱帯損傷では組織を修復できないことから，自家組織（健側ハムストリング腱や膝蓋腱など）を用いた再建術が必要である．
　① 診断
　用手的にストレスを加えて，緩みの程度を健側と比較する（**表 9・10**）．靱帯がＸ線で撮像されないことに加え，半月板と骨軟骨の同時損傷を診るためにMRIが有用である．

表9・10 膝靱帯不安定性テスト

不安定性	主な靱帯損傷	テスト
内側	内側側副靱帯	外反テスト
外側	外側側副靱帯	内反テスト
前方	前十字靱帯	Lachmanテスト，前方引き出しテスト
後方	後十字靱帯	後方引き出しテスト，後方落ち込みサイン(posterior sag sign)，Lachmanテスト
前方内旋	内側側副靱帯	Slocum引き出しテスト
前方外旋	前十字靱帯	Slocum引き出しテスト，ピボット・シフトテスト(pivot shift test)
後方内・外旋	後十字靱帯	後方引き出しテスト

② 膝関節靱帯断裂の手術療法と術後の留意点

保存療法を試みても不安定性が残ったり機能が改善しなかったりする場合には，靱帯修復術や再建術が必要になる．内・外側側副靱帯は関節外靱帯であるため直視下で手術を行う．前・後十字靱帯損傷は関節内であることから侵襲を少なくするために関節鏡下で再建術を行う．

術後リハビリテーションでは，出血や再断裂に留意しながら，膝周囲筋の筋力強化をすることと関節可動域を改善することが目標となる．① 術直後に膝不安定性がある場合，左右，前後，回旋方向をコントロールするために動的装具を装着する．② 修復術や再建術後の靱帯の機能に応じて，大腿四頭筋およびハムストリングの等尺性運動から始め等張性運動へと進み，最終的に等速性筋力強化を行う．③ 可動域訓練は介助自動運動・自動運動・他動運動の順で進めていく．最大張力を短時間与えるよりも最大以下の張力で長時間にわたって持続伸張したほうが効果的であるとする持続他動運動(continuous passive motion：CPM)を用いたり，必要に応じて温熱療法を併用する．関節拘縮に対するアプローチについては，第5章「関節拘縮」，第7章「理学療法」の項目を参照のこと．

b. 変形性関節症の病態とアプローチ

変形性膝関節症(osteoarthritis of the knee joint：OA)は，加齢，アライメント異常，スポーツや外傷による膝への過度のストレスによる軟骨変性によって発症する．軟骨変性に続き，軟骨下骨の退行変性と修復増殖性変化をきたし，痛み，関節拘縮，変形，関節周囲筋の萎縮などの症状を呈する．

① 診断

中年以降の女性で肥満があり，座位からの立位時や歩行開始時に痛みがある場合には，変形性膝関節症を疑う．

② X線所見と治療

単純X線で破壊像と修復増殖性変化がみられ，① 関節の内反変形，② 関節裂隙の狭小化，③ 骨棘形成，④ 軟骨下骨の硬化，⑤ 軟骨下骨の囊胞様陰影などの所見がみられる(図9・60a, b)．

治療はまず保存的治療を行う．保存的治療には，① 日常生活動作の指導，肥満からの減量，②

E 下肢損傷後症候群　223

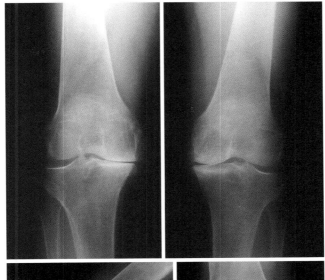

a．右膝，正面　　　　　　　　　　　　　　　　　　b．左膝，正面

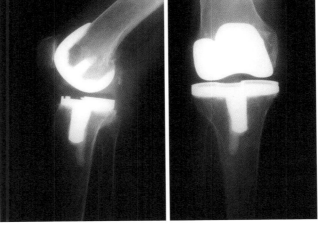

c．右膝，側面　　　　　　　　　　　　　　　　　　d．右膝，正面

図9・60　右膝の変形性関節症と人工膝関節置換術
両側に変形性関節症があるものの，右のほうがより
重症であったため，人工関節置換術を実施した．

杖，サポーター，外側楔状足底板，膝装具の使用，③ 大腿四頭筋の等尺性強化，④ 鎮痛消炎薬の使用/服用，⑤ 関節内ステロイド/ヒアルロン酸の関節内注入などがある．保存療法に抵抗性のある症例では手術の適応になる．内反変形が著しい症例では脛骨高位骨切り術が有効である．破壊像が進行している症例では人工膝関節置換術が適応になる（**図9・60c，d**）．

③　足関節

a．捻挫の好発部位とアプローチ

　足関節の内側には人体のなかで最も強靭な三角靭帯が内果から舟状骨に付着している．外側には前・後距腓靭帯が外果から距骨へ停止し，さらに踵腓靭帯が外果から踵骨後外側に停止してい

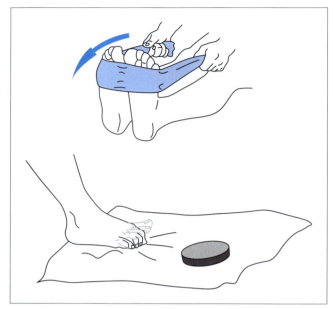

図 9·61　腓骨筋の筋力強化法
腓骨筋は外がえし筋であると同時に，足関節底屈の補助筋であることから，底屈筋の筋力強化を行う．またタオルを用いた，足趾によるたぐり寄せ練習は有用である．

る．前者は足関節の外がえしを制限しており，後者は内がえしを制限している．最も頻度が高い靱帯損傷は，内がえしによる前距腓靱帯損傷で，反復捻挫を繰り返すことが特徴である．外がえし筋で，外果を通り第1足根骨底部に付着している長腓骨筋や，第5中足骨粗面に停止している短腓骨筋の筋力強化によって，**内がえし損傷**による捻挫を予防することが大切である（**図9·61**）．

b. 踵骨骨折

　高所からの転落によって踵から接地したときに生じる．両側性のこともある（**図9·62**）．関節外骨折の場合には荷重をかけない保存療法で治癒する．しかし，距骨の外側突起がナタのように作用して踵骨が陥没圧壊されることもある．その場合，骨折線が関節面に及び，距踵関節の不適合と転位によって，痛みや扁平足を残すことが多い．

　高所からの転落の場合には，Malgaigne骨盤骨折や腰椎骨折も併発するほか，骨盤骨折に関連して血管損傷による後腹膜への大量出血をきたすことから，迅速な経カテーテル動脈塞栓術と創外固定が必要である．

　X線撮影では側面像と軸位像が必要である．

① 治療

　距踵関節にかからない骨折では**急性期 RICE の処置**だけ行えばよく，固定の必要はない．これに対して，距踵関節にかかる骨折の治療では，K-wire による小侵襲固定術後のギプス固定，プレート固定術，骨移植術，創外固定術法などがある．頑固な痛み，関節拘縮，皮膚潰瘍などの障

害を残すことが多い．扁平足に対してはアーチサポートで痛みを軽減する．

c. 中足骨骨折

足背に重量物を落とすなど直達外力を受けた場合や，足の捻挫時，あるいは長距離歩行，ランニング，ジャンプなどで過度に使用したり体重負荷が加わった場合に行軍骨折あるいは疲労骨折が生じる．

① 第5中足骨骨折

足の内がえし捻挫によって，短腓骨筋の付着部の第5中足骨粗面で骨折が生じる．下駄を履いて挫いたときに発生しやすかったことから第5中足骨基部の骨折を「下駄履き骨折/下駄骨折」と呼ぶ．外国ではこれを仮性ジョーンズ(Pseudo-Jones)骨折あるいはダンサー骨折と呼んでいる．これに対して，ダンス，サッカー，テニス，バスケットボールなどのスポーツによる基部と中間部の間の近位骨幹部の疲労骨折をジョーンズ骨折と呼んでいる．この部位は血行不全のため6週間の安静ギプス固定でも治癒せず，外科的治療が必要になることもある．

② 第3中足骨骨折

中足骨骨折のなかで頻度が最も高い．女性でも，ちょっとの歩き過ぎで行軍骨折が発生する．痛みが取れずに外来受診をした患者でX線撮影をしたときに，すでに仮骨形成がみられることが少なくない（**図9・63**）．

転位が少ない症例では，ギプス固定とアーチサポートで保存的に治療する．転位が著明な症例では手術療法が必要である．

F 頸肩腕症候群の病態とアプローチ

1 頸肩腕症候群の成り立ち

日本では先駆的に1955年に，飯野三郎が解剖学的・系統発生上の弱点や構築学的弱点の上に過度の機械的な要請が加えられることで生じる頸・肩・腕の疼痛に，自律神経や血管系の症状が合併した病的状態を「頸肩腕症候群(「けいけんわん」と読まない)」と名付けている．その後，整形外科医によって頸肩腕症候群の解明が進み，具体的診断名が付けられるようになったことからこの診断名はあまり使われなくなった．一方，産業衛生学の分野では，上肢の単純繰り返し作業による頸肩腕の障害を指すのにこの疾患名が有用であることから使われはじめた．1973年に日本産業衛生学会頸肩腕症候群委員会—頸肩腕障害研究会は，「頸肩腕障害の定義と病像分類」を提起するなかで，職業関連性の頸肩腕症候群(頸肩腕障害)を「上肢を同一肢位に保持または反復使用する作業により神経・筋疲労を生ずる結果起こる機能的あるいは器質的障害」と定義している．

a. 頸肩腕症候群の概念

人類は立位で二足歩行をすることになって以来，約5kgの頭蓋を首にのせ，両上肢の重量に加えて物を手に持つことを宿命づけられている．頸部から上肢へ移行する胸郭出口では，神経血管構造が伸張されたり圧迫されたりしている．頸肩腕症候群とは，① 病因学的に起因の明らかな外

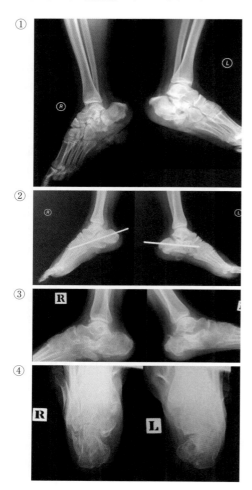

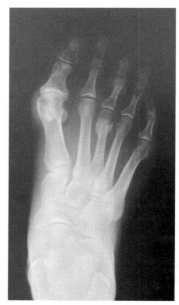

図9・63 第3中足骨骨折のX線所見

図9・62 踵骨骨折
① 高所転落による両側踵骨骨折. ② キルシュナー鋼線（k-wire）で小侵襲内固定を実施した. ③ 18ヵ月後の側面像, ④ 軸位像である. 変形性関節症が著明であり, 左右踵骨の変形が著明である. 特に左は距踵関節も不明瞭である.

傷, 炎症, 腫瘍などを除外し, ② なお頸椎およびその周辺軟部組織に解剖学的・構築学的な弱点のうえに過度の機能的負荷が要請され, ③ 加齢による退行変性変化がこれに加わり発症する頸, 肩, 上肢, 手, 指などの連鎖的疼痛状態をいう. 頸椎の局所的所見とともに, 神経学的, 脈管学的, あるいはバレー・リュー（Barré-Liéou）症候群で代表されるような自律神経症状を伴うものである.

b. 症状と徴候

頸肩腕症候群ではその名が示すように, 後頭部, 頸項部, 肩甲帯, 上腕, 前腕, 手および手指のいずれか, あるいは全体にわたり「こり」,「しびれ」,「痛み」などの不快感をおぼえる. 当該部諸筋の病的な圧痛および緊張, もしくは硬結を他覚的に認め, 時には神経血管系を介して頭部, 頸項部, 背部, 上肢における異常感, 脱力, 血行不全などの症状を伴うこともある.

c.「頸肩腕症候群」と「上肢障害」

臨床医学と産業衛生学での「頸肩腕症候群」の定義あるいは疾患概念はそれぞれ異なっている. 臨床医学での定義は「a. 頸肩腕症候群の概念」で述べた通りである. 一方, 産業衛生学での定義で

F 頸肩腕症候群の病態とアプローチ 227

表9・11 頸肩腕症候群の分類

1 頸椎に病変を有するもの(神経根症状,脊髄症状を有するものは除外する) 　1) 頸部椎間板症,頸部椎間板ヘルニア 　2) 頸部脊椎症
2 胸郭出口に病変を有するもの(胸郭出口症候群) 　1) 前斜角筋症候群 　2) 肋鎖症候群 　3) 過外転症候群 　4) 頸肋症候群
3 末梢神経絞扼障害 　1) 肘部尺骨神経障害 　2) 手根管症候群
4 関連痛
5 結合織炎やなで肩など
6 その他の原因不詳のもの

は,作業関連性の障害としての意味合いが強く,厚生労働省労働基準局では「**上肢障害**」のなかに頸肩腕症候群を含めている.

d. 病名

頸肩腕症候群は頸肩腕痛を主症状としていることから種々の異なった同義語の追加や変更がなされてきた.傷病名コードの統一を推進するために厚生労働省保険局医務課が平成26年3月に通達を出している.頚肩症候群,頚部上腕症候群,頚腕症,頚腕症候群,肩頚腕症,肩甲症候群,肩項腕症候群,肩頚腕症,頚肩腕症候群,頚部上腕症候群はすべて頚肩腕症候群(ICD10分類M5312)に統一された.「頸」はすべて俗字の「頚」に変更されている.

e. 診断

表9・11に頚肩腕症候群の分類を記載した.分類のなかの1〜5を除いた「その他の原因不詳のもの」を狭義の頚肩腕症候群としている.頚肩腕症候群は包括的病名であり,症状の発現する病態を明らかにするためにはCT,MRIなどの画像診断や神経生理学的検査などが必要で,除外診断の後に用いるべき診断名である.

f. 上肢障害の労災認定

腕や手を過度に使用すると,首から肩,腕,手,指にかけ炎症を起こしたり,関節や腱に異常をきたしたりすることがある.業務上の作業がきっかけとなってこれらが生じた場合,労災認定の対象となる.しかし,職場での作業環境の最近の変化にともない,認定の対象とする疾病の範囲や対象業務を見直す必要が出てきた.このため,厚生労働省労働基準局は労災認定基準を1997年(平成9年)に見直した.そのなかで労災認定要件は,① 上肢等(後頭部,頚部,肩甲帯,上腕,前腕,手,指をいう)に負担がかかる作業を主とする業務に相当期間従事した後に発症したものである,② 発症前に過重な業務に就労したこと,③ 過重な業務への就労と発症までの経過が医学上妥当なものと認められることとされた.さらにこれらの業務内容,従事期間,過重な業務とは

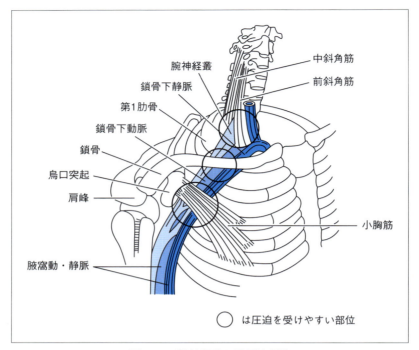

図 9・64　腕神経叢の易圧迫部位

何かも規定された．

2　胸郭出口症候群

　頸部から上肢への移行部の胸郭出口には腕神経叢と鎖骨下動脈が走行している．これらは機能解剖学的に圧迫あるいは伸張を受けやすい．前斜角筋症候群，肋鎖症候群，過外転症候群が生じさせる部位として，3つの易圧迫部位（図 9・64）と頸肋がある．体型がなで肩（droopy shoulders）である場合（図 9・65），とくに上肢に重い荷物を持つことによって胸郭出口で腕神経叢が容易に伸張されやすくなる．これに対して，いかり肩（square shoulders）では，重いリュックサックを担ぐことで鎖骨と第1肋骨で腕神経叢が圧迫され肋鎖症候群が出現しやすくなる．

a.　原因と分類

①　頸肋

　下位頸椎の肋骨遺残の頸肋や，途中で終わっている肋骨の先端からの索状線維性組織が第1肋骨の前斜角筋停止部付近に付着しているなどの先天性異常によって神経血管束の圧迫症状が生じる．頸肋では，腕神経叢下位の第8頸神経と第1胸神経からなる下神経幹が押し上げられ，上にある鎖骨との間で圧迫される．

②　前斜角筋症候群

　前方は前斜角筋に，後方は中・後斜角筋に，下方は鎖骨に囲まれた斜角筋三角で圧迫される．

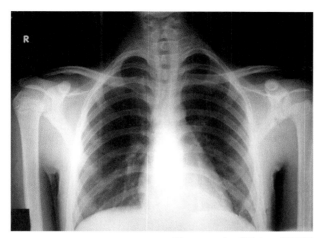
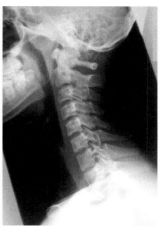

図 9・65　なで肩の X 線所見
頸椎 X 線側面像で Th1 椎体までみえることで「なで肩」と診断される．胸部 X 線正面像ではいかり肩のようにみえるが，頸部と上肢移行部での腕神経叢は直線的に走行していることが推定され，手で荷物を持つことで腕神経叢が伸張される．

とくに頸肋を合併している場合には神経血管束が押し上げられ，鎖骨との間で圧迫されやすくなる．

③ 肋鎖症候群

鎖骨と第 1 肋骨で囲まれた肋鎖間隙で腕神経叢が圧迫される．とくにリュックサックで鎖骨を下方に圧迫すると肋鎖間隙が狭くなり，圧迫症状が出現する．

④ 過外転症候群

前方は肩甲骨烏口突起と小胸筋で，後方は肋骨からなる空間で，上肢の過外転によって小胸筋が緊張し，神経血管束が圧迫される．

b．診断

胸郭出口を狭くする肢位によって，橈骨動脈拍動の減弱あるいは消失のほか，症状の再現性を調べる．健常者でもテストで陽性になることもあるので，解釈には注意を要する．

① 斜角筋三角を狭くするテスト

Adson テスト：頸部を伸展し，患側に回旋し，深呼吸をする．

Morley テスト：鎖骨上窩部で斜角筋を検者の手指で圧迫し，局所圧痛と上肢末梢部への放散痛が出現すれば陽性である．

Allen テスト：肩関節を外転外旋し，肘を 90°屈曲位にして，頸部を健側に回旋する．患側で橈骨動脈拍動が減弱消失すれば陽性である．

② 肋鎖間隙を狭くするテスト

Eden テスト：胸を張り，両肩を後下方に下げる．いわゆる「気をつけ姿勢」によって，橈骨動脈の拍動減弱消失の左右差を観察する．さらに鎖骨を下方に圧迫するか，両上肢を下方に引っ張る誘発法によって，左右を比較する．

表 9·12　バレー・リュー症候群

頭部顔面症候群	頭痛，頭重感，顔面の異常感
眼症候群	眼痛，眼精疲労，霧視，流涙，羞明（しゅうめい）
咽喉頭症候群	咽喉異常感，嗄声，嚥下障害
聴覚平衡症候群	耳鳴，耳の閉塞感，難聴，めまい
仮性狭心症症候群	心臓部の痛み，息苦しさ

③ 小胸筋緊張圧迫テスト

Wright テスト：肩関節を外転外旋位，肘 90°屈曲位にして，さらに肩関節を外転あるいは外旋を強めることによって，橈骨動脈拍動の減弱消失を観察する．

Roos テスト：Wright テスト肢位で，誘発テストとして手指の握り開き運動を 3 分間持続させる．手指のしびれや前腕のだるさのため持続ができず，途中で腕を降ろしてしまうと陽性である．

③ バレー・リュー(Barré-Liéou)症候群

椎骨動脈周辺の交感神経が刺激され，頸部交感神経障害の自覚症状が前面にあり(表 9·12)，他覚所見に乏しいことが特徴である．症状が多彩であることから不定愁訴として受け取られることもある．星状神経節ブロックによって症状が改善されるか，椎骨動脈の血行不全が確認されれば診断確率は高くなる．

④ 慢性疼痛

頸肩腕痛あるいは狭義の頸肩腕症候群は慢性に経過する．ただしバレー・リュー症候群などでは自律神経症状を随伴し，不定愁訴が多いことなどから，慢性疼痛と同じように評価アプローチを行う必要がある(第 5 章参照)．

⑤ 痛みの評価診断

病歴，身体所見，診断学的検査によって器質的病変を除外する必要がある．病変があれば除去により痛みが治癒することもある．器質的病変が除外された場合，それ以上のとくに侵襲的な検査を行うことに意味はない．さらにコーネル・メディカル・インデックス(CMI)やミネソタ多面人格目録(MMP)などの心理的評価は，痛みに対する心理的因子の関与を評価し，適切な治療アプローチを決定するために用いられる(表 9·13)．

表 9·13　痛みの評価診断

診断・評価	
病歴	初発痛の原因 治療歴 生活歴 家族関係 就業状況 受傷機転 訴訟状況
身体所見	器質的病変の有無 障害の評価 機能障害 日常生活動作 社会生活
心理的評価	コーネル・メディカル・インデックス(CMI), ミネソタ多面人格目録(MMP)など
痛みの評価	痛みの部位 性状 期間 治療と経過 軽減・増悪因子 重症度
診断検査	画像診断 機能診断

6　治療アプローチ

　機能障害に対しては物理療法や運動療法を行う．活動制限に対しては，カウンセリング，行動変容，認知行動療法，作業療法やリクリエーション療法が効果的である．

G　腰痛症の病態とアプローチ

1　日本における腰痛の現状

　運動器における慢性疼痛は，生活の質(QOL)を低下させ就労を困難にさせるなど社会的損失が大きい．運動器のなかで痛みが生じる頻度が最も高い部位は腰(約27%)で，次いで肩，膝，頸の順であるとされている．2011年に行われた約6万5千名(平均年齢47.7歳)を対象とした全国調査によると，日本における腰痛の生涯有病率(1回でも腰痛になったことのある人の割合)は83.4%にも及んでいる．「生活に支障のない腰痛」が46%と最も多かったものの，「腰痛で仕事(家事と学

表 9・14　腰痛の原因となる運動器疾患

	骨	関節・軟骨・椎間板	神経	筋肉・靱帯
急性：外傷・血管性	椎体圧迫骨折 横突起骨折	仙腸関節に起因する腰痛		急性腰痛症 筋・筋膜性腰痛
亜急性（感染・炎症）	化膿性椎体炎	化膿性椎間板炎	椎間板ヘルニア	腸腰筋膿瘍
慢性：変性・腫瘍・加齢	骨粗鬆症 転移性脊椎腫瘍 脊椎分離症 変形性腰椎症	腰椎椎間板症	腰部脊柱管狭窄症 脊髄腫瘍 馬尾腫瘍	筋・筋膜性腰痛

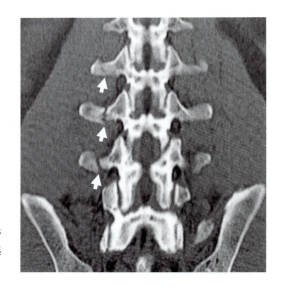

図 9・66　腰椎肋骨突起骨折
交通外傷．腰椎 CT 像．第 2・3・4 腰椎の右肋骨突起に骨折を認める（矢印）．

業を含む）を休んだことがある」人も 25％にのぼった．このように腰痛は日本の国民病のひとつといってもよい運動器疼痛である．

2　腰痛の病態と診断的アプローチ

　このように運動器疼痛のなかで最も頻度の高いものは腰痛である．しかし，「腰痛」という言葉は正確には病名ではない．「腰痛症」という保険病名は存在するが，「腰痛」はあくまで症状を言い表す言葉であって，「腰周囲の痛みや不快感を示す症状の総称」である．それゆえ腰痛の原因となる疾患は多岐に及ぶ（表 9・14）．
　腰痛患者を診るうえでは，その痛みの原因疾患を明らかにすることが欠かせない．**脊椎圧迫骨折（図 9・22），腰椎肋骨突起骨折（図 9・66），腰椎分離症（図 9・67）**など骨に原因があって生じてい

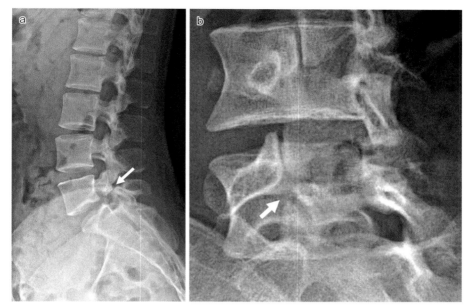

図 9・67 腰椎分離症
単純 X 線側面像(a)と斜位像(b)．矢印の部分に分離を認める．

るのか，**椎間板炎**や**仙腸関節痛**など椎間板や関節に起因するものなのか，**腰椎椎間板ヘルニア**（図 9・68）や**腰部脊柱管狭窄症**（図 9・69）など神経に由来するものなのか，それともいわゆる「ぎっくり腰」と称される**急性腰痛症**，**筋・筋膜性腰痛**など筋肉に起因する腰痛なのかを鑑別するのである．そのためには，腰痛の時間的経過，部位と程度，どんなときに痛むのか，**間欠性跛行**の有無，下肢への放散痛の有無，**下肢伸展挙上テスト**，下肢の麻痺や痺れの有無といった点を，問診・診察によって明らかにしていく必要がある．

加えて，腰痛患者の診察では，生命にかかわる重篤な脊椎疾患を見逃さないことが大事である．そのために red flags（**レッド・フラグ：危険なサイン**）を確認する（**表 9・15**）．red flags とは腫瘍・感染・骨折といった重篤疾患を合併する腰痛患者が呈する危険なサインのことをいう．もしこの red flags に該当している場合には，しかるべき医療機関で画像検査（単純 X 線，CT，MRI など）や血液検査などの精査を行い，原因疾患を突き止めることを最優先する．

臨床での腰痛診断をさらに難しくしている点は，腰痛をきたす疾患が運動器疾患以外にも存在することである（**表 9・16**）．そこで腰痛の原因として運動器疾患が特定できない場合には，内臓系・血管系疾患が原因となっている可能性を念頭に置かねばならない．具体的には尿路結石などの泌尿器系疾患，子宮内膜症といった婦人科系疾患，さらに心因性疾患なども腰痛の原因となる．また，解離性の腹部大動脈瘤は急激かつ堪えがたい腰痛をきたすので，激しい腰痛を訴える患者では腹部を触診し拍動性腫瘤の有無を確認することが大切である．

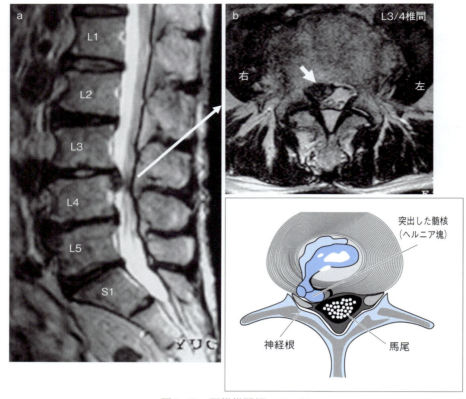

図9・68　腰椎椎間板ヘルニア
第3/4腰椎間の右側に椎間板ヘルニアを認める(矢印).
a：T2強調像矢状断.
b：T2強調像水平断

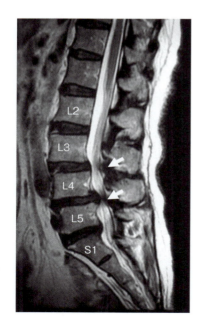

図9・69　腰部脊柱管狭窄症
MRI T2強調像矢状断. L3/4, L4/5で脊柱管の狭窄と硬膜管の圧排を認める(矢印). 腰部脊柱管狭窄症では腰痛に加えて間欠性跛行を伴うことが多い.

表 9·15 見逃してはいけない腰痛の危険信号

1. 発症年齢が 20 歳未満か 50 歳超
2. 最近の激しい外傷歴（高所からの転落，交通事故など）
3. 進行性の絶え間ない痛み（夜間痛，楽な姿勢がない，動作と無関係）
4. 胸部痛
5. 悪性腫瘍の病歴
6. 長期間にわたる副腎皮質ホルモン（ステロイド薬）の使用歴
7. 非合法薬物の静脈注射，免疫抑制薬の使用，HIV 陽性
8. 全般的な体調不良
9. 原因不明の体重減少
10. 腰部の強い屈曲制限の持続
11. 脊椎叩打痛
12. 身体の変形
13. 発熱
14. 膀胱・直腸障害とサドル麻痺

表 9·16 腰痛をきたす運動器以外の原因疾患

	内臓由来	血管由来	心因性
急性	腎結石 尿管結石 子宮外妊娠	解離性大動脈瘤	
亜急性	腎盂腎炎		
慢性	子宮内膜症 後腹膜腫瘍		うつ病 ヒステリー

3 非特異的腰痛

　このように腰痛をきたす原因疾患として運動器系・内臓系・血管系・心因性の疾患を鑑別する十分な精査を行っても，これらの可能性がなお否定される場合がある．腰痛の診療を最も難しくしている点は，腰痛を訴える患者の実に 85%がさまざまな検査をしても明らかな原因を特定できないことにある．つまり，画像診断を行ってもほとんどの腰痛について損傷部位や異常を特定できず，**非特異的腰痛**（いわゆる腰痛症という保険病名がつけられる腰痛）に分類されてしまうのである．このため患者は「納得のいく説明が得られなかった」という不満を持ち，「それなのに，どうしてこんなに腰が痛むのだろう」という心理的な不安が高まり，さらに疼痛が増悪するという悪循環に陥ってしまうのである．

　腰痛の診断的アプローチをまとめると，腰痛の原因として ① 運動器疾患の可能性を十分に精査する．特に重篤疾患を見逃さないために red flags の有無を確認する．② 泌尿器系・婦人科系・血管性・心因性の腰痛の可能性も考える．③ そのうえで原因疾患がなお確定できない場合には，非特異的腰痛を考える，ということになる．

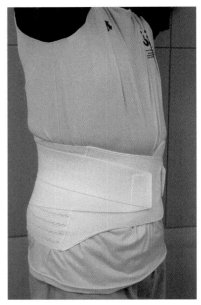

図9・70　腰部固定帯

4　腰痛への治療的アプローチ

腰痛の予防法と治療法をいくつかの項目に分けて解説する．

a.　局所安静

床上安静は従来，腰痛に対する治療手段として広く行われてきた．しかし，現在ではその効果は低いとの報告が多い．むしろ非特異的腰痛では，痛みの範囲内で日常生活活動を維持することは，床上安静といった厳密な安静よりも疼痛や機能面での回復が早いとされている．ただし急性の筋・筋膜性腰痛に対して，**腰部固定帯**（いわゆる腰部骨盤ベルト）（**図9・70**）を非ステロイド抗炎症薬とともに短期間使用し，腰部の局所安静を保つことが疼痛軽減に有効であることは日常診療のなかでしばしば経験する．

b.　運動療法

腰痛に対する運動療法は有効な保存的治療である．最適な運動の種類，頻度，強度，期間については明確なエビデンスはないものの，特に慢性腰痛に対する運動療法については，単独でも効果が期待でき，かつ**認知行動療法**などと組み合わせると更なる効果が期待できるとされる．**ウィリアムズ腰痛体操**に代表されるように（**図9・71**），腰背筋と腹筋の筋力増強運動および腸腰筋・腰殿筋・ハムストリングスのストレッチを組み合せて行うことが勧められる．

c.　生活習慣の改善

運動不足，食事などの生活習慣や肥満と腰痛の関連に関しては，エビデンスレベルの高い報告は少ない．しかし，臨床では，運動不足は明らかに腰痛発症の危険因子であり，腰痛患者に運動習慣を指導することは重要である．

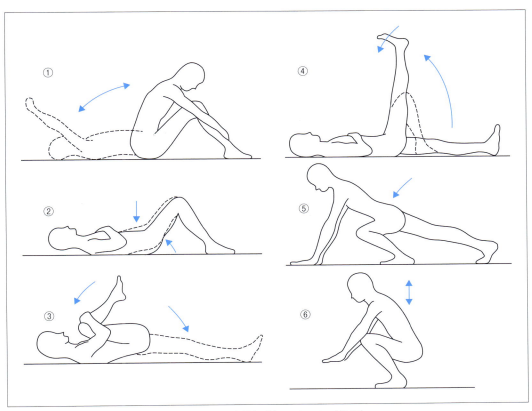

図 9・71　腰痛体操（ウィリアムズ体操）
① 腹筋強化
② 大殿筋強化
③ 大殿筋ストレッチ
④ 大腿四頭筋・腸腰筋強化
⑤ 大腿四頭筋・腸腰筋ストレッチ
⑥ 大腿四頭筋・腸腰筋強化

　一方，喫煙は複数のコホート研究により腰痛発症の危険因子であることが示されており，患者には禁煙を指導する．

　肥満に関して，body mass index（BMI）と腰痛には有意な相関がないとする報告が多い．しかし経験上，過度な肥満の患者が慢性腰痛を訴えることは多い．また肥満は様々な健康障害・生活習慣病を引き起こすため，栄養指導を含めた十分な患者教育と指導が必要である．

d. 腰痛と職業

　日本における職業別の腰痛有訴率は，運輸，清掃，介護，看護，事務，保安，建設の順に高い．近年では，第3次産業にかかわる就労者，特に介護・看護職で腰痛の有病率が高い傾向にある．つまり，身体的負荷が大きい重労働が腰痛発症の危険因子であることは明らかである．体幹の屈曲や回旋を伴う作業のほか，逆に事務職など定期的に姿勢を変えることのできない作業も腰痛に関連する．

e. 腰痛と心理社会的因子

　心理社会的因子が腰痛の遷延に関与することを示唆する質の高いエビデンスは数多く報告され

ている．特にうつ状態・うつ病と腰痛との関連を指摘する論文は多い．実際，**SNRI（セロトニン・ノルアドレナリン再取り込み阻害薬）**に分類される抗うつ薬であるデュロキセチン（商品名：サインバルタ®）が慢性腰痛に伴う疼痛に適応を得ていることからも，両者の関連性をうかがい知ることができる．

また，職場における心理社会的因子が腰痛に影響を与えることも指摘されている．仕事に対する満足度，単調さ，職場の人間関係，仕事量，精神的ストレスは将来の腰痛発症と関連がある．

f. 腰痛の予防法

これまでの知見から，腰痛予防に有効なものは，① 運動療法，② 認知行動療法，③ 日常活動性の維持，④ 腰痛があってもできる身体的負荷が小さい仕事を選択し早期に復職すること，⑤ 心的要因への早期の対処などである．日常診療ではこれらを念頭に個々の腰痛患者に対応し，指導・教育・アドバイスを行うことが望ましい．

H 肋骨骨折へのアプローチ

肋骨骨折は，そのほとんどが外傷によって生じる．机や柱の角が側胸部に直接当たる直達外力では肋骨が胸郭内方へ向かって骨折する．また，前胸部に過度の圧迫力が加わった結果，肋骨が耐え切れずに骨折する場合（介達外力）には，骨折片は外方へ転位する．骨折は多くの場合，1～2本，第5～8肋骨に生じやすい．また，ゴルフによる**肋骨の疲労骨折**もしばしば遭遇するので忘れてはならない．

肋骨骨折の症状は深呼吸・咳・クシャミ・体動による疼痛と，骨折部に限局した圧痛である．骨折の転位がなければ，単純X線において骨折線をみつけにくい場合もあり（図9・72），症状が数週間継続することで，臨床的に肋骨骨折と判断することもある．治療としては**バストバンド（胸部固定帯）**の装着が有効である（図9・73）．骨折は4～5週程度で癒合するので，固定期間もこれに前後する．

一方，交通外傷や高所からの転落などの高エネルギー損傷では，3本以上の多発肋骨骨折を起こすことがある．この場合，**胸腔内出血**や**肺損傷**を合併することがあり，救急対応できる医療機関への搬送を考慮する（図9・74）．

I アキレス腱断裂へのアプローチ

1 受傷機転と症状

アキレス腱断裂は日常診療でよく遭遇する疾患である．アキレス腱が皮下で断裂する場合（皮下断裂）がほとんどで，腓腹筋（ふくらはぎの筋肉）が急激に収縮した時に生じる（図6・75）．スポーツ活動中に起こることが多く，典型的にはバレーボールでスパイクを打つためにジャンプし

I　アキレス腱断裂へのアプローチ　239

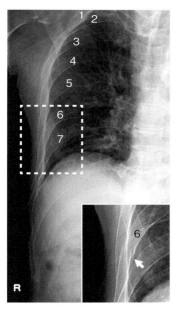

図9・72　肋骨骨折
第6肋骨に骨折を認める（矢印）.

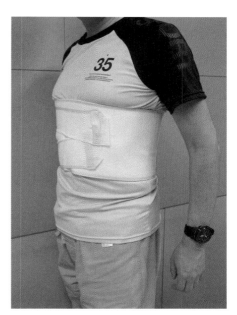

図9・73　胸部固定帯

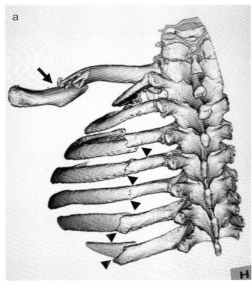

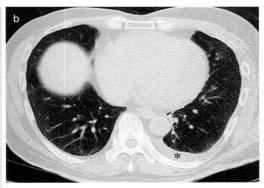

図9・74　多発肋骨骨折
交通外傷.
a：3D-CT像. 左鎖骨骨折（矢印）に加えて，左第3～7肋骨に骨折を認める（矢頭）.
b：胸部CT像. 左肺に胸腔内出血を認める（※）.

ようとした瞬間や，バドミントンでシャトルを追って後退し，後方に伸ばした足で踏ん張ったときなどに起こる．受傷年齢は幅広く分布するものの30歳代にピークがある．

　受傷時には「バチッとかバンという断裂音」を自覚し，「後ろからアキレス腱を棒で叩かれたとか蹴られた」ように感じる．受傷直後は痛みのために歩くこともプレーを続行することもできな

240　9　運動器のリハビリテーション

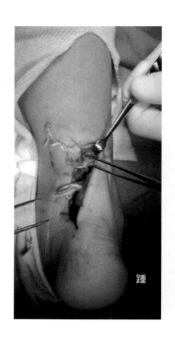

図 9・75　アキレス腱断裂
モップ状にバサバサに断裂したアキレス腱断端．

い．しかししばらくすると歩行は可能となり，足を引きながらも歩いて受診することが多い．前脛骨筋を使って足関節を背屈しながら足底全体を接地して歩行する．しばしば誤解されるのだが，非荷重位であれば，足関節を底屈することも可能である．アキレス腱が断裂しているために下腿三頭筋の力は踵骨に伝達されないものの，後脛骨筋・長母趾屈筋・長趾屈筋によって足関節を自動底屈することができる．ただし，これらの筋の筋力では片脚つま先立ちなど，重力に抗して踵を挙げることはできない．歩行や足関節の自動運動が可能であるからといって，アキレス腱断裂を見逃すことがあってはならない．

2　アキレス腱断裂の診断

　アキレス腱断裂を診断するには，まず受傷機転を問診する．どんなプレーをしていたときに受傷したか，断裂音を聞いたか，足首の後ろを棒で叩かれた感じがしたか，プレーは続行できたか，といった点を聴く．次にアキレス腱の触診を行い，断裂部の陥凹を確認する．多くの場合，踵への付着部から2〜3横指（3〜4 cm）近位で断裂が生じる．続いて**トンプソン・スクイーズ・テスト（Thompson's squeeze test）**を行う（**図 6・76**）．腹臥位にした患者の膝関節を90度屈曲し，腓腹部を検者の手でつかみ筋肉をスクイーズする（つまむ）．非断裂例では足関節が底屈する一方（陰性），断裂例では足関節が動かない（陽性）．注意点は ① 健側と比較すること，② 不完全断裂や足底筋という細い腱組織が残存する場合には，アキレス腱が断裂していても足関節が底屈しトンプソン・テストが陽性にならない点である．最後に患側片脚起立位での踵上げ動作（つま先立ち）ができないことを確認して，診断を確定する．

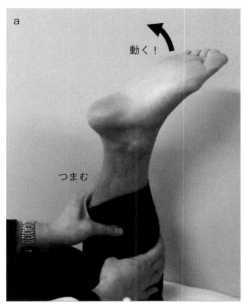
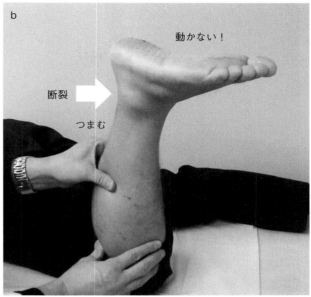

図 9·76　トンプソン・スクイーズ・テスト
アキレス腱断裂の診断に有用な徒手試験．腹臥位にした患者の膝関節を 90°屈曲し，腓腹部を検者の手でつかみ筋肉をスクイーズする（つまむ）．非断裂側では足関節が底屈する一方（a：陰性），断裂側では足関節が動かない（b：陽性）．

③　アキレス腱断裂の画像診断

　アキレス腱断裂の診断は問診と診察でほぼ可能である．しかし，アキレス腱断裂に踵骨裂離骨折が合併することがあるので，単純 X 線でこれを確認する．また，MRI を撮像すれば，断裂の位置や断端の離開の程度を知ることができる（図 6·77）．その他，超音波エコーも用いられる．

④　アキレス腱断裂の治療：保存療法と手術療法の選択

　アキレス腱断裂の治療には保存療法と手術療法とがある．スポーツ選手やスポーツ愛好家，肉体労働などの職業に従事している場合には手術療法が選択されることが多い．しかし，治療選択についての絶対的な基準はなく，患者の日常生活活動，スポーツ活動を含め，今後どのようなレベルでの活動を望んでいるかを勘案して治療方針が決定される．
　保存療法と手術療法には，それぞれ長所と短所がある（表 9·17）．誤解されがちだが，手術療法でもギプス・装具によって足関節を術後に固定する期間が必要となる．またスポーツ復帰までの期間も，保存療法と比べて大幅に短縮されるわけではない．手術の最大の利点は再断裂のリスクを減少させられることにある．アキレス腱断裂からのスポーツ復帰には半年から 9 ヵ月の期間が必要で，これはスポーツ選手にとって 1 シーズンを棒に振ることを意味する．したがって何としても再断裂は避けたい．その意味でスポーツ選手などでは手術療法が選択されることが多いので

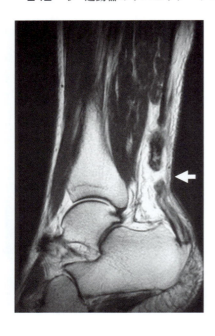

図9・77 アキレス腱断裂のMRI
MRIではアキレス腱の断裂部位(矢印)が明確になる．T2強調像(矢状断)．

表9・17 アキレス腱断裂における手術療法と保存療法の特徴

	手術治療	保存治療
治療概要	皮膚を縦切開してアキレス腱の断端を縫い合わせる(端々縫合)．術後，ギプスや装具による固定が必要．	手術せずにギプスや装具により足関節を固定し，アキレス腱が自然に修復されるのを待つ．
固定期間	4〜8週間	6〜10週間
スポーツ復帰時期	6〜9ヵ月後	7〜9ヵ月後．手術より2週間程度治療期間が長い
再断裂率	5%前後	10%前後
その他	・神経損傷や感染などの手術合併症のリスク． ・入院が必要． ・手術痕が残る．	・手術合併症がない． ・外来通院診療でよい ・手術跡が残らないので美容的なメリットあり

ある．

5 アキレス腱断裂の治療スケジュールとリハビリテーション

　アキレス腱断裂の手術では，断裂した断端を縫合(**端々縫合**)する．バネル(Bunnel)**法**やキルヒマイヤー(Kirchmayer)**法**など，多くの手術法がある．
　術後リハビリテーションのスケジュールは施設・術者で違いがあるので，概要だけを述べる．

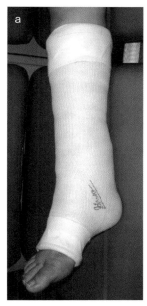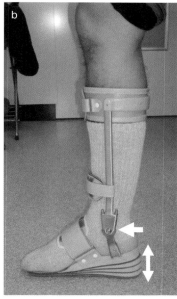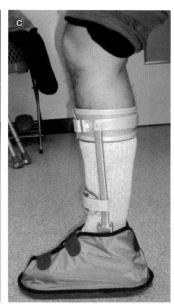

図9・78　アキレス腱断裂の術後リハビリテーション
術直後は足関節を最大底屈位(尖足位)にして膝下ギプスを巻く(a)．その後，短下肢装具作製する(b)．足継ぎ手には背屈制限ブロックがついている(矢印)．屋外ではシュー・カバーをつけて装具を装着させる(c)．ヒールの補高はベルクロテープによって脱着可能で，一段ずつはずしてヒールアップの程度を段階的に調節する．

① 術直後は足関節を最大底屈位(もしくは自然下垂位)にして膝下ギプスを巻く(2～4週間)(**図9・78a**)．② その後，短下肢装具(膝下から足までの装具)を作製し装着させる(**図9・78b**)．装具の足継ぎ手(ジョイント)には背屈制限ブロックをつけて過度の足関節背屈を防止し，縫合部に大きな張力がかからないようにする．③ 荷重は両松葉杖をつかせながら可及的に許可する．④ 装具は屋内でも入浴時と就寝時以外は装着させ，屋外では装具の上にシュー・カバーをはかせる(**図9・78c**)．⑤ ヒール部の補高はベルクロテープによって脱着が可能で，段階的に(2週程度で一段ずつ)はずしていく．⑥ 術後3～4ヵ月で装具をはずして歩行訓練を開始し，その後，速歩など軽い運動を許可する．⑦ 全力でのスポーツ活動は術後6～9ヵ月を目安とする．

　保存療法も同様の流れで行う．ただし腱縫合をしていない分だけ再断裂のリスクが高まるので，治療を慎重に進める必要がある．再断裂は治療開始後3～4ヵ月に多く起こる．装具を外したときや運動量をアップした時期には注意を要する．不幸にもアキレス腱が再断裂した場合には，手術療法が第一選択となる．

6　陳旧性アキレス腱断裂

　アキレス腱断裂が受傷時に適切に診断されず，時間が経過してから判明する場合がある．これを**陳旧性アキレス腱断裂**という．「なんとか歩けるので足首の捻挫だと思ってそのまま様子をみ

ていたが，1ヵ月経ってもよくならないので受診した．まさかアキレス腱が切れていたとは」というエピソードは典型的である．治療の第一選択は手術療法であり，しかるべき医療機関への紹介を考慮する．

> **メモ9-1　アキレス腱の由来**
>
> 　「アキレス腱」はギリシア神話の英雄アキレスの名に由来する．アキレスが誕生したとき，その母親は息子の身体を不死身にするため，不死をもたらす冥界の川に浸した．しかし，母の手に掴まれていた両足首の部分だけは川の水に浸からず不死身とはならなかった．成長したアキレスはギリシアの英雄となり，要塞都市トロイとの間に勃発したトロイ戦争に参加する．超人的な活躍でギリシア軍の勝利に貢献したアキレスであったが，トロイが陥落するその日，唯一の弱点である踵の上の腱を矢で射られて戦死してしまう．この逸話から踵からふくらはぎにかけての腱を「アキレス腱」と呼ぶようになり，それと同時に「致命的な弱点」という意味でも使われるようになったのである．
>
> 　トロイは神話上の都市とされていたが，1873年にドイツのハインリッヒ・シュリーマンによってその遺跡が発見された．アキレスも実在していたのか，想像は尽きない．

10　リハビリテーションと福祉

　リハビリテーションはその定義にあるとおり，医学的リハビリテーションやリハビリテーション医療だけではなく，社会的リハビリテーションとも協働して，障害のある人や高齢者を支えていく．医療の後を強く担うのは，社会福祉と介護である．以前は医療と福祉だけであり，医療と福祉の隙間が広く，シームレスな対応ができなかった．しかし介護保険制度の誕生により，医療と福祉が制度的に連携することになった．同様に子どもや若年障害者の福祉的支援も法改正によって統合，整備されている．

A　社会福祉

1　社会福祉の変遷

　社会福祉は，社会福祉法によって規定されている．第一条の目的には次のように書かれている．「この法律は，社会福祉を目的とする事業の全分野における共通的基本事項を定め，社会福祉を目的とする他の法律と相まって，福祉サービスの利用者の利益の保護及び地域における社会福祉（中略）の推進を図るとともに，社会福祉事業の公明かつ適正な実施の確保及び社会福祉を目的とする事業の健全な発達を図り，もって社会福祉の増進に資することを目的とする．」
　社会福祉の枠組みは，以下の歴史的な過程から理解できる（いずれも［　］内は制定年）．

- ●生活保護法［1946］：1950 年大改正され現行法
- ●児童福祉法［1947］
- ●身体障害者福祉法［1949］
-   社会福祉事業法［1951］
- ●精神薄弱者福祉法［1960］：1999 年 4 月「精神薄弱者」を「知的障害者」に改正
- ●老人福祉法［1963］
- ●母子福祉法［1964］：1981 年母子及び寡婦福祉法に改称
-   母子保健法［1965］
-   老人保健法［1982］

　このうち社会福祉の組織のあり方に関して規定した社会福祉事業法を除いた，生活保護法から母子福祉法まで（●）を一括して福祉六法と呼んでいる．さらに生活保護法のみが生活困窮者に対

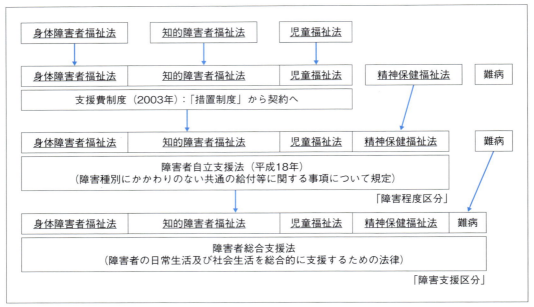

図 10・1　障害者福祉の変遷

する現金給付(他は現物給付)の制度であり,これを除いて福祉五法ということもある.

　これらはそれぞれが独立して運用され,2003 年 3 月まで,障害のある人が利用する福祉サービスの利用内容や利用できる量はすべて行政(都道府県や市区町村)が決定していた(措置制度).しかし障害のある人の暮らしのすべてを行政が決定する仕組みには批判も多く,高齢者が利用する福祉サービスが措置制度から介護保険制度へ移行したことを受けて,支援費制度(児童福祉法,身体障害者福祉法,知的障害者福祉法が統合)が 2003 年に導入された.これは,市区町村から福祉サービスの支給決定を受けた人がサービス事業所を選択し,事業所との契約によってサービスを利用する仕組み(利用契約制度)を取り入れたもので,非常に画期的なものであった.しかし,財源,地域格差,障害種類間の格差などの問題から,2005 年 11 月に障害者自立支援法(精神障害も統合)が公布された.しかし同法は法律の理念がないこと,「障害程度区分」の不備,1 割の自己負担の設定などが問題となり,障害者団体が反発し,各地で訴訟が起こるなどしたため,2013 年には,次項で示す障害者総合支援法が成立した(図 10・1).

2　障害者総合支援法

　障害者総合支援法の正式名称は「障害者の日常生活及び社会生活を総合的に支援するための法律」である.障害のある人もない人も住み慣れた地域で生活できるよう,日常生活や社会生活の総合的な支援を目的とした法律で,実施主体は主に市区町村,都道府県などの地方公共団体である.2013 年,2014 年と段階的に施行され,2016 年 5 月に成立した改正法は 2018 年 4 月に施行された.

　概要は以下のようになっている.

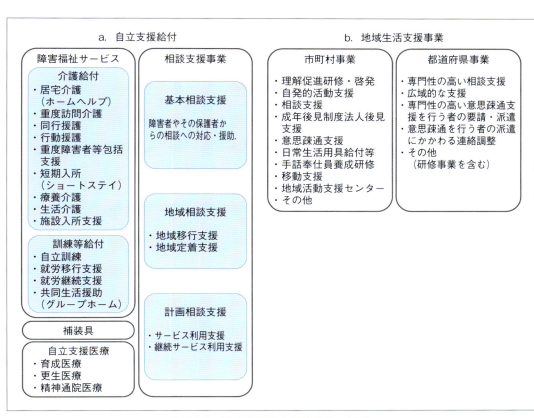

図10・2 障害者総合支援法のサービス

① 基本理念：支援が，共生社会を実現するため，社会参加の機会の確保及び地域社会における共生，社会的障壁の除去に資するよう，総合的かつ計画的に行われること．

② 障害者の範囲：身体，知的，精神障害者に加えて難病患者(対象の難病は，当初は130疾患，その後徐々に増え，2016年4月現在で332疾患)が追加された．

③ 障害支援区分の創設：障害の多様な特性その他心身の状態に応じて必要とされる標準的な支援の度合いを総合的に示す「障害支援区分」が創設された．支援の必要性がもっとも高い区分が「6」，以下「5・4・3・2・1」と続き，支援の必要性がもっとも低い場合は「非該当」とされ，支援区分は7段階となった．

④ 障害者に対する支援：重度訪問介護の対象の拡大(障害支援区分が「4」以上の場合，ヘルパーを最大で24時間派遣し，訪問での身体的な介護や家事の援助，外出の付き添いや生活を送る上での相談や助言などが可能に)，共同生活介護(ケアホーム)の共同生活援助(グループホーム)への一元化，地域移行支援の対象拡大，地域生活支援事業が追加された．

⑤ サービス基盤の計画的整備：障害福祉計画の策定，基本指針・障害福祉計画に関する定期的な検証と見直し，障害者等のニーズ把握などを行うことを努力義務化し，自立支援協議会へ当事者や家族が参画する．

障害者総合支援法のサービスの2本柱は，自立支援給付と地域生活支援事業(図10・2)であり，

表 10·1　障害者総合支援法のサービス利用対象者

身体障害者（＊）	身体に障害がある 18 歳以上の人で，都道府県知事から身体障害者手帳の交付を受けている人
知的障害者	知的障害者福祉法にいう知的障害者のうち 18 歳以上の人
精神障害者	統合失調症，精神作用物質による急性中毒，またはその依存症，知的障害，精神病質などの精神疾患を持つ人（知的障害は除く）
発達障害者	発達障害があるため，日常生活や社会生活に制限がある 18 歳以上の人
難病患者	難病等があり，症状の変化などにより身体障害者手帳を取得できないが，一定の障害がある 18 歳以上の人
障害児	身体障害，知的障害，発達障害を含んだ精神障害がある児童，または難病等があり，一定の障害がある児童

＊身体障害の種類
　　視覚障害
　　聴覚または平衡機能の障害
　　音声機能，言語機能またはそしゃく機能の障害
　　肢体不自由
　　内部障害（心臓機能障害，腎臓機能障害，呼吸機能障害，膀胱または直腸機能障害
　　　　　　小腸機能障害，肝臓機能障害，ヒト免疫不全ウイルスによる免疫機能障害）

サービス利用対象者は 6 種類となる（表 10·1）．

　さらに 2018 年には，① 障害者の望む地域生活の支援（自立生活援助の創設，就労定着支援の創設，重度訪問介護の訪問先の拡大，高齢障害者の介護保険サービスの円滑な利用），② 障害児支援のニーズの多様化へのきめ細かな対応（重症心身障害児などに対して訪問型の児童発達支援，保育所等訪問支援の支援対象に乳児院と児童養護施設が追加，医療的ケア児に対する支援，障害児サービス提供体制の計画的な構築），③ サービスの質の確保・向上に向けた環境整備（補装具の貸与制度の追加，障害福祉サービスの情報公表制度の創設，自治体による調査事務・審査事務の効率化）も盛り込まれた．

B　介護保険

　介護保険は，急速に進む社会の高齢化のなかで，生産年齢世代が高齢者世代を支えきれなくなる危機感と，年々増加し続ける医療費を抑制する必要から，2000 年（平成 12 年）に導入された新しい保険制度で，介護保険法に基づく制度である．その理念として，自立支援，利用者本位であること，その制度体系として社会保険制度であることが特長である．

　保険者は市町村であり，40 歳以上のすべての国民が介護保険料を払う．65 歳以上の者（第 1 号被保険者）と 40 歳以上 65 歳未満の医療保険加入者（第 2 号被保険者）が，介護認定を受ける権利を得る．

　被保険者は心身の機能が低下し，保険給付を受けようとした場合，要介護認定を受けることが

表 10・2 特定疾病

1. がん末期
   (医師が一般に認められている医学的知見に基づき回復の見込みがない状態に至ったと判断したものに限る.)
2. 関節リウマチ
3. 筋萎縮性側索硬化症
4. 後縦靱帯骨化症
5. 骨折を伴う骨粗鬆症
6. 初老期における認知症
7. 進行性核上性麻痺, 大脳皮質基底核変性症, パーキンソン病(パーキンソン病関連疾患)
8. 脊髄小脳変性症
9. 脊柱管狭窄症
10. 早老症(ウェルナー症候群)
11. 多系統萎縮症
12. 糖尿病性神経障害, 糖尿病性腎症, 糖尿病性網膜症
13. 脳血管疾患
14. 閉塞性動脈硬化症
15. 慢性閉塞性肺疾患
16. 両側の膝関節または股関節に著しい変形を伴う変形性関節症

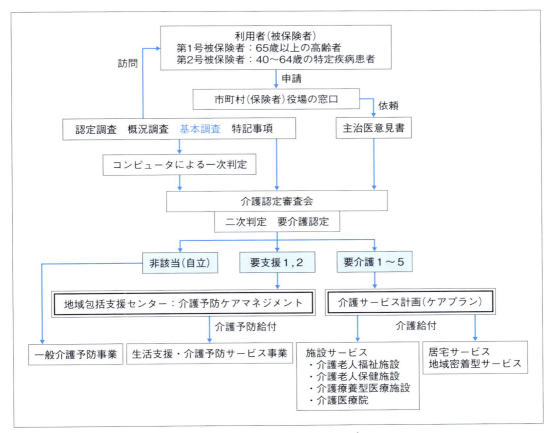

図 10・3 介護認定の流れとサービス

表10·3　介護サービスの種類

居宅サービス
  1. 訪問介護
  2. 訪問入浴介護
  3. 訪問看護
  4. 訪問リハビリテーション
  5. 居宅療養管理指導
  6. 通所介護
  7. 通所リハビリテーション
  8. 短期入所生活介護
  9. 短期入所療養介護
  10. 特定施設入居者生活介護
  11. 福祉用具貸与
  12. 特定福祉用具販売
  13. 住宅改修費支給

指定居宅介護支援サービス
  1. 居宅介護支援

施設サービス
  1. 介護老人福祉施設
  2. 介護老人保健施設
  3. 介護療養型医療施設

できる．第1号被保険者は誰でも認定を受けられる一方，第2号被保険者は制度で定められた特定疾病(**表10·2**)罹患者に限られる．

　申請から認定までの流れは全国共通である(**図10·3**)．認定調査と主治医意見書をもとに市町村の介護認定審査会で認定される．給付対象に該当しない「自立」から「要介護5」までランク付けされる．要介護者に対してはランクに応じた額の介護給付が行われる．介護支援専門員(ケアマネジャー)の助言を得つつ，必要な介護サービスを組み合わせて受けられる．費用は保険から支払われるものの，収入に応じて1～3割の自己負担が求められる．保険給付の財源は，保険料と税金が50%ずつである．サービスは居宅サービスと施設(入所)サービス(**表10·3**)に大きく分かれ，施設サービスが受けられるのは要介護判定の人だけである．

　制度が始まって以来，要支援以上の認定を受ける人の数が増え続けているため，要支援者や自立者の介護度が上がっていかないように，介護予防の考えが年々強まっている．このため地域リハビリテーションの理念に基づき，地域包括ケアシステムが推し進められている．要支援者には介護予防給付としてサービスが提供され，自立者には自治体の財源などと地域住民の力でサービス事業が運営される．最後まで住み慣れた地域で暮らし続けられるように，地域包括支援センターが中心になって医療・介護・予防・住まい・生活支援といった地域包括ケアシステムの5つの分野の各団体が，要支援者や自立者が住み慣れた地域で最後まで暮らし続けられるよう，様々な事業に取り組んでいる．

11 障害者スポーツ

A 障害者スポーツの概要

1 障害者スポーツとは：定義

　スポーツが人の生活に与えている影響ははかりしれない．その広がりにおいては個人の気晴らしから国家威信の発揚まで幅広く，その目的においては競技，健康づくり，地域交流，社会参加，教育など様々あり，その効果においては個人の身体的・精神的なものから町づくりまでいろいろな側面があり，その対象においては男女問わず子どもから高齢者まで，もちろん障害のある人でもそれがどんな障害であれ，均等な機会をもって迎えられるべきものである．スポーツとは，ユネスコの体育・スポーツ(SPORT)憲章[1978]では，「より人間的な価値の実現を目指して行われるもので，精神的にも社会的にも自由な形式における身体活動」と定義されている．「競争的なスポーツ(SPORTS)」，「野外活動」，「美的運動」，「ゲーム」に分類される．競技スポーツだけがスポーツではない．

　障害者スポーツの定義に決まったものはないが，スポーツ東京インフォメーションでは，「障害があってもスポーツ活動ができるよう，障害に応じて競技規則や実施方法を変更したり，用具等を用いて障害を補ったりする工夫・適合・開発がされたスポーツのこと」とされ，簡単に「障害のある人が取り組むスポーツ」と表現されている．その名称は，障害者体育・スポーツと呼ばれた時代に始まり，医療体育，リハビリテーション体育，アダプテッドスポーツ(心身に障害を持つ人などが参加・競技できるように，ルールや用具などを適合させたスポーツ)，バリアフリースポーツ，障がい者スポーツ，パラスポーツなど様々である．リハビリテーションの理念からは，障害があろうがなかろうが，スポーツをやりたい人がいつでもどこでもできるような環境と機会が保障されるべきである．そうしたインクルーシブ社会(＝包括的社会：あらゆる人が孤立したり排除されたりしないよう援護し，社会の構成員として包み，支え合う社会)を目指すためには，一般のスポーツと障害がある人が取り組むスポーツを区別しないで考えることが重要である．一方，日本語の"体育"が"スポーツ"に置き換わる傾向もある．日本リハビリテーションスポーツ学会はこれら概念を包括する名称としてリハビリテーションスポーツを提唱し，「リハビリテーションスポーツとは，疾病または障害のある人々がその種類や程度にかかわらず，スポーツが持つ特性と力を利用し，心身機能や運動能力の向上と体力の増進を図りつつ，自己実現と社会参加を最終目的として，医療，教育，介護，社会活動などで行われるスポーツのすべてを言う．」と定義している．

表11・1 障害者がスポーツを行う場所

病院
自立支援施設
通園施設・特別支援学校(学級)
介護保険　　通所リハビリテーション(デイ・ケア)
通所介護(デイサービス)
新予防給付
介護予防事業
地域保健センター
地域福祉センター
スポーツ施設(公共・民間)

2　障害者がスポーツを行う場所

　日本で障害者がスポーツを行える場所(表11・1)には，病院やスポーツ施設などがある．スポーツ施設には都道府県・政令指定都市のA型センターに属する"障害者スポーツセンター"のほか，身近な公的・民間のスポーツセンター，フィットネスクラブ，各種スポーツクラブ，プールなどがある．かつては障害者が利用できなかったり，制限があったりしたが，障害者差別解消法やスポーツ基本法の恩恵で，公的な施設を始めとして設備環境の点では配慮が進みつつある．介助を要する場合などの人的環境面で課題を残しつつも改善が図られている．

3　支援体制

　日本障がい者スポーツ協会が障がい者スポーツ指導者を養成し，レベルアップのシステムをつくっている．障がい者スポーツ指導員の種類として，初級・中級・上級のそれぞれの指導員の他，スポーツコーチなどがある．実際に障害者へのスポーツ指導ができる中級以上の指導員はまだ少なく，A型センターのような施設に集中している．
　同協会は2004年から障害者スポーツ医も養成，公認し，特に競技会での健康管理やアンチドーピング活動に関与している．

4　種目の考え方

　障害者スポーツの種目は，障害があっても誰でも楽しくでき，効果的なものが求められる．障害者スポーツ種目には，使う器具を変えたりルールの一部を修飾したりして一般のスポーツ種目を障害者でも行えるようにしたもの(例：車いすスポーツ全般，視覚障害者の卓球など)と，障害者用としてまったく新しく開発したもの(例：ボッチャ，ゴールボール，フライングディスクなど)がある．障害の程度に応じたり，いろいろな種類の障害者が混在していてもできるようにしたりすることで種目は無限に考えることができる．

B 障害者スポーツ大会の歴史

1 世界での動き

　障害者スポーツの歴史で記載が残っているのは，1880年にロンドンで下肢切断者が両杖をつきながら徒競走をしているものである．1888年にドイツの聴覚障害者が「聾唖者スポーツクラブ」をつくったことが，社会活動としての障害者スポーツの始まりである．1924年にパリで世界初の障害者国際スポーツ大会「第1回世界聾唖者スポーツ大会」が開かれ，同時に国際聾唖者スポーツ委員会(CISS)も結成された．

　近代の障害者スポーツの始まりは，英国のルートヴィッヒ・グットマン卿がストークマンデビル病院の脊髄損傷センターで開いた車いす競技会といわれ，1948年にロンドンオリンピックの開会式の日に合わせて開かれた．この大会は1960年のローマオリンピックから，国際障害者スポーツ競技大会としてオリンピックに引き続いて開かれるようになり，第2回の東京大会からはパラリンピックと呼ぶようになった．参加する障害者も徐々に多様化し，パラリンピックの意味は，パラプレジア(脊髄損傷による対麻痺)のパラではなくもうひとつの(パラレル)オリンピックに変化した．パラリンピックと前後して，障害別の国際組織が設立され，次第に国際パラリンピック委員会を中心として整理される方向にある．

　一方，知的障害者のスポーツ大会は1968年に米国で開催されたスペシャルオリンピックスとして4年ごとに開催されている．

2 日本での動き

　日本で最初に運動療法にスポーツを取り入れたのは，1950年に開設された国立身体障害者更生指導所(現国立障害者リハビリテーションセンター)であるといわれている．1951年には東京都が身体障害者の運動会を開催した．

　日本の障害者スポーツは，1960年ストークマンデビル病院に学んだ中村　裕(なかむら　ゆたか)が，大分の病院で過ごす車椅子者を集めて大分県身体障害者体育大会を1961年に開催したことに始まった．1964年の東京オリンピックでは国際障害者スポーツ競技大会(＝東京パラリンピック)を開催した．東京パラリンピックの運営組織であった国際身体障害者スポーツ大会運営委員会は財団法人日本身体障害者スポーツ協会と改め，国内の継続的な大会として1965年に第1回全国身体障害者スポーツ大会(身障国体)を岐阜県で開催した．これ以後，国民体育大会のあとに同じ会場で毎年開かれた．

　知的障害では，スペシャルオリンピックスの全国大会が1981年に神奈川県で行われ，1992年からは全国知的障害者スポーツ大会(ゆうあいピック)に発展した．2001年からは全国身体障害者スポーツ大会と全国知的障害者スポーツ大会を統合した「全国障害者スポーツ大会」が，障害のある人々の社会参加の推進や，障害のある人々に対する国民の理解を深めることを目的として行わ

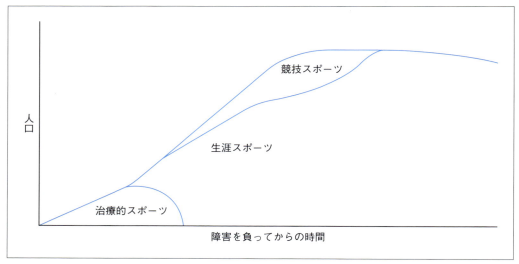

図 11・1　障害の経過とスポーツ人口の関係図
治療の場面でスポーツに接触する人は，退院や医療の終了とともに減っていく．しかしそのうちの何割かはそのままスポーツを続け，社会生活を送りながらスポーツ活動に参加する．さらにそのうちの一部の人は競技スポーツに関係するようになる．その人達もやがては引退して，また生涯スポーツの範疇に戻っていく．

れるようになった．

　このような総合スポーツ大会がきっかけとなって，各スポーツ種目や障害別の団体が次々と設立された．障害者スポーツの振興を進める中心的な組織として，2014 年に改称された公益財団法人日本障がい者スポーツ協会がある．

C　障害者スポーツの分類

　障害者スポーツは目的別に治療的スポーツ，生涯スポーツ，競技スポーツの 3 つに分類されることが多い．この 3 つは互いに独立したものではない．障害経過のなかで 1 人の障害者が参加する障害者スポーツの種類は変化する．各スポーツに参加する人の数は図 11・1 のように増えたり減ったりする．

1　治療的スポーツ

　治療的スポーツは，障害者スポーツの発祥の元になったスポーツである．かつては温泉病院やリハビリテーションセンターでリハビリテーション治療のひとつの手段として入院患者の間で行われていた．しかしその後は，医療費抑制政策とそれに伴う入院期間短縮化から，理学療法や作業療法の一要素として採り入れられる程度になった．ADL 向上に偏重することを余儀なくされ

た結果，よりダイナミックな療法としてのスポーツは医療現場から影をひそめつつある．

　比較的若い障害者が現実的な社会復帰を目指す，自立訓練施設や就労支援施設入所中に行われる体育・スポーツプログラムは，体力向上や認知能力改善をもたらすことから広義の治療的スポーツといってもよい．また，通園施設や特別支援学校などで成長段階に行われる体育も，療育としてこのなかに含めて考えられる．

　この段階でのスポーツは機能障害そのものの回復を促すことはもちろん，ADL 向上につながるようなより多くの残存機能を引き出したり，障害のある身体での適応能力を身につけたりすることを主眼に行われる．体力面では日常生活を送るための「必須体力」から「適応体力」を獲得することが目的となる．

② 生涯スポーツ

　生涯スポーツは，体力向上や健康づくり，趣味活動，QOL 向上などを含む幅広いものである．これは自立訓練施設や就労支援施設入所中の後期の余暇活動や障害者スポーツセンターで行われているほか，地域社会生活でいろいろな広がりを持ち，競技スポーツへもつながる領域である．現在では，介護保険の通所リハビリテーションのなかのプログラムとして組まれたり，「介護予防」として行われたりするスポーツもここに含まれるであろう．生涯スポーツは幅広い身体活動を伴うスポーツである．ルールや器具を変更したスポーツや，重度障害者にもできる新しいスポーツなどもある．生涯スポーツの目標は，障害を持ちながらもよりダイナミックな動作ができるようになったり，活動範囲のより広い生活ができるようになったりすることである．また体力面では「適応体力」の確立からさらに「余裕体力」を身につけて，障害者が陥りやすい生活習慣病を予防し，健康増進を図ることが目標となる．

　障害を持つとスポーツなど行えないと思いこんでしまう人が多い．このためリハビリテーションや障害者スポーツにかかわる者が，医療としてのリハビリテーションからの脱却を図る手段として活用するよう障害者を誘導することも有効である．

③ 競技スポーツ

　競技スポーツは，地域での障害者スポーツ大会，スポーツ種目別の競技会から，国民体育大会，国際大会，パラリンピックと広がる．社会的には障害者スポーツ全体を牽引する要素として重要なものである．

　しかし競技という性質上この土俵に乗ることのできる障害の種類や程度は限られている．一部のエリートや，条件がそろっている者が脚光を浴びることは一般のスポーツと同様であるものの，それらの障害者自身にとっては自己実現や社会参加の手段になったり生きがいになったりする．また，社会にとって競技スポーツは障害者の社会参加への啓発につながったり，障害者をスポーツに誘導したりする力になる．ドーピングなど誤った方へ向かず，バランスよく発展させたい．

表 11·2 障害者スポーツの種目

	分　類	特　徴	種　目
1	立位・座位どちらも可能なスポーツ	立位か，座位か，車いすかによってクラス分けしたり，ルールを変えたりする．	陸上競技（トラック競技，フィールド競技，マラソン），水泳，バスケット，テニス，アーチェリー，フェンシング，射撃，卓球，スキー
2	車いすスポーツ	競技に合わせて使われる車いすのタイプを変える．（1と重複あり）	車いす陸上競技（トラック競技，投てき競技，マラソン），車いすバスケット，車いすテニス，車いす卓球，車いすラグビー，電動車いすサッカー，車いすフェンシング
3	座位スポーツ	立位のとれない人でも座位などで行えるスポーツ（1と重複あり）	チェアスキー[シットスキー]（アルペン，ノルディック），アイススレッジ（レース，ホッケー），アーチェリー，シッティングバレーボール，カヌー，パワーリフティング
4	視覚障害者のスポーツ	基本的に一般のスポーツを行うが，種目ごとに視覚障害があることを補う工夫を行う	伴走者付きの陸上走競技，踏切版を知らせる音を使った走り幅跳び，壁を知らせる合図を使った水泳，ビームライフルを使ったバイアスロン，鉛入りピンポン玉を使い，サイド・エンドの枠のある卓球，柔道，ゴールボール
5	聴覚障害のスポーツ	大きな制約はないが，スタートや合図は音ではなく視覚的なものに置き換える	一般スポーツと同じ種目
6	知的障害のスポーツ	基本的に一般と同じ種目だが，ルールを単純化することもある．	オリンピックと同じ競技種目
7	重度障害者にも可能なスポーツ	非競技スポーツ：レクリエーション種目	スキューバダイビング，登山，シンクロナイズドスイミング，（以下は競技会もある）乗馬，ボウリング，ダンス
		特別なルールのスポーツ：アダプテッドスポーツ，ニュースポーツ，バリアフリースポーツとも呼ばれる	ボッチャ，ローンボール，ツインバスケット，スポーツ吹き矢，スポーツちゃんばら，ユニホッケー，シャッフルボード，フライングディスク，その他多数

D　障害者スポーツの種目

　スポーツ種目は，障害の特徴に応じて行われる（**表 11·2**）．肢体不自由の場合は，立位と座位で大きく分かれる．視覚障害，聴覚障害，知的障害はそれぞれ工夫した種目が行われる．
　大会によって行われる競技種目が決められている（**表 11·3**）が，大会ごとに変わったり新たに加わったりする可能性がある．競技種目によっては障害の種類別に行われたり，クラス分けされたりする．

表11·3 主な大会の種目

大会名		種目
パラリンピック	夏季大会 (22競技)	陸上競技，水泳，車いすテニス，バドミントン，ボッチャ，卓球，柔道，パワーリフティング，射撃，自転車，アーチェリー，馬術，ゴールボール，車いすフェンシング，車椅子バスケットボール，視覚障害者5人制サッカー，ウィルチェアーラグビー，シッティングバレーボール，ボート，カヌー，テコンドー，トライアスロン
	冬季大会 (6競技)	アルペンスキー，ノルディックスキー(バイアスロン，クロスカントリー)，スノーボード，アイスホッケー，車いすカーリング
全国障害者スポーツ大会 (6個人競技，7団体競技)		陸上競技，水泳，卓球，アーチェリー，フライングディスク，ボウリング，車椅子バスケットボール，バスケットボール，グランドソフトボール，バレーボール，フットベースボール，サッカー，ソフトボール

表11·4 体力評価項目

体力要素		評価種目
身体組成		身長・体重(BMI)，皮下脂肪厚，体脂肪率
筋力		握力，脚伸展力
調整力	柔軟性	立位体前屈，長坐位体前屈，半身体前屈，ROM測定
	敏捷性・平衡性	サイドステップ，横移動，シャトルラン，シャトルウォーキング(往復歩)，20m歩行時間，10m歩行時間
	平衡性	片足立ち，タンデム立位
持久力		12分間歩行，6分間歩行，5分間歩行，3分間歩行

E 障害者スポーツにおける評価と効果

　治療的スポーツや生涯スポーツは体力の向上がポイントとなるため，体力評価が重要視され，しばしば行われる．現場での評価になるため，フィールドテストが行われることが多い．障害を負ってからの経過時間や障害の程度・種類によって，行える項目が限定されるため，場面ごとに異なる測定項目が採用される(表11·4)．したがって，標準的な評価基準がなく，異なる障害を持つ個人間での比較には使えないという問題があるものの，個人での経時変化の評価や同じ障害グループでの比較には使える．

　競技スポーツでは，一般スポーツと同様に，酸素摂取量測定など検査室レベルでの評価が行われることもある．

　障害者スポーツの有用性を示す報告は体力評価の結果を基にたくさん出されている．

索引

欧文索引

A
abduction　32
adduction　32
ADL　6
　——の評価　38
AFO(Ankle Foot Orthosis)　142
ankylosis　60
Ashworth スケール　65
associated reaction　64
AT(anaerobic threshold)　101

B
Bankart 病変　207
Barré-Liéou 症候群　226, 230
Barthel index　38
Barton 骨折　194
biofeedback　96
Borg scale　102
BPSD(behavioral and psychological symptoms of dementia)　42
BRIME(brief repetitive isometric exercise)　91
Brunnstrom 法ステージ　64
Bunnel 法　242

C
cardiopulmonary exercise test　100
Chair テスト　209
CIMT(constraint-induced movement therapy)　93
clasp-knife 現象　65
CMAP(compound motor evoked potential)　45
CMI(Cornell Medical Index)　41
Colles 骨折　194
CT による脳卒中診断　47
C バー　141

D
DeLome 法　91
DENVER II 記録票　36
disuse atrophy　61
disuse syndrome　82

E
Erikson のライフステージと対概念　75
ES 細胞　14
extension　32
external rotation　32

F
FIM(Functional Independence Measure)　39, 40
flexion　32

G
GCS(Glasgow Coma Scale)　34
Gerstmann 症候群　70

H
Hettinger-Müller 法　91
Hill-Sachs 病変　207
HIV　14
Hoehn-Yahr 分類　167
homeostasis　158

I
ICD　19
ICF　20
　——の構成要素の定義　21
　——の評価点　24
　——の分類項目　22
ICF コアセット　25
ICF-CY　25
ICIDH　19
IL 運動　4
internal rotation　32
iPS 細胞　14

J
JCS(Japan Coma Scale)　34

K
KAFO(Knee Ankle Foot Orthosis)　143
key person　59
Kirchmayer 法　242
Kleinert 法　216

L
life cycle　73
life stage　73
LLB(Long Leg Brace)　143

M
MCI(mild cognitive impairment)　42
mental retardation　9
misuse　106

MMPI(Minnesota Multiphasic Personality Inventory) 41
MMT(manual muscle test) 63
MRI 49

N

Neer 新分類 202
NIRS(near-infrared spectroscopy) 53
normalization 3
NPH(normal pressure hydrocephalus) 54

O

ORIF 180
Ortolani 法 220
overuse 106
Oxford 法 91

P

PET 50
PRE(rating of perceived exertion) 102
pronation 32
PTB 免荷装具 144

Q

QOL 6

R

ramp 負荷法 100
red flags 233
RICE 203, 224
runner's high 95

S

silent killer 77
SLB(Short Leg Brace) 142
Smith 骨折 194
SNAP(sensory nerve action potential) 45
SPECT 50
stoma 13
supination 32
synkinesis 64
synkinetic movement 64

T

tax user から tax payer へ 2
the deadly quartet 77
Thomsen テスト 208

V

Velpeau 包帯 201

W

WAIS(Wechsler Adult Intelligence Scale) 40
Wernicke-Lichtheim の図式 68
Wernicke-Mann 肢位 64
WHODAS 2.0 28
WISC(Wechsler Intelligence Scale for Children) 40

Y

YAM(young adult mean) 195

和文索引

あ
アキレス腱断裂　238
アキレス腱の由来　244
アッシュワーススケール　65
圧迫骨折　193
アテローム血栓性脳梗塞　168

い
医学的リハビリテーション　9
　——の対象　10
意識状態　34
位相相殺現象　44
痛みの定義　94
痛みの伝導路　95
一般 ICF コアセット　26
易転倒性　105
医療ソーシャルワーカー　116
医療福祉士　116
医療保険の算定制限　162
インシデント　104

う
ウィリアムズ腰痛体操　237
ウェルニッケ-マン肢位　64
烏口鎖骨靱帯　184
内がえし損傷　224
うつ病　85
運動器リハビリテーション　177
運動失調　54
運動単位　87
運動療法　122

え
エコノミークラス症候群　82
エド・ロバーツ　5
嚥下三相　66
嚥下スクリーニングテスト　173
遠心性収縮　92

お
オックスフォード法　91
オッペンハイマー型装具　140
折りたたみナイフ現象　65
オルトラーニ法　220
音声障害　136
温熱療法　124

か
下位運動ニューロン障害　63
回外　32
介護支援専門員　116
外固定　179
介護保険　248
外旋　32
介達牽引　179
外転　32
回内　32
解剖学的姿勢　33
解剖頸骨折　194
踵膝テスト　55
仮骨　177
下肢伸展挙上テスト　233
下肢装具　142
下肢損傷後症候群　217
下垂手　185
仮性球麻痺　105
仮性認知症　85
画像診断　47
家族が訴える行動異常　74
下腿義足　149
肩装具　139
活動制限　20
可動域　32
可動関節　32
カナダ式股義足　148
過用症候群　106
渦流浴　128
加齢　158
加齢性骨粗鬆症　191
感覚神経活動電位　45
環境因子　20
観血的整復　179
観血的整復内固定術　193
看護師　115
感情失禁　172
関節運動　32
関節窩前下方関節唇裂傷　207
関節可動域　33
関節可動域運動　122
関節強直　60
関節拘縮　60, 85
関節変形　61
関節リウマチ　191
完全参加と平等　4, 6
感染予防　106
肝臓機能障害　14
観念運動失行　71
観念失行　71
カンファレンス　29, 57
寒冷療法　124

き
キーパーソン　59
記憶障害　72
偽関節　188, 218
義肢　146
義肢装具士　116
義手　146
義足　99, 147
吃音　136
機能障害　20
ギプス障害　182
ギプスによる外固定　182
基本肢位　33
基本姿勢　33
基本動作練習　124
記銘力障害　72
逆行性健忘　72
求心性収縮　92
球麻痺　105
教育的リハビリテーション　12
胸郭出口症候群　228
共感　81
狭義の高次脳機能障害　71
共生社会　4
協調運動障害　54
協調運動練習　122
共同運動　64
協働的　29
業務独占　8
キルヒマイヤー法　242
筋萎縮　61
筋区画症候群　213
筋原性筋萎縮　61
近赤外線分光法　53
筋線維　87

筋電図バイオフィードバック　96
筋トーヌス低下　55
筋力強化　87, 92
筋力増強運動　122

く

空洞現象　199
屈曲　32
屈筋腱断裂　216
くも膜下出血　49, 168
グラスゴー昏睡スケール　34
車椅子　149
訓練　1

け

ケアマネージャー　116
頸肩腕症候群　225
痙縮　65, 93
傾聴　81
頸椎カラー　145
頸椎装具　144
軽度認知障害　42
頸肋　228
外科頸骨折　194
血腫麻酔　177
ゲルストマン症候群　70
牽引療法　126
肩関節　205
嫌気性代謝閾値　101
健康寿命　157
健康の定義　30
言語障害　55
言語聴覚士　115
言語聴覚療法　135
言語聴覚療法の実際　137
言語発達遅滞　136
原発性骨粗鬆症　191

こ

構音障害　135
高吸収域　48
高次脳機能障害　67, 136
拘縮予防　85
恒常性　158
更正　1
硬性コルセット　199

構成失行　71
行動異常　73
行動に影響する因子　74
高齢社会　7, 8
高齢者虐待　163
高齢者のリハビリテーション　157
誤嚥性肺炎　67, 105
コード分類　23
コーネル・メディカルインデックス　41
ゴール設定　29, 57
コールドパック　126
股関節脱臼　219
呼吸器機能障害　13
呼吸不全　13
呼吸理学療法　123
国際障害者年　4
国際障害分類　19
国際生活機能分類　20
個人因子　20
コックアップスプリント　140
骨折　177
骨接合術　193
骨粗鬆症　190
固定型歩行器　151
固定法　179
誤用症候群　106
コレス骨折　194

さ

サイドケイン　150
作業療法　129
　　――の実際　131
作業療法士　8, 114
鎖骨骨折　184
鎖骨バンド　184
左右失認　70
サルコペニア　160
参加制約　20
残存能力　2

し

視覚失認　70
自覚的運動強度　102
持久性運動　122
視空間失認　69

自殺動機　77
四肢周径　31
四肢長　31
自助具　155
持続伸張運動　86
肢体不自由　7, 12
膝関節　220
失行症　71
失語症　67, 135
失認症　69
疾病利得　81
児童虐待　75
死の四重奏　77
社会福祉　245
周辺症状　42
ジュエット型装具　146
手関節　213
純粋語唖　68
純粋語聾　68
上位運動ニューロン障害　63
障害児者数　16
障害者スポーツ　251
障害者総合支援法　246
障害者の公民権法　2
障害者の復権とその源泉　3
障害者復権思想　2
障害の階層　19
障害の受容　79
障害の評価　57
障害へのアプローチ　28
障害を持つアメリカ人法　6
踵骨骨折　224
上肢装具　139
上肢損傷後症候群　205
小腸機能障害　14
小児運動発達の評価　34
小脳性運動失調　54
静脈血栓塞栓症　82
職業的リハビリテーション　2
触覚失認　71
自立生活運動　4
自立生活センター　5
心因の疼痛　41
神経原性筋萎縮　61
神経伝導検査　43
神経伝導速度　46
神経麻痺　62

索引

人工肛門　13
人工骨頭置換術　192
人工膀胱　13
心身障害児総合医療療育センター　13
心臓機能障害　13
腎臓機能障害　13
身体計測　31
身体失認　69
身体障害　9
　──の区分と診療科　10
身体障害児者の内訳　15
身体障害者対策基本法　7
身体障害者手帳　9, 12
身体所見　33
伸展　32
心肺機能負荷試験　100
深部感覚障害　56
心理学的アプローチ　12
心理社会的ストレス　159
心理的評価　39
人類の医療化　5

す

遂行機能障害　73
髄内釘　185
ステロイド性骨粗鬆症　191
ストーマ　13
スミス骨折　194
スライス骨折　201

せ

生活医学　14
生活関連動作　38
生活習慣病　77, 79
生活の質　6
生活領域　22
脆弱性骨折　194
整肢養護園　13
正常脳圧水頭症　54
精神障害　10
精神障害者保健福祉手帳　9
精神遅滞　9
精神薄弱　10
成人病　79
整復法　177
生物学的医学　14

脊椎脱臼骨折　201
世代性　77
摂食嚥下障害　66
遷延治癒　188
漸減抵抗運動　91
前向性健忘　72
前斜角筋症候群　228
全身運動　100
漸増抵抗運動　91
漸増負荷法　100
前庭性運動失調　56
全米職業リハビリテーション法　1
全米リハビリテーション協議会　2
前輪歩行器　151

そ

創外固定　179
装具　99, 139
装飾用義手　147
相貌失認　70
側芽　63
足関節　223
足関節捻挫　203
塞栓性脳梗塞　168
測定異常　55
測定過小　55
測定過大　55
続発性骨粗鬆症　191
咀嚼筋　67
粗大運動の発達　35

た

体幹失調　54
体幹装具　144
対象物の操作　37
大腿義足　148
大腿骨頸部骨折　192, 217
大腿骨転子部骨折　192
大脳性運動失調　54
対立装具　140
高木憲次　12, 13
多脚杖　150
多剤耐性菌　106
ダッシュボード損傷　219
脱髄　46

他動的関節可動域　172
多発性硬化症　51
短下肢装具　142
単脚杖　150
短時間反復等尺性運動　91
短縮ICFコアセット　27
断綴性言語　55

ち

地域包括ケアシステム　167
地域リハビリテーション　166
チームアプローチ　29
知的障害　9, 10
着衣失行　71
チャンス骨折　201
注意障害　73
中核症状　42
肘関節　208
中枢神経麻痺　64
中枢性麻痺　93
中足骨骨折　225
肘頭骨折　187
超音波療法　126
聴覚失認　71
聴覚障害　137
長下肢装具　143
陳旧性アキレス腱断裂　243
陳述記憶　72
沈黙の殺人者　77

つ

椎体圧迫骨折　198
椎体骨折　198
椎体破裂骨折　199
津下分類　214
吊り上げ法　199

て

低吸収域　48
ティルト式リクライニング型車椅子　154
手続き記憶　72
デニスの3カラム理論　198
テニス肘　208
手指失認　70
デローム法　91
電気刺激療法　126

電気生理学的検査　43
テンションバンド・ワイヤリング法　187

と

土肥-Andersonの基準　110
等運動性筋収縮　91
動機づけ　81
橈骨遠位端骨折　181
等尺性筋収縮　89
等尺性筋力増強運動　91
同情　81
等張性筋収縮　91
トーマス型懸垂装具　140
徒手筋力テスト　63, 92
トンプソン・スクイーズ・テスト　241

な

内固定　179
内旋　32
内側側副靱帯損傷　221
内転　32
内部障害　13
ナックルベンダー　142
軟性コルセット　146

に

二関節固定　182
日常生活動作　6
日本語版ミニメンタルテスト　42, 44
日本昏睡スケール　34
日本におけるリハビリテーション　7
日本版デンバー式スクリーニング検査　36
日本リハビリテーション医学会　7
乳児揺さぶられ症候群　76
ニルス・エリック・バンク-ミッケルセン　3
認知症　136, 163
　　――の評価　42
認知障害　71

ね

捻挫　201

の

脳外傷　52, 71
脳梗塞　48, 52, 168
脳出血　49, 168
脳腫瘍　50
脳卒中　168
能動義手　147
脳動静脈奇形　168
脳波　46
ノーマライゼーション　3

は

パーキンソン病　166
バーセル指数　38, 39
バートン骨折　194
バイオフィードバック　96
バイオフィードバック機構　96
バイタルサイン　34
廃用症候群　82
廃用性筋萎縮　61
把持装具　141
長谷川式簡易知能評価スケール　42
発育性関節形成不全症　220
発達障害　136
バネル法　242
バランスボール　103
針筋電図　46
パルスオキシメーター　103
バレー・リュー症候群　226, 230
ハロー装具　145
ハワード・A・ラスク　2
反復拮抗運動障害　55

ひ

ピア・カウンセリング　5, 81
悲哀の仕事　81
ピアカウンセリング　81
ピーク・ボーン・マス　194
引き寄せ締結法　187
微細運動の発達　37
非特異的腰痛　235

非麻痺側上肢抑制療法　93
評価会議　57
評価の目的　58
病気と障害の相違　29
標準予防策　107
病態失認　69
病歴による障害評価　58
日和見感染　106

ふ

ファンクショナル・ブレース　185
フィラデルフィアカラー　145
フォーク様変形　194
フォルクマン拘縮　213
複合筋活動電位　44
福祉の基本概念　4
不顕性誤嚥　137
物体失認　70
物理療法　124
ブルンストローム法ステージ　64
フレイル　157
ブロードマン46視野　74

へ

平均寿命　157
閉経後骨粗鬆症　191
平衡機能の獲得　37
平衡障害　54
米国でのリハビリテーションの発展　1
ベーラー法　199
ヘッティンガー・ミューラー法　91
ペルテス病　220
ベルポー包帯　201
ベンクト・ニィリエ　3
変形性肘関節症　212

ほ

包括ICFコアセット　27
包括支払い制度　160
膀胱直腸障害　13
歩行障害　56
歩行の獲得　37
歩行補助具　149

歩行練習　98
補装具　138
ホットパック　125
ボツリヌス毒素治療　63, 93
ホメオスターシス　158
ボルグ指数　102

ま

末梢神経麻痺　62
松葉杖　150
慢性疾患の併存　159
慢性疼痛　93, 230

み

水治療法　126
みそ汁肺炎　67, 106
ミネソタ多面人格目録　41
身の回り動作　38

め

名称独占　8
メタボリック症候群　77
メロディック・イントネーション法　69
免疫機能障害　14
免荷装具　144

も

モジュラー型車椅子　154
物の把持　37

や

ヤール分類　167
野球肘　210

ゆ

指装具　141
指鼻試験　55

よ

要介護　162
要介護状態の予防　165
要支援　162
腰椎椎間板ヘルニア　233
腰椎分離症　233
腰痛症　231
腰部脊柱管狭窄症　234
予防医学　77

ら

ライト　4
ライフサイクル　73
ライフステージ　73
ラクナ梗塞　168
螺旋骨折　184

り

リーチャー　155
理学診療　1
理学療法　119
　——の実際　121
理学療法士　8, 114
リスク管理　104, 109
リトルリーグ肘　211
リハビリテーション医学　1
　——の対象　11
リハビリテーションカンファレンス　110
リハビリテーション障害学　57
リハビリテーション心理学　12
リハビリテーション前置主義　165
リハビリテーション総合実施計画書　110
リハビリテーション治療学　79
リハビリテーション治療技術　119
リハビリテーションの理念　1
リハビリテーション評価学　31
リハビリテーション・プログラムの処方　109
リハビリテーション法　2
療育　7, 12
療育手帳　9
療育の父　13
臨床心理士　116
リンパ浮腫　87

れ

レオニド・メーヨ　3
レクリエーション治療　103
連合反応　64

ろ

老化　158
老年症候群　158
ロコモティブシンドローム　160
肋骨骨折　238
ロフストランド杖　150

リハビリテーション医学（改訂第4版）

1993年3月20日	第1版第1刷発行	編集者 栢森良二
2002年5月10日	第1版第9刷発行	発行者 小立健太
2003年4月15日	第2版第1刷発行	発行所 株式会社 南 江 堂
2010年2月10日	第2版第9刷発行	✉ 113-8410 東京都文京区本郷三丁目42番6号
2010年10月15日	第3版第1刷発行	☎（出版）03-3811-7198（営業）03-3811-7239
2018年1月30日	第3版第8刷発行	ホームページ　https://www.nankodo.co.jp/
2019年4月10日	第4版第1刷発行	印刷 三報社印刷／製本 ブックアート
2025年1月15日	第4版第7刷発行	

Rehabilitation & Medicine
© Nankodo Co., Ltd., 2019

定価はカバーに表示してあります．
落丁・乱丁の場合はお取り替えいたします．
ご意見・お問い合わせはホームページまでお寄せください

Printed and Bound in Japan
ISBN978-4-524-24123-1

本書の無断複製を禁じます．

本書の無断複製は，著作権法上での例外を除き禁じられています．
本書の複写・転写・複製・翻訳・翻案・データベースへの取り込みおよび公衆送信（送信可能化を含む）に関する許諾権は，株式会社南江堂が保有しています．

本書の複製（複写，スキャン，デジタルデータ化等）を無許諾で行う行為は，著作権法上での限られた例外（「私的使用のための複製」等）を除き禁じられています．大学，病院，企業等の内部において，業務上使用する目的で上記の行為を行うことは私的使用には該当せず違法です．また私的使用であっても，代行業者等の第三者に依頼して上記の行為を行うことは違法です．